O NOVO MODELO DE TREINAMENTO FUNCIONAL DE MICHAEL BOYLE

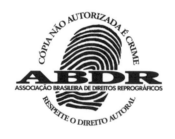

B792n Boyle, Michael.
 O novo modelo de treinamento funcional de Michael Boyle / Michael Boyle ; tradução: Maria da Graça Figueiró da Silva Toledo ; revisão técnica: Ivan Jardim. – 2. ed. – Porto Alegre : Artmed, 2018.

 xiv, 242 p. : il. ; 28 cm.

 ISBN 978-85-8271-448-5

 1. Treinamento funcional. 2. Educação física. I. Título.

 CDU 796.011.3

Catalogação na publicação: Poliana Sanchez de Araujo – CRB 10/2094

MICHAEL BOYLE

O NOVO MODELO DE TREINAMENTO FUNCIONAL DE MICHAEL BOYLE

2ª EDIÇÃO

Tradução:
Maria da Graça Figueiró da Silva Toledo

Revisão técnica:
Ivan Jardim
Especialista em Reabilitação e Treinamento Funcional pela
Universidade Federal do Rio Grande do Sul (UFRGS)

Reimpressão 2022

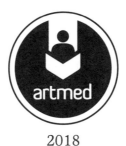

2018

Obra originalmente publicada sob o título *New functional training for sports, 2nd Edition*
ISBN 9781492530619

All rights reserved. Except for use in a review, the reproduction or utilization of this work in any form or by any electronic, mechanical, or other means, now known or hereafter invented, including xerography, photocopying, and recording, and in any information storage and retrieval system, is forbidden without the written permission of the publisher.
Copyright © 2016, Human Kinetics Inc., Champaign, Illinois.

Gerente editorial – Biociências: *Letícia Bispo de Lima*

Colaboraram nesta edição:

Editora: *Dieimi Deitos*

Capa: *Márcio Monticelli*

Preparação de originais: *Ana Claudia Regert Nunes Bragé*

Leitura final: *Aline Branchi*

Editoração: *Techbooks*

Reservados todos os direitos de publicação, em língua portuguesa, à
ARTMED EDITORA LTDA., uma empresa do GRUPO A EDUCAÇÃO S.A.
Av. Jerônimo de Ornelas, 670 – Santana
90040-340 Porto Alegre RS
Fone: (51) 3027-7000   Fax: (51) 3027-7070

Unidade São Paulo
Rua Doutor Cesário Mota Jr., 63 – Vila Buarque
01221-020 São Paulo SP
Fone: (11) 3221-9033

SAC 0800 703-3444 – www.grupoa.com.br

É proibida a duplicação ou reprodução deste volume, no todo ou em parte, sob quaisquer formas ou por quaisquer meios (eletrônico, mecânico, gravação, fotocópia, distribuição na Web e outros), sem permissão expressa da Editora.

IMPRESSO NO BRASIL
PRINTED IN BRAZIL

Sobre o autor

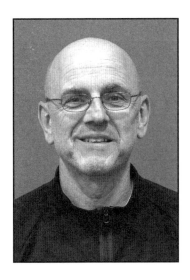

Michael Boyle foi um dos primeiros especialistas nas áreas de força e condicionamento, treinamento funcional e condicionamento físico geral. Internacionalmente conhecido por seu trabalho pioneiro, é um palestrante muito requisitado em conferências sobre força e condicionamento e em clínicas de treinamento atlético em todo o mundo.

Devido à sua experiência no treinamento para desempenho esportivo, Boyle trabalhou com atletas de elite em equipes como o Boston Red Sox, Boston Bruins, New England Revolution e Boston Breakers, bem como nas equipes olímpicas americanas de futebol e hóquei no gelo. Em 2012, Boyle entrou para o corpo técnico do *Boston Red Sox* como consultor de força e condicionamento para a equipe, que posteriormente viria a vencer a *World Series* no beisebol. Sua lista de clientes no mundo esportivo de ponta é vasta e inclui o hoje aposentado defensor de futebol americano, Marcellus Wiley, a medalhista de ouro de Londres no judô, Kayla Harrison, e o atacante do Liverpool, Daniel Sturridge.

Boyle trabalhou como treinador-chefe de força e condicionamento na *Boston University* de 1984 a 1997. De 1990 a 2012, foi técnico de força e condicionamento para o hóquei masculino no gelo na *Boston University*. Boyle realiza treinamento para melhorar o desempenho de atletas de todos os níveis em sua academia em Boston, a *Mike Boyle Strength and Conditioning*, já considerada uma das 10 melhores academias norte-americanas pela revista *Men's Health*. A gama de experiência de Boyle inclui treinamento de atletas escolares até estrelas do esporte na maioria dos principais esportes profissionais.

Boyle é proprietário e editor do StrengthCoach.com, um *site* dedicado a orientar técnicos de força e condicionamento e *personal trainers*.

Acesse os vídeos *online* (em inglês)

Este livro inclui 71 vídeos *online* em inglês, os quais demonstram muitos dos exercícios encontrados no livro. Ao longo desta obra, exercícios marcados com o ícone (▶) são complementados por vídeos *online*.

Visite http://loja.grupoa.com.br/.
1. Pesquise pela obra *O novo modelo de treinamento funcional de Michael Boyle*.
2. Abra a página do livro.
3. Clique no ícone de conteúdo *online*.
4. Clique em "vídeos". Você agora pode ver os vídeos que acompanham este livro, sobre os seguintes temas:

- Autoliberação miofascial e manobras de mobilidade
- Aquecimento dinâmico
- Treinamento da região inferior do corpo
- Treinamento do *core*
- Treinamento da região superior do corpo
- Treinamento pliométrico
- Levantamento de peso olímpico

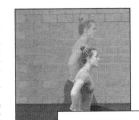

AGACHAMENTO A FUNDO (PASSADA)

LINHA DE BASE

O agachamento a fundo ou passada (ver Fig. 6.14) pode ser o melhor exercício para desenvolver a força em uma perna. Os agachamentos a fundo são fáceis de realizar e fáceis de aprender, assim são sempre o primeiro passo em nossa progressão para base unipodal. Temos regressões e progressões, mas nosso exercício de linha de base é o agachamento a fundo ou passada.

Para realizar este agachamento, assuma uma postura com os pés separados antero-posteriormente de modo que, ao agachar, a tíbia da perna frente fique a 90° em relação ao solo e separados lateralmente pela largura dos ombros ou mais estreito. Essa posição proporciona dois pontos estáveis em contato com o chão. Para agachamentos a fundo sem carga externa, aperte as mãos atrás da cabeça ou coloque-as sobre os quadris. A partir dessa posição, abaixe o joelho da perna traseira até o sol enquanto mantém o peso sobre o calcanhar do pé à frente. É fu da perna traseira e colocar o peso sobre o calcanhar da frente. deslocamento de peso à frente sobre o antepé. O joelho pode dedos do pé contanto que o peso fique sobre o calcanhar do pé

FIGURA 6.14 Aga

PULO LATERAL EM UMA PERNA SÓ NA CAIXA (*SINGLE LEG LATERAL BOX HOP*)

O exercício lateral também é feito um dia por semana. Para realizar este exercício, pule da parte lateral de uma caixa de 10 cm para o topo da caixa (ver Fig. 9.4). É importante manter a aterrissagem estável e silenciosa em uma perna. Faça três saltos mediais (em direção à linha média do corpo) e três saltos laterais (para fora da linha média do corpo) por perna. As forças de estabilização são muito diferentes em cada caso. Faça três séries de seis saltos (três mediais e três laterais) por perna. Estes saltos também podem ser realizados sobre um obstáculo bem baixo, como uma minibarreira de 15 cm ou mesmo sobre uma linha para permitir que os atletas mais jovens ou maiores desenvolvam confiança.

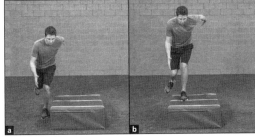

FIGURA 9.4 Pulo lateral em uma perna só na caixa.

Prefácio

Em 2002, um editor da Human Kinetics solicitou que eu escrevesse um livro sobre treinamento funcional de atletas. Essa era uma tarefa difícil, porque naquele momento eu não estava seguro se sabia o que significava treinamento funcional. Assim, perguntei se poderia simplesmente escrever sobre o que fazia no momento com meus atletas. O editor me deu um "Ok", uma vez que a Human Kinetics acreditava que nosso modo de treinar era a melhor exemplificação deste novo conceito, o treinamento funcional. Em minha mente, o modo como trabalhávamos era simplesmente o senso comum e era baseado no que eu acreditava ser a melhor prática naquele momento. Na época, não sabia que o livro e os conceitos e protocolos por ele apresentados teriam um profundo efeito em nosso campo de trabalho.

Ocorreram muitas mudanças desde que escrevi a 1ª edição de *O novo modelo de treinamento funcional de Michael Boyle*. O treinamento de força e condicionamento, o treinamento tipo *personal* e a fisioterapia avançaram e, até certo ponto, fundiram-se no que é rotulado por alguns como treinamento funcional de alto rendimento – ele é agora amplamente aceito como um modo essencial de treinamento no mundo inteiro. Grandes academias de boxe, por exemplo, competem pelo aluno de treinamento funcional. Todos os dias nas academias por todo o mundo, máquinas estão sendo removidas para dar espaço aos equipamentos pliométricos, trenós e *kettlebells*. Academias como a minha, Mike Boyle Strength and Conditioning, que fica próxima a Boston, competem por membros oferecendo não apenas um local para exercitar-se, mas também orientações sobre como prevenir lesões e treinar de forma ideal, efetiva e específica.

Estar à frente da revolução do treinamento funcional foi profissionalmente gratificante, mas nunca foi minha motivação. Nunca procurei ser diferente ou de vanguarda: meu único propósito foi servir melhor meus atletas, meus alunos. Tudo o que sempre quis foi apresentar o melhor programa possível, enquanto permitia que meus atletas se distinguissem e, ao mesmo tempo, permanecessem saudáveis. (Saiba que, na virada do século, desiludi-me com o que percebi ser um "pacto com o diabo" aceito na comunidade sobre força e condicionamento. Sim, estávamos produzindo atletas mais fortes e provavelmente melhores, mas a que custo? Tínhamos, como o sábio colega Gary Cook descreveu, tornado-nos muito bons em priorizar a força em detrimento da disfunção.)

Assim, enquanto considerava uma nova edição para este livro, minha intenção foi simplesmente reforçar o caso para o treinamento funcional e atualizar alguns dos exercícios e equipamentos utilizados – um modesto esforço para modernizar um trabalho que começava a mostrar sua idade. Contudo, enquanto revia aquela publicação de 2004, ficou muito claro que ela não estava nem perto de ser atemporal como eu esperava. Muitas informações precisavam ser adicionadas, apagadas ou modificadas. Peças centrais da nossa atual programação não eram sequer mencionadas no trabalho original. Uma revisão muito mais extensa fez-se necessária – honestamente falando, o esforço tornou-se, na prática, um novo livro!

O novo modelo de treinamento funcional de Michael Boyle atualiza todas as informações contidas na versão original, para refletir as melhores práticas dos dias de hoje. Além disso, seções totalmente novas foram acrescidas para contemplar áreas como autoliberação miofascial (rolos de espuma) e mobilidade, tópicos que não foram abordados em 2004. A maioria dos capítulos foi completamente reescrita, de modo a refletir avanços científicos, mudanças filosóficas e experiência adicional obtida durante a última década.

Parece que, cada vez que tento apenas atualizar um capítulo, descubro que preciso reescrevê-lo. O capítulo sobre treinamento do *core* (um dos mais extensos do livro) precisou ser atualizado por completo para refletir uma miríade de mudanças e avanços sobre como víamos esse tipo de treinamento. Os capítulos sobre treinamento da região inferior do corpo também precisaram ser completamente redigidos, uma vez que a linha entre agachamentos e levantamentos – terra ficou embaçada. Barras hexagonais e *kettlebells* sequer eram mencionados em 2004, mas agora são partes cruciais de nossa filosofia de treinamento da região inferior do corpo. Na verdade, muito mais coisas mudaram do que permaneceram, e tenho certeza de que, à medida que você ler, verá similaridade com o trabalho original, enquanto desfruta das atualizações.

Classificamos os exercícios para as regiões superior e inferior do corpo como basais, regressões ou progressões. (Por todo o livro, os exercícios são categorizados como um desses três tipos.) Os exercícios basais são o ponto inicial geral para o atleta comum, normal. A partir daqui, o atleta avança ou regride. As progressões foram numeradas partindo do grau fácil ao difícil; as regressões também foram numeradas. Portanto, a progressão 3 será um exercício razoavelmente difícil, enquanto a regressão 3 será um exercício bem simples.

Assumi o papel de autor deste livro com muita seriedade. Tendo viajado pelo mundo desde que a 1ª edição foi publicada, obtive o grande reconhecimento do impacto positivo que tais recursos podem ter, o que considero uma tremenda oportunidade de lhe educar e ajudar. Portanto, meu objetivo com esta nova edição é oferecer uma abordagem clara, precisa e atualizada para melhorar o rendimento do atleta, baseado nas melhores práticas do treinamento funcional. Minha esperança é que as várias recomendações, exercícios e protocolos fornecidos nas páginas seguintes permitam que técnicos, treinadores e atletas no mundo todo sobressaiam-se em seus respectivos papéis. Nada me daria mais satisfação!

Michael Boyle

Sumário

1 Tornando o treinamento mais funcional — 1
2 Análise das demandas do esporte — 9
3 Avaliação da força funcional — 15
4 Montagem de um programa — 23
5 *Foam rolling*, alongamento e aquecimento dinâmico — 39
6 Treinamento para a região inferior do corpo — 85
7 Treinamento do *core* — 115
8 Treinamento para a região superior do corpo — 151
9 Treinamento pliométrico — 173
10 Levantamento de peso olímpico — 191
11 Programas para melhorar o desempenho — 205

Índice — 237

Introdução

Desqualificado, essa é a palavra que veio à minha mente quando Michael pediu-me para escrever uma introdução para este livro. Pouco sei sobre os pioneiros da força e do condicionamento. Além disso, realizei mais do que uma rápida peneirada sobre as inúmeras publicações de treinamento físico.

Ao refletir melhor, contudo, percebo que talvez eu tivesse me subestimado. Talvez esse aprendiz sobre força e condicionamento fosse exatamente a pessoa qualificada para avaliar a *expertise* e compreensão dos programas funcionais de Michael Boyle. Afinal de contas, quem melhor para validar o vasto conhecimento e os métodos de Michael do que um atleta que trabalhou sob sua orientação?

Fui jogador de beisebol profissional durante 14 anos e passei os últimos nove anos nas ligas principais. Fui negociado e liberado, lesionado e saudável. Ganhei duas World Series e terminei em último lugar. Há muito pouca coisa que não tenha visto e ainda menos que não tenha escutado. Entrei no mundo do beisebol profissional em uma época na qual os jogadores eram membros de uma ou duas classes. Havia o jogador de posição, ou atleta, distinto do arremessador, ou não atleta. Os jogadores de posição treinavam para o ganho de força, lutando para reproduzir as massas dos fisiculturistas. Os arremessadores corriam em estacas. Na última década, observamos uma mudança de paradigmas sobre como abordamos o treinamento funcional. Os arremessadores são considerados atletas, e os atletas treinam para serem atléticos.

Michael Boyle tem sido um formador de tendências em sua abordagem dinâmica à força e ao condicionamento, incorporando componentes de terapia, flexibilidade, estabilidade, força e potência em suas séries. Posso afirmar isso, pois passei o inverno de 2014 nas instalações do Centro de Treinamento Mike Boyle Strength and Conditioning.

Michael e eu nos conhecemos em 2012, quando fui transferido para o *Boston Red Sox*. Ele trabalhava para o time como consultor de força e condicionamento. Algumas breves conversas deixaram-me impressionado. Assim, folheei a edição original de *Advances in functional training* e fiquei ainda mais inspirado: sua sua abordagem fez sentido para mim. No prefácio daquele livro, Mike referiu-se a um amigo que havia descrito, concisamente, uma série de treinamento adequada como aquela na qual um atleta é requerido a "empurrar alguma coisa, puxar outra coisa e fazer algo com as pernas". A simplicidade dessa frase me tocou. Para o meu programa de treinamento funcional, faria uma pequena alteração na frase, algo do tipo "levantar alguma coisa, arremessar outra coisa contra a parede e saltar sobre uma terceira coisa".

Ao longo dos anos, Michael e eu temos compartilhado um inspirador diálogo sobre a mecânica do arremesso, prevenção de lesões e criação de velocidade. Testemunhei Michael aprender ao mesmo tempo em que o vi ensinar. Na verdade, em seu âmago, Michael é um professor. E um dos melhores. Contudo, o que o distingue nesta indústria é sua capacidade de comunicar com clareza a fisiologia e a cinesiologia subjacentes às suas prescrições de treinamento e então montar e adaptar programas às necessidades e aos objetivos específicos de cada atleta. Michael ensinou centenas de atletas, de todos os esportes profissionais, e o que recomenda e ensina é baseado não em hipóteses sem comprovação e especulações, mas, sim, em resultados confirmados e comprovados ao longo do tempo.

Em *O novo modelo de treinamento funcional de Michael Boyle*, o autor compartilha seu conhecimento sobre a melhora do desempenho atlético e os protocolos que refinou durante décadas de pesquisa e experiência, usando milhares de alunos como fontes de dados. Você se apanhará imerso em um novo fato ou técnica de exercício a cada virada de página. Michael superou seus limites para nos educar e brindar com as melhores e mais atuais técnicas de treinamento. O que ele produziu é uma valiosa fonte com benefícios para o atleta amador de academia e o treinador profissional de força e condicionamento.

É meu desejo que você considere este livro tão iluminado quanto eu considerei.

Craig Breslow
Boston Red Sox

CAPÍTULO 1

Tornando o treinamento mais funcional

Treinamento funcional é, essencialmente, treinar com um propósito. Quando usamos a palavra *função*, estamos dizendo que algo tem um propósito. Assim, quando aplicamos o termo ao treinamento para esportes, estamos falando sobre treinamento intencional para os esportes. A ideia de treinamento funcional ou exercício funcional, na verdade, originou-se no mundo da medicina esportiva. Como é sempre o caso, as ideias e exercícios usados na reabilitação encontraram seu caminho a partir da clínica de fisioterapia e sala de treinamento atlético para a sala de pesos. A ideia mais básica era que os exercícios usados para fazer um atleta retornar sem lesão também poderiam ser os melhores exercícios para manter e melhorar a saúde.

Desde que o conceito de treinamento funcional foi primeiro aplicado aos esportes, tem sido mal interpretado e erroneamente interpretado por muitos atletas e treinadores. Expressões como *específico do esporte* (que implica que determinados movimentos e padrões de movimentos são específicos para esportes individuais) foram usadas para descrever alguns conceitos de treinamento funcional. Mas o treinamento específico do esporte ocorre com o atleta no tatame, campo ou quadra, ao passo que, na força e no condicionamento, trabalhamos para tornar o atleta mais forte e para melhorar o condicionamento específico. Na verdade, o treinamento funcional pode ser mais bem representado pelo termo *treinamento geral esportivo* do que pelo termo *treinamento específico do esporte*.

Embora possamos lidar neste livro com os detalhes das adaptações específicas da modalidade esportiva, é importante entender que a maioria dos esportes possui bem mais similaridades do que diferenças. A escola esportiva geral de pensamento vê os esportes como mais similares do que diferentes. Atividades como corrida rápida, rebater, saltos e movimentos laterais são habilidades que se aplicam a uma ampla gama de esportes. Um generalista esportivo acredita que o treinamento de velocidade para todos os esportes seja similar. Rapidez é rapidez, independentemente se estamos treinando jogadores de futebol americano ou jogadores de futebol. O treinamento do *core* para o golfe não é diferente do para o hóquei ou tênis. Na verdade, o treinamento de velocidade e o do *core* variam muito pouco de esporte para esporte.

No treinamento funcional, procuramos as semelhanças do esporte e as reforçamos. No centro de treinamento do Michael Boyle, temos usado programas bastante similares para treinar medalhistas olímpicos no judô e hóquei no gelo. Na verdade, se você olhou nossos programas, a primeira coisa que lhe chamou a atenção é que, não importa o quão diferente o atleta possa parecer, o programa permanece similar.

TRÊS QUESTÕES PARA DEFINIR TREINAMENTO FUNCIONAL

Para melhor compreender o conceito de treinamento funcional, faça a si mesmo algumas perguntas simples.

1. Quantos esportes praticamos sentados?

   Com base no meu conhecimento, apenas alguns esportes, como remo, são realizados em uma posição sentada. Se aceitarmos essa premissa, podemos perceber que o treinamento dos músculos a partir de uma posição sentada não seria funcional para a maioria dos esportes.

2. Quantos esportes são praticados em um ambiente rígido, onde a estabilidade é fornecida por fontes externas?

   A resposta parece ser nenhum. A maioria dos esportes é praticada em campos ou quadras. A estabilidade é fornecida pelo atleta, não por alguma fonte externa. Um novo raciocínio nos diria que a maioria dos sistemas de treinamento baseados em aparelhos não é por definição funcional, pois a carga é estabilizada para o atleta pelo aparelho. Os defensores dos sistemas de treinamento baseados em aparelhos podem argumentar que essa modalidade é mais segura, mas há um claro conflito de escolhas em relação à segurança relativa em uma sala de pesos.

   Embora, em teoria, o treinamento utilizando aparelhos possa resultar em menos lesões durante sua execução, é provável que a falta de entrada proprioceptiva (*feedback* sensorial interno sobre a posição e o movimento) e a falta de estabilização levem a um maior número de lesões durante a competição.

3. Quantas habilidades esportivas são realizadas utilizando-se apenas uma articulação?

   Novamente, a resposta é zero. O treinamento funcional tenta focar, o máximo que for possível, o movimento de várias articulações. Vern Gambetta e Gary Gray, dois especialistas muito reconhecidos em treinamento funcional, afirmam: "Movimentos de uma articulação que isolam um músculo específico são extremamente não funcionais. Movimentos de várias articulações que integram grupos musculares em padrões de movimento são extremamente funcionais" (2002, parágrafo 13).

A partir das respostas a essas três questões, podemos concordar que o treinamento funcional é mais bem caracterizado pelos exercícios feitos com os pés em contato com o solo e sem o auxílio de aparelhos, exceto em alguns casos.

A resistência ao conceito de treinamento funcional muitas vezes situa-se na ideia de que "nós sempre fizemos deste modo". Mas, como Lee Cockrell apropriadamente perguntou em seu livro *Creating Magic*, "E se o modo como sempre fizemos estivesse errado"?

COMO OCORRE O TREINAMENTO FUNCIONAL

Em sua aplicação mais básica, um programa de treinamento funcional prepara um atleta para desempenhar seu esporte. Não se trata de usar um esporte para treinar o atleta para outro esporte. Isso é *cross-training*. Muitos programas de força acadêmicos confundem os dois e, como resultado, trabalham seus atletas para serem basistas e levantadores olímpicos o máximo que puderem para se sobressaírem em seus esportes primários.

O treinamento funcional, por outro lado, usa vários conceitos desenvolvidos por técnicos esportivos para trabalhar velocidade, força e potência de modo a melhorar o desempenho esportivo e reduzir a incidência de lesões. A chave ao abraçar esses conceitos do técnico de campo ou especialista em levantamentos básicos é aplicá-los de modo inteligente aos atletas. Eles não podem ser aplicados cegamente de um esporte para o outro. Pelo contrário, um programa deve combinar conceitos e conhecimento de áreas como medicina esportiva, fisioterapia e desempenho esportivo para produzir o melhor cenário possível para aquele atleta em particular.

O treinamento funcional ensina aos atletas como devem lidar com seu próprio peso corporal e, nesse sentido, assemelha-se um pouco à calistenia, tão popular no início do século XX. O técnico inicialmente usa o peso do corpo como resistência e batalha para empregar posições que façam sentido ao aluno.

O treinamento funcional incorpora, de forma intencional, equilíbrio e propriocepção (consciência corporal) no treinamento por meio do uso de exercícios unilaterais. Gambeta e Gray (2002, parágrafo 8) afirmam que "Os programas de treinamento funcional precisam introduzir quantidades controladas de instabilidade para que o atleta deva reagir de modo a readquirir sua própria estabilidade". A melhor e mais simples maneira de introduzir instabilidade é apenas pedir para o atleta realizar um exercício em posição unipodal. O treinamento funcional emprega movimentos unipodais que requerem equilíbrio para desenvolver de forma adequada os músculos da maneira como são usados no esporte. Simplesmente aprender a produzir força enquanto se está sob um alto carregamento e apoiado em ambos os pés não é funcional para a maioria dos atletas.

O treinamento funcional envolve versões simples de agachamento, flexão do quadril, avanço, empurrar e puxar. O propósito é fornecer uma série contínua de exercícios e ensinar os atletas a lidar com o peso do seu próprio corpo em todos os planos de movimento.

Um ponto final sobre isto: os programas de treinamento funcional trabalham *movimentos*, não músculos. Não há ênfase no desenvolvimento excessivo de força em um movimento particular; em vez disso, a ênfase está em obter um equilíbrio entre a capacidade de empurrar e puxar com os membros superiores. Assim como entre os exercícios joelho dominante (agachamentos e suas variações que trabalham mais os

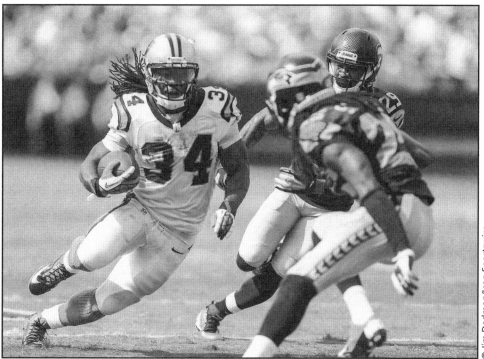

O treinamento funcional ajuda a trabalhar velocidade, força e potência de modo a melhorar o desempenho esportivo e reduzir a incidência de lesões.

quadríceps) e os exercícios quadril dominante (levantamento terra e suas variações que trabalham mais os glúteos e os isquiotibiais).

A ciência por trás do treinamento funcional

Para verdadeiramente compreender o conceito de treinamento funcional, é necessário aceitar um novo paradigma para explicar o movimento. Esse novo paradigma foi introduzido pelo fisioterapeuta Gary Gray em seus cursos de Reação em Cadeia na década de 1990. Gray promoveu uma nova perspectiva da função muscular baseada, não nas velhas definições de flexão, extensão, adução e abdução, mas, sim, na operação de cadeias cinéticas e na ciência da anatomia funcional.

A visão tradicional da anatomia nos ensina que um músculo trabalha para mover uma articulação isolada. Isso também pode ser chamado de anatomia de origem-inserção e funcionou muito bem em descrever o potencial movimento de um cadáver em uma mesa ou em um modelo de esqueleto. A anatomia de origem-inserção requeria a memorização de onde um músculo inicia (sua origem) e termina (sua inserção) e sua ação isolada. Não se refletia sobre o que o músculo faz quando um indivíduo está em pé ou se locomovendo. Em contraste, a anatomia funcional descreve como os músculos agem para mover grupos inter-relacionados de articulações e como os músculos trabalham em conjunto para realizar movimentos.

Em termos anatômicos funcionais, Gray descreveu as ações da extremidade inferior durante a locomoção do seguinte modo. Quando o pé toca o chão, os músculos da região inferior do tronco (glúteos, quadríceps, isquiotibiais) possuem uma função simples: trabalhar juntos para impedir o tornozelo, joelho e quadril de inclinarem-se de modo a impedir uma queda ao chão. Nos termos de Gray, todos os músculos têm a mesma função ou ação. Eles agem para desacelerar ou retardar a flexão do tornozelo, joelho e quadril. Esse conceito é de difícil aceitação por aqueles que aprenderam a anatomia de origem-inserção convencional, mas em uma revisão detalhada, ele faz perfeito sentido. Na fase de aterrissagem da corrida, o quadríceps é um extensor do joelho? Não, quando o pé toca o chão o quadríceps está verdadeiramente se contraindo de forma excêntrica para impedir a flexão do joelho. Os isquiotibiais são flexores do joelho? Na verdade, os isquiotibiais estão realizando um papel duplo para prevenir a flexão do joelho e do quadril.

À medida que você reflete sobre essa ideia, a resposta torna-se mais óbvia e mais fácil de aceitar. Na fase de aterrissagem da caminhada ou corrida, todos os músculos da extremidade inferior atuam em sinergia para prevenir uma ação, não para ocasionar uma. Todos os músculos excentricamente desaceleram (por meio de alongamento) ou retardam a flexão no tornozelo, joelho e quadril.

Após você compreender o conceito acima, o próximo passo torna-se mais simples. Você deve agora entender que, após o atleta colocar o pé no chão e desacelerar a flexão, todos os músculos da extremidade inferior novamente atuam como uma unidade para iniciar a extensão no tornozelo, joelho e quadril. Na verdade, o quadríceps não está apenas estendendo o joelho, mas auxiliando com a flexão plantar do tornozelo e extensão do quadril.

Quando visualizados pela lente da anatomia funcional, todos os músculos atuam de forma excêntrica na primeira sequência para interromper um movimento e então, milésimos de segundo depois, agem de maneira concêntrica para produzir um movimento. Se esses conceitos começarem a fazer sentido, você está no caminho de compreender a ciência da anatomia funcional e o conceito do treinamento funcional.

Quando um atleta realiza um exercício não funcional, como uma extensão de pernas, está usando uma ação muscular e um padrão de sistema nervoso que nunca é empregado quando em uma caminhada ou corrida. O atleta está, por definição, realizando uma ação muscular de *cadeia cinética aberta*. *Cadeia cinética aberta* significa que o pé não está em contato com o chão (ou uma plataforma estável).

Para exercitar um músculo do modo como será usado, você precisa fechar a cadeia e permitir que os músculos trabalhem como fariam se o pé estivesse no chão. A respeito da extremidade inferior, *cadeia aberta* ou *monoarticular* podem ser considerados quase sinônimos de *não funcional*.

A controvérsia do treinamento funcional revisitada

Durante os últimos 20 anos, tem ocorrido uma grande mudança na direção de tornar-se o treinamento mais funcional. Técnicos passaram de um programa orientado por barras, bilateralmente, para um que coloca mais ênfase no exercício unilateral e incorpora mais trabalho com halteres e *kettlebells*. O trabalho de Gary Gray foi o catalisador para a mudança.

Esta troca originou-se a partir de fisioterapeutas, mas o conceito de treinamento funcional tem lentamente sido adotado por técnicos e *personal trainers* de força e condicionamento. É interessante observar o treinamento de força como uma linha contínua, com a abordagem multiplanar de Gray em uma ponta e a abordagem do *Westside barbell powerlifting** em outra.

A razão por trás do explosivo crescimento e da rápida aceitação do treinamento funcional é simples. Ele faz sentido para os técnicos e atletas e é verificado a partir da experiência em sala de treinamento, quadra, pista ou campo.

Um dos primeiros sinais de que o treinamento funcional chegou para ficar foi que os grandes fabricantes dos previamente populares aparelhos de treinamento de força monoarticular e para um músculo isolado começaram a introduzir o que eles chamavam de aparelhos com base no solo e também começaram a fabricar pranchas de agachamento e bancos de pesos básicos. A popularidade da musculação realizada em aparelhos está gradualmente declinando, ainda mais agora que a população em geral direciona-se para conceitos de treinamentos mais funcionais.

A popularidade do treinamento funcional tem aumentado a um ponto em que itens como rolos de espuma, *kettlebells* e elásticos de resistência estão agora disponíveis em boas lojas de artigos esportivos. Muitos ginásios têm designado áreas com AstroTurf (grama artificial) e uma gama de ferramentas funcionais para alunos praticarem o treinamento funcional. Essa prática em pequenos grupos de pessoas pode ser a maior área em crescimento no mundo do condicionamento físico.

Contudo, o período inicial de crescimento do treinamento funcional não ocorreu sem controvérsias e obstáculos. Isso resultou das falsas percepções baseadas em uma falta de informação e exposição limitada. Assim, em alguns círculos, o treinamento funcional era sinônimo de exercícios de equilíbrio e bolas suíças. Essa visão era sustentada, em parte, por uma facção de proponentes do treinamento funcional que desejavam acentuar as diferenças em sua abordagem e passar uma clara mensagem: o treinamento funcional deveria ser feito sem aparelhos, deveria ser executado em pé e deveria ser multiarticular. Isso parecia ser um senso comum e de difícil contraposição. Mas muitos técnicos viam o treinamento funcional como algo distante de um levantamento bilateral e barras e mais próximo de atletas e alunos erguendo leves pesos em pranchas de equilíbrio e bolas.

Surpreendentemente, contudo, alguns técnicos que abraçaram o treinamento funcional adotam conceitos que, na análise inicial, podem parecer não funcionais. O uso de exercícios que aparentam ser não funcionais por supostos proponentes do treinamento funcional causou confusão na área. A análise racional por trás dessa aparente contradição é simples na realidade. A função varia de articulação para articulação. Os exercícios que promovem a função das articulações que requerem estabilização são diferentes dos exercícios que promovem a função das articulações que se empenham pela mobilidade.

---

*N. de R.T.: tradicional academia de treinamento de força (levantamentos básicos) de alto rendimento nos Estados Unidos.

A função primária de determinados músculos e grupos musculares é a estabilização. O treinamento funcional para esses músculos envolve treiná-los para serem melhores estabilizadores, muitas vezes realizando exercícios simples e com pequenas amplitudes de movimento. Em diversos casos, na tentativa de tornar tudo funcional, técnicos e atletas acabam negligenciando as importantes funções de estabilização de determinados grupos musculares.

Os três principais grupos musculares que requerem treinamento de estabilidade são:

- Abdominais profundos;
- Abdutores e rotadores do quadril e
- Estabilizadores escapulares.

Muitos técnicos começam a rotular exercícios para essas áreas como reabilitadores ou pré-reabilitadores, mas, na verdade, são apenas outra forma de treinamento funcional. A função no tornozelo, joelho e quadril é maximizada quando o quadril demonstra grande estabilidade.

Para alguns atletas, o desenvolvimento da estabilidade no quadril pode primeiro requerer um trabalho isolado nessa mesma articulação para adequadamente ligar, ou ativar, os músculos. O especialista de desempenho Mark Verstegen da EXOS (antigamente *Athlete's Performance*) em Phoenix, no Arizona, refere-se a esse conceito como ativação neuromuscular isolada. Em determinados momentos, certos grupos musculares – em especial os abdominais profundos, os abdutores do quadril e estabilizadores escapulares – precisam ser isolados para melhorar sua função. Por tal razão, alguns exercícios monoarticulares aparentemente não funcionais podem na verdade melhorar a função de toda a extremidade inferior. Esse é um dos paradoxos do treinamento funcional.

A função na articulação do ombro é intensificada pela melhora da função dos estabilizadores escapulares e do manguito rotador. Embora muitos atletas realizem exercícios para o manguito rotador, poucos exercitam os estabilizadores escapulares, mas a execução das habilidades esportivas sem fortes estabilizadores escapulares é como tentar dar um tiro de canhão de uma canoa. Em nossas instalações de treinamento, a maioria dos atletas tem força inadequada no manguito rotador e força ou controle insuficiente dos estabilizadores escapulares. Como resultado, frequentemente empregamos exercícios para trabalhar os estabilizadores escapulares e o manguito rotador que parecem não funcionais, pois o desenvolvimento dessas áreas é crucial para a saúde de longo prazo da articulação do ombro.

Os fisioterapeutas estão novamente liderando o caminho no desenvolvimento dos estabilizadores da região lombar. A melhora na força abdominal para ajudar na estabilização da região lombar está longe de ser um novo conceito, mas os métodos específicos mudam com muita rapidez.

A chave para desenvolver um verdadeiro programa de treinamento funcional é não ir muito distante em qualquer direção particular. A maioria dos exercícios deve ser feita em pé e de forma multiarticular, mas, ao mesmo tempo, deve ser dada atenção ao desenvolvimento dos principais grupos estabilizadores dos quadris, *core* e região posterior do ombro.

Um segundo paradoxo funcional gira em torno da atividade multiplanar feita em uma posição específica do esporte. Os defensores deste estilo de treinamento funcional adotam exercícios com carga (i.e., feitos com halteres ou coletes com peso) em uma postura flexionada e usando posições de pés que alguns técnicos de força e condicionamento considerariam indesejáveis.

Embora os atletas encontrem-se em posições comprometedoras em situações de competição, os técnicos precisam avaliar até onde desejam ir quanto à sobrecarga aplicada sobre os atletas em posições de flexão da coluna. Como exemplo, embora um jogador de beisebol muitas vezes se agache com a coluna flexionada para pegar uma bola rasteira, realizar os movimentos de agachamento com peso com a coluna em uma posição flexionada pode não ser inteligente. Em qual ponto você cruza a linha do treinamento seguro para um inseguro? A nossa posição sobre isso é simples. O argumento de que "isso ocorre o tempo todo nos esportes" não é suficiente para correr riscos na sala de peso. Ao treinar força, nunca comprometa a segurança lombar para tornar a posição corporal do exercício mais específica.

À medida que você começa a explorar o conceito de treinamento funcional para o esporte, mantenha a mente aberta sobre como e porque os atletas movimentam-se em seus esportes. Pense em si treinando como um veículo para melhorar o desempenho, não apenas para melhorar a força. Muitos atletas negligenciam o treinamento de força porque não compreendem por completo o valor de intensificar o desempenho da força em esportes como beisebol, tênis ou futebol. A partir do ponto de vista do atleta, uma questão muito relevante é fazer o treinamento ter sentido. A chave do ponto de vista do técnico é fazer o treinamento ter sentido para o atleta. Um programa de treinamento composto por ações que não ocorrem no esporte simplesmente não faz sentido. A questão é projetar programas que realmente preparem os atletas para seus esportes. Isso pode ser feito apenas usando exercícios que ativem os mús-

UM CASO PARA O TREINAMENTO DE ESPORTES EM GERAL

A medalhista olímpica de ouro Kayla Harrison é um grande exemplo de como o treinamento esportivo em geral pode beneficiar um atleta. No programa de Kayla, não precisamos imitar os movimentos do judô; precisamos apenas deixá-la mais forte nos padrões de movimento básicos. O aspecto importante para Kayla era desenvolver força de empurrar e puxar na horizontal e na vertical, rotação, agachamento e avanço. Optamos por trabalhar de modo baseado não no esporte, mas, sim, no histórico de lesões e nas demandas do esporte.

O judô demanda uma grande quantidade de tempo de prática e muito esforço corporal de alto impacto. Selecionamos pequenas séries duas vezes por semana, focadas nos exercícios básicos de empurrar, puxar, de dominância do joelho, de dominância do quadril e *core*, a serem repetidos várias vezes.

Como o judô é um esporte praticado o ano todo, o programa era uma versão

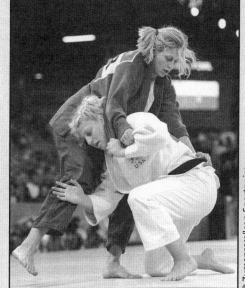

dos programas de dois dias básicos que você verá no último capítulo. Houve muito pouca tentativa de reproduzir o judô e uma forte ênfase no básico de força e condicionamento do modo como os vemos.

Um típico dia de treinamento para Kayla consistia no seguinte:
Autoliberação miofascial no rolo de espuma
Alongamento
Aquecimento dinâmico
Potência: manobras realizadas com *medicine balls* e pliometria.
Força: empurrar na horizontal (supino plano no banco com halteres), puxar (com argolas), dominância do joelho (agachamento com uma perna só) e dominância do quadril (levantamento terra na posição unipodal).
Core: feito entre as séries (exercícios básicos como prancha, prancha lateral e Caminhada do fazendeiro).
Condicionamento: séries específicas de quatro minutos que combinam as demandas de energia do judô, feitas principalmente em uma bicicleta ergométrica para resguardar o esforço articular.

culos do mesmo modo como são usados no esporte – em outras palavras, por meio do treinamento funcional.

Para o profissional de força e condicionamento, o maior objetivo de um programa de força e condicionamento deve ser a redução de lesões. No esporte profissional, o sucesso ou insucesso do programa de força e condicionamento é medido mais pela saúde do jogador do que por vitórias e derrotas. A NFL (Liga Profissional de Futebol Americano) usa uma estatística chamada *Starters Games Missed* (algo como "jogos sem atuar"), no beisebol monitoram-se os dias na lista de lesionados e no hóquei registram-se os jogos perdidos devido a lesões. Em cada caso, a saúde do jogador parece estar correlacionada com sólidos programas de força e condicionamento e o sucesso da equipe. Por outro lado, se os técnicos empregam um sistema de treinamento que resulte em poucas lesões durante o treino, mas não reduza as lesões na competição, estarão fazendo seu trabalho ou protegendo seu emprego?

A principal questão em todo programa funcional é esta: pratique o que você ensina e faça isso de modo simples.

REFERÊNCIAS

Cockrell, L. 2008. *Creating Magic*. Crown Business.

Gambetta, V., and G. Gray. 2002. *The Gambetta Method: Common Sense Guide to Training for Functional Performance*. Gambetta Sports Training Systems: Sarasota, FL.

CAPÍTULO 2

Análise das demandas do esporte

Antes de iniciar a montagem de um programa de treinamento funcional efetivo, você deve primeiro analisar e entender as demandas do esporte. Pense no esporte. Veja um quadro em sua mente. Que tipo de esporte é esse?

A maioria dos esportes classifica-se como de resistência ou de velocidade e força. Quase todos os esportes coletivos são modalidades de velocidade e força. Esportes individuais, como ginástica e patinação artística, também se baseiam principalmente em velocidade e força. Esportes com raquetes, incluindo tênis, são esportes de velocidade e força.

Agora, pergunte a si mesmo quem são os jogadores ou atletas dominantes no esporte? São os atletas com a melhor resistência e melhor flexibilidade? Com frequência, a maioria não é um nem o outro. Em geral, os melhores jogadores ou atletas de elite são os que se movem com melhor eficiência e explosão. Velocidade e agilidade são as qualidades mais estimadas em quase todos os esportes intermitentes de potência.

ADEQUANDO O TESTE AO ESPORTE

Na década de 1980, quando as equipes esportivas profissionais e os atletas de ponta amadores e profissionais começaram a procurar aconselhamento para treinar, com frequência, dirigiam-se às pessoas erradas. Os consultores empregados pelas equipes profissionais e federações esportivas eram em sua maioria fisiologistas do exercício com pouca ou nenhuma experiência na abordagem das necessidades dos atletas em esportes de velocidade e potência. Em geral, esses mesmos profissionais eram atletas de esportes de resistência.

Assim, em vez de avaliar e prescrever de um modo mais direcionado aos esportes de velocidade e potência, os fisiologistas do exercício aplicavam o mesmo protocolo genérico empregado para todos os atletas:

1. Testar os atletas
2. Analisar os testes
3. Tirar conclusões.

Infelizmente, esse método bem simples de tentar melhorar o condicionamento e o desempenho dos atletas era cheio de erros, muitos dos quais continuam a incomodar os profissionais de força e condicionamento três décadas depois.

A maioria dos atletas de velocidade e força se sai muito mal em testes de capacidade aeróbia (VO_2). Para tornar as coisas mais simples, em geral tais testes são realizados em bicicletas ergométricas, mas esses sujeitos não treinam regularmente em bicicletas. A conclusão, com base nos escores de VO_2, foi que os atletas não estavam condicionados. O plano para deixá-los condicionados quase sempre enfatizava a melhora da capacidade aeróbia. A análise racional era que um jogador com uma captação de oxigênio máxima mais alta poderia estar mais apto a jogar por mais tempo e ter uma recuperação mais rápida. Tudo isso parecia científico e válido. Contudo, existem diversas razões que justificam por que essa abordagem não satisfaz os critérios dos atletas em esportes de velocidade e força:

- Em geral, os atletas de esportes que usam principalmente músculos de contração rápida e movimentos explosivos não se saem bem nos testes de capacidade aeróbia. Isso não é uma descoberta nova.
- Atletas bem condicionados em esportes de natureza intermitente (i.e., a maioria dos esportes coletivos) nem sempre têm um bom desempenho em testes de VO_2 máx., em particular quando o teste é feito em um aparelho (como a bicicleta ergométrica) que não é o modo primário de treinamento do atleta.
- O treinamento aeróbico contínuo ou em longa distância para melhorar o condicionamento ou capacidade aeróbia de atletas de rapidez e explosão muitas vezes se afasta das qualidades fisiológicas que tornam esses atletas especiais.
- Com frequência, os atletas de explosão desenvolvem lesões por uso excessivo quando solicitados a realizar quantidades excessivas de trabalho aeróbico contínuo.
- A tecnologia usada para melhorar a capacidade aeróbia pode na verdade ser o inimigo. A falta de contato com o chão e a falta de extensão no quadril podem expor o atleta a várias lesões.

Os ciclistas devem pedalar bicicletas, os remadores devem remar, atletas que precisam correr rápido devem correr rápido no chão e os atletas que precisam saltar devem saltar. O *cross-training* pode ser uma boa ideia em volumes limitados, mas deve ser usado como uma ferramenta de repouso ativo ou para evitar lesões. A dependência excessiva de qualquer tecnologia pode cobrar um preço.

Podemos agora, muitos anos depois, ver com clareza que os fisiologistas do exercício observavam a partir do prisma errado o problema de melhora do desempenho e condicionamento dos atletas. Você não apenas analisa um atleta de elite e procura melhorar sua fraqueza. Ao tentar cegamente melhorar o que é percebido como fraqueza, um treinador na verdade pode estar se afastando de uma valência física fundamental para o esporte em questão. Isso é aplicável em especial quando se trabalha com jovens. Ao treinar atletas jovens, a ênfase deve ser colocada sobre o desenvolvimento de qualidades como velocidade e força, e menos sobre o desenvolvimento do condicionamento físico geral.

TREINE LENTO, JOGUE LENTO

Muitas vezes, um atleta não teve um bom desempenho devido a um simples erro no treinamento: *cross country*. Incontáveis atletas (com frequência escoltados por seus pais contrariados) vêm a mim após uma temporada frustrante para a qual acreditaram ter treinado duro. Eles não compreendem por que todos aqueles quilômetros percorridos não renderam frutos. Alguns até relatam se sentirem lentos, carecendo daquele movimento de rápida resposta e explosivo, quando mais precisavam.

E tudo o que posso fazer é perguntar: Você realmente está surpreso? Então, em vez disso, pondero alguns fatos. Em nenhum esporte coletivo se corre quilômetros sem parar. Mesmo se você percorrer uma boa distância durante um jogo, como no futebol, esses quilômetros são uma série de tiros rápidos espaçados com uma série de caminhadas ou corridas lentas. No hóquei, os atletas trabalham uma pequena série de tiros rápidos, sentam alguns minutos e então repetem. Percorrer grandes distâncias não prepara um atleta para percorrer pequenas distâncias e, certamente, não prepara para tiros rápidos repetidos.

Há um conceito chamado de treinamento específico do esporte. Como a frase sugere, ele sustenta que o melhor modo de condicionar para um esporte é reproduzir os sistemas de energia exigidos no jogo desse esporte. Se o esporte é de velocidade, *jogging* e caminhada, então o treinamento é de velocidade, *jogging* e caminhada. Faz todo o sentido.

Há outro conceito muito importante a se aprender: treine de forma lenta, desempenhe de forma lenta. Trata-se da realidade: é muito difícil tornar alguém rápido e muito fácil tornar alguém lento. Se você deseja que um atleta desacelere, apenas peça a ele para correr de forma mais lenta por uma distância maior. Simples. Ele pode estar em forma, mas na forma errada.

Outro problema com o treinamento aeróbico contínuo, como o *cross country*, são as lesões. Cerca de 60% das pessoas que começam a correr lesionam-se. Essas são péssimas probabilidades se você deseja ficar saudável para iniciar uma temporada.

Os atletas que dominam seus esportes são aqueles que correm mais rápido, saltam mais alto e têm a mais rápida resposta explosiva. Sim, condicionamento importa, mas treine para o esporte. Levante pesos, salte, corra rápido. O importante é ganhar força e potência no período entre temporadas.

Simplificando, um atleta que deseja ser mais rápido e ficar muito bem preparado precisa treinar do modo como os melhores atletas treinam – usando uma combinação de treinamento de força e treinamento intervalado para se preparar de acordo.

IDENTIFICANDO E MELHORANDO AS PRINCIPAIS QUALIDADES

O célebre especialista em velocidade Charlie Francis escreveu, em 1986, um trabalho que se tornou referência e chama-se *O Sistema de Treinamento de Charlie Francis* (reimpresso como *Treinamento para Velocidade*, Francis, 1997). Nele, o autor descreveu as características de um velocista e como trabalhar de forma adequada tais características. Essa informação tornou-se a base para nossa filosofia e modelo de programa desde aquela época.

Francis trabalhou com muitos velocistas de elite, incluindo o recordista mundial Ben Johnson. Embora um pouco manchadas pelo uso de esteroides anabólicos de Johnson, as realizações de Francis como técnico não podem ser descartadas. O Canadá não é considerado um viveiro de velocistas, mas Francis desenvolveu detentores de recordes mundiais em um país sem uma grande população base. Seus atletas conquistaram medalhas de ouro nos Jogos Olímpicos, campeonatos mundiais e jogos do *Commonwealth*.

Francis chegou a conclusões simples e lógicas sobre o desenvolvimento de velocistas. Ele acreditava que deve haver uma quantidade suficiente de treinamento relacionado à força durante os primeiros anos da vida atlética de um indivíduo (13 a 17 anos) para manter o nível geneticamente determinado das fibras musculares brancas (de contração rápida ou relacionadas à força). O trabalho relacionado à força também promove a mudança de uma fibra de transição para uma fibra muscular relacionada à força. Francis (1997) afirma: "O trabalho de resistência deve ser cuidadosamente limitado aos volumes baixos/médios para prevenir a conversão de fibra muscular de transição ou intermediária para a fibra muscular de resistência, vermelha".

Francis acreditava que você não só pode tornar um atleta em um velocista, como também, mais importante salientar, que você pode afetar negativamente a capacidade de um atleta desenvolver velocidade com o foco na resistência. Em outras palavras, é fácil transformar um velocista em um atleta de resistência, mas isso raras vezes é um resultado desejável.

O maior e mais importante ponto aqui é que é essencial analisar um esporte para determinar as qualidades que compõem um grande atleta e então desenvolver um programa para melhorar essas qualidades. Isso é muito diferente de se analisar um atleta e tentar melhorar o que ele não desempenha bem.

READQUIRINDO A FORÇA PERDIDA

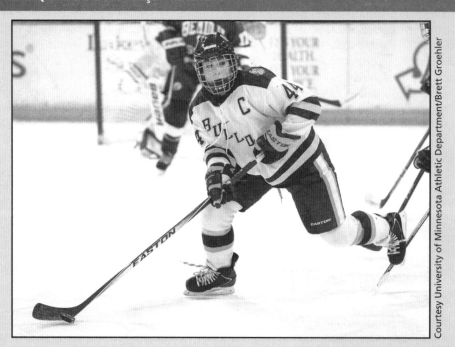

Zoe Hickel era capitã da equipe feminina de hóquei da University of Minnesota, em Duluth. Ela era o exemplo perfeito de uma atleta que trabalhava duro e estava em ótima condição, mas provavelmente enfatizava as capacidades erradas. Com 18 anos de idade, Zoe era uma das principais recrutas acadêmicas e tinha representado os Estados Unidos nos jogos nacionais sub-18. Contudo, três anos de trabalho árduo na faculdade na verdade trataram de diminuir seu salto vertical e, provavelmente, limitaram sua efetividade.

Em 2014, Zoe mudou-se para Boston a fim de fazer um estágio na *Mike Boyle Strength and Conditioning* e realizou nosso programa, que apresenta uma quantidade pequena de treinamento de resistência ou de longa distância. A corrida mais longa de Zoe no verão foi provavelmente uma corrida de ir e vir de 275 metros.

Em apenas sete semanas, Zoe aumentou seu salto vertical em 7,6 centímetros (em comparação com seu nível prévio há três anos), ganhou 2,7 quilos e estava agora adequadamente preparada para seu primeiro teste de campo nacional em quatro anos. As questões mais importantes eram uma significativa diminuição no trabalho de resistência, um aumento na ênfase da força da região inferior do corpo e um programa projetado para ganhar massa magra. Zoe foi a artilheira no acampamento e ganhou uma distinção na equipe norte-americana nacional. Conforme esperado, Hickel também teve seu melhor ano, liderando a equipe de Duluth com 19 gols e 13 assistências e recebendo as honras da *All-League*.

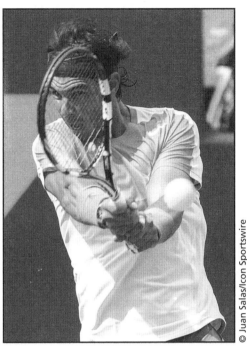

Para treinar para esportes como o tênis, os atletas devem correr rápido e desacelerar, não apenas percorrer 8 km.

Há anos os treinadores têm tentado melhorar a capacidade aeróbia de atletas de explosão. O resultado parece ser um atleta com uma captação de oxigênio mais alta, mas com nenhuma mudança real no desempenho. Os programas de treinamento montados desse modo melhoram a capacidade do atleta de trabalhar em uma cadência constante em esportes que não requerem uma cadência constante.

Os defensores dessa prática ressaltam a importância do sistema aeróbio na recuperação e nos dizem coisas do tipo "Um jogador de futebol corre 8 km em uma partida" ou "Uma partida de tênis pode durar duas horas". Realmente, este ponto não é contestável. A questão é: em que velocidade e por quanto tempo? Uma partida de tênis pode levar duas horas, mas qual é a proporção de tempo jogado no qual se corre pelo tempo que se permanece de pé ou parado? Os jogadores não estão em movimento constante? Os defensores do treinamento aeróbico contínuo referem-se a este tipo de treinamento como sendo uma maneira de melhor recuperar o atleta. Contudo, o objetivo do treinamento é melhorar o desempenho.

Uma partida de futebol é, na realidade, uma série de corridas rápidas, *jogging* e caminhadas que ocorrem durante duas horas. Qualquer atleta pode correr 8 km em duas horas. Na verdade, 8 km em duas horas é 4 km por hora. Essa é uma cadência bem lenta. A maioria das pessoas não condicionadas consegue caminhar 8 km em duas horas. O ponto importante é que os grandes jogadores de futebol podem acelerar e desacelerar com rapidez durante essas duas horas. Agora, pergunte a si mesmo: como um atleta se prepara para o futebol?

A fim de treinar para esportes como o futebol ou tênis, os atletas devem realizar *sprints* e desacelerar, muitas vezes de altas velocidades, para estarem preparados para o jogo. Eles conseguirão desenvolver essa capacidade em corridas de 8 km? É provável que não. A mesma lógica pode se aplicar a quase qualquer esporte de força. No futebol americano, em geral o atleta corre 90 metros ou menos. As jogadas levam 5 segundos. Existe quase 40 segundos de repouso entre as jogadas. Como você se condiciona para o futebol americano? Provavelmente com corridas rápidas e curtas, com intervalos de

30 a 40 segundos. Essa é a questão-chave para analisar o esporte. Observar o jogo. Observar os grandes jogadores. Procurar denominadores comuns. Não focar aquilo que não conseguem fazer; tentar perceber por que os grandes atletas desempenham tão bem. Não continuar a aceitar o que é visto como conhecimento comum se isso desafia o senso comum.

Para analisar um esporte, faça a si mesmo as seguintes perguntas:

- O esporte requer corrida rápida ou saltos? Se sim, então a força da região inferior do corpo (em particular a de uma perna só) é crucial.
- Você precisa interromper movimentos e iniciá-los com frequência em seu esporte?
- Qual a duração do evento ou quanto tempo dura uma partida? (Isto é um pouco complicado, mas reflita sobre a duração total de um jogo, programa ou rotina; ou reflita sobre qual é a duração do repouso entre deslocamentos, jogadas ou pontos).
- Os jogadores trabalham no campo, gelo, pista ou quadra durante o jogo?
- Se sim, com que frequência correm rápido e com que frequência saltam? Eles fazem *jogging* por períodos estendidos de tempo (mais de cinco minutos)? Se não, então por que treinam para tal função?
- A velocidade e a força do atleta o colocam no 10º percentil dos atletas em seu esporte? (Atletas do sexo masculino: posso competir na corrida de 10 metros em uma marcação de tempo eletrônica abaixo de 1,65? [*Eletrônica* refere-se a um cronômetro eletrônico mais preciso em vez de um cronômetro analógico]. Posso dar um salto vertical acima de 86 cm? Atletas do sexo feminino: posso competir na corrida de 10 metros em uma marcação de tempo eletrônica abaixo de 1,85? Posso dar um salto vertical acima de 64 cm? Se as respostas forem não, você pode sempre empregar mais velocidade e potência).

Velocidade e potência são essenciais para quase todos os esportes. Tênis, futebol, beisebol, ginástica, patinação artística e outros esportes muito numerosos baseiam-se fortemente na potência e velocidade. O elemento-chave para melhorar o desempenho esportivo baseia-se em melhorar a capacidade de produzir velocidade e potência. A resistência deve ser uma consideração secundária. Ensinamos nossos atletas, repetidamente, que são necessários anos para se tornar rápido e potente e apenas algumas semanas para ficar lento. Com isso em mente, à medida que você prosseguir a leitura, pense sobre como você atualmente se prepara ou prepara seus atletas e como você pode treinar com mais sabedoria.

REFERÊNCIA

Francis, C. 1997. *Training for Speed*. Ottawa, Ontario: TBLI Publications.

CAPÍTULO 3

Avaliação da força funcional

Conforme afirmado no Capítulo 1, o treinamento funcional é o treinamento que faz sentido. Após analisar as demandas do esporte, a próxima etapa é avaliar seus atletas. Os testes neste capítulo permitem que você realize uma boa avaliação.

É bastante raro encontrar um atleta que tenha força, potência ou velocidade excessivas para seu esporte. Raras vezes você ouve um comentarista de televisão dizer "Minha nossa, ele era tão rápido que correu direto para aquela bola". Pense no treinamento de força como um pré-requisito para a velocidade e potência. É importante desenvolver força funcional, a força que um atleta pode usar.

A mensuração objetiva de força funcional pode ser humilhante até para os melhores atletas. Para avaliar a força funcional, os atletas devem se mover contra uma resistência de uma maneira que provavelmente ocorrerrá no esporte ou na vida. Portanto, faz sentido que o próprio peso corporal seja a forma mais comum de resistência a ser empregado – seja empregado com mais frequência em exercícios de avaliação de força funcional.

Um teste de força típico requer que o atleta mova uma quantidade predeterminada de peso em um exercício para o qual existem normas. Por exemplo, o supino no banco é um teste com frequência usado para medir a força da região superior do corpo. Porém, esse teste nos diz muito sobre a força funcional de um atleta?

Lembre também que os números brutos devem ser colocados em contexto. Em muitos casos, um atleta que pode realizar um supino no banco com 160 quilos seria considerado forte. Porém, e se o atleta pesa 160 quilos? Neste caso, o atleta estaria realizando o supino com o peso corporal, apenas. Não seja enganado pelo número; os atletas precisam realizar exercícios funcionais com seu peso corporal.

Aqueles que defendem o desenvolvimento de força funcional questionam o valor de um teste no qual o atleta realiza o teste deitado de costas em um banco. Em muitos esportes, deitar de costas indica uma falha em desempenhar em um nível alto. Dizemos aos nossos jogadores de futebol americano o seguinte: se você é incapaz de realizar um determinado número de flexões no solo, você é ruim no futebol americano. Isso significa que você não pode fazer supino no banco em um programa funcional? Não, você pode usar o supino no banco para desenvolver força geral na região superior do corpo, mas se não consegue realizar exercícios de peso corporal como flexões de braço no solo e flexões de braço na barra fixa, então você não é funcionalmente forte e tem mais probabilidade de sofrer lesão.

Um bom programa de treinamento de força funcional emprega exercícios de força que foram aprovados pela experiência prática, como o supino no banco e exercícios menos convencionais, como o agachamento com uma perna só, um agachamento com uma perna só com o pé de trás elevado, flexão de braços no solo ou levantamento terra em base monopodal (SLDL, do inglês: *single leg dead lift*). É importante tornar o programa mais funcional sem jogar fora os acertos junto com os erros. Nem sempre os métodos eficazes usados há 50 anos para desenvolver força precisam ser sacrificados apenas para ter um programa mais funcional.

Por outro lado, não desenvolva apenas a força pela força. Por muito tempo, contamos com esportes como levantamento de peso ou levantamento de peso olímpico para definir os níveis de força de nossos atletas. Com frequência, os treinadores imitaram ou copiaram outros esportes na tentativa de tornar seus atletas melhores. A chave no treinamento funcional é desenvolver força útil.

Contudo, o treinamento funcional não precisa ser seguido religiosamente. Muitas vezes, no campo da força e do condicionamento, os treinadores tentam aderir a uma escola de pensamento em vez de desenvolver programas de treinamento apropriados para seus atletas. Os atletas em treinamento não são, necessariamente, levantadores de peso ou levantadores olímpicos, portanto, o objetivo deve ser combinar conhecimento de inúmeras disciplinas para fornecer o melhor programa possível. Nas palavras de Denis Logan, treinador de desempenho da EXOS, precisamos "desenvolver grandes atletas que sejam bons levantadores de peso".

AVALIAÇÃO DA FORÇA FUNCIONAL DA REGIÃO SUPERIOR DO CORPO

Então, como determinar melhor a força funcional do atleta? Com o passar dos anos, encontrei três testes simples mais efetivos e precisos na avaliação da força funcional da região superior do corpo.

Número máximo de flexões de braço na barra fixa com o queixo acima da barra ou flexões de braços na barra fixa

A técnica correta de flexão de braço na barra fixa com o queixo acima da barra (palmas pronadas) e flexão de braço na barra fixa (palmas supinadas) é essencial para avaliação precisa. Os cotovelos devem ser estendidos após cada repetição ser completada e as escápulas devem abduzir para produzir movimento visível (ver Fig. 3.1). Não conte qualquer repetição não realizada até a extensão total ou qualquer repetição na qual o queixo não chega acima da barra.

O balanço (usando *momentum* para mover o corpo) não é permitido. Muitos atletas que afirmam conseguir realizar grandes números de flexões de braço na barra fixa ou flexões de braço na barra fixa com o queixo acima da barra na verdade realizam metade ou 75% das repetições.

Os atletas que não conseguem realizar uma flexão de braço na barra fixa não são funcionalmente fortes e podem ter mais probabilidade de sofrer lesões, em especial no ombro. Muitos atletas levarão até um ano para atingir um nível secundário se não realizarem com frequência as flexões de braço.

Para melhorar nas flexões de braço na barra fixa, um atleta não pode seguir um programa de exercícios realizado com polia alta. Em vez disso, devem ser feitos exercícios como flexões de braço na barra fixa de forma assistida e/ou flexões de braço na barra fixa com uma ênfase excêntrica (abaixamentos de 10 a 20 segundos a partir da barra). Consulte o Capítulo 8 para progressões detalhadas de flexão de braço na barra fixa.

Adaptamos nossos padrões e agora requeremos que os atletas mudem para flexão de braço na barra fixa com peso após conseguirem fazer 10 flexões de braço na barra

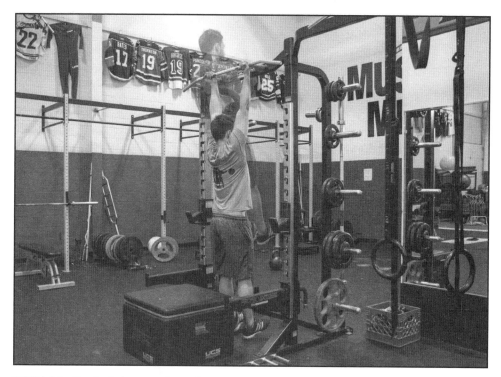

FIGURA 3.1   Flexão de braço na barra fixa com o queixo acima da barra.

fixa. Quando o atleta faz 10 repetições no peso corporal, é solicitado a adicionar um peso de 10 kg suspenso a partir de um cinto com corrente no próximo teste. Em geral, isso faz as repetições baixarem de 10 para 3, mas, mais importante, força o atleta ao treinamento de força. Como a força é o objetivo, queremos o teste para reforçar nosso caminho para o objetivo.

O número máximo de flexões de braço na barra fixa com o queixo acima da barra ou flexões de braço na barra fixa pode ser utilizado para determinar os pesos usados em repetições com carga. Usando esse tipo de teste e progressão de treinamento, agora temos atletas femininas que conseguem realizar 5 repetições com 20 kg e atletas masculinos que usam mais de 40 kg para flexões de braço na barra fixa com peso.

Número máximo de remadas invertidas em suspensão

A remada invertida em suspensão é o inverso do supino no banco e trabalha, principalmente, os retratores escapulares, músculos do ombro envolvidos nos movimentos de puxar. Se os atletas não conseguem realizar uma remada invertida em suspensão, não possuem força na região superior das costas e devem iniciar com as progressões de remadas básicas descritas no Capítulo 8. Um atleta que não tem força na região superior das costas tem maior risco de problemas relacionados ao manguito rotador do ombro. Isso é de particular importância para os esportistas propensos a problemas no manguito rotador, como nadadores, tenistas, *arremessador, quarterbacks* e outros atletas de arremesso.

O atleta coloca os pés em um banco ou caixa de salto pliométrico e agarra os cabos ou anéis como se realizasse um supino no banco. O aparato de suspensão deve ser ajustado aproximadamente na altura da cintura. Com o corpo inteiro mantido rígido, o atleta puxa os cabos para o peito. Os polegares devem tocar o peito, sem mudança na posição do corpo. Garanta a extensão total do cotovelo e a manutenção do corpo perfeitamente ereto. Conte apenas as repetições nas quais os polegares tocam o corpo, enquanto o corpo permanece ereto (ver Fig. 3.2).

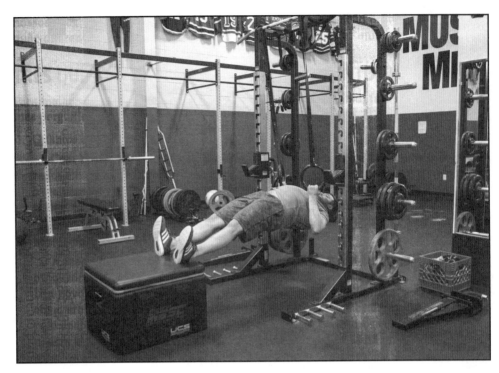

FIGURA 3.2 Remada invertida em suspensão.

Como na flexão de braço na barra fixa, quando o atleta conseguir realizar 10 repetições, um colete de 5 kg é adicionado. Novamente, o foco é sobre o desenvolvimento de força e não de resistência.

Número máximo de flexões de braço no solo

Este é um teste mais preciso para atletas mais desenvolvidos do que o supino no banco. Para cada flexão de braços no solo, o peito deve tocar um coxim de espuma de 5 cm de espessura e o tronco deve permanecer rígido. A cabeça deve ficar alinhada com o tronco. Não conte repetições quando a posição das costas não é mantida, o peito não toca o coxim, a cabeça se projeta para a frente ou os cotovelos não estão completamente estendidos. Para evitar burlar e fazer contagem simples, use um metrônomo ajustado em 50 batimentos por minuto. O atleta deve manter o ritmo com o metrônomo, movendo-se para cima no primeiro batimento e para baixo no seguinte. O teste termina quando o atleta não consegue realizar outra flexão de braços no solo ou não consegue manter o ritmo com o metrônomo.

Como nos dois testes prévios, uma vez que o atleta completa 10 repetições, um colete com peso (inicialmente, um colete com 5 kg e depois um colete com 10 kg) é adicionado. Para progressão adicional, repetições mais altas podem ser feitas quando o colete de 10 kg é usado, ou placas podem ser colocadas nas costas.

AVALIAÇÃO DA FORÇA FUNCIONAL DA REGIÃO INFERIOR DO CORPO

Avaliar segura e precisamente a força funcional da região inferior do corpo é bem mais difícil do que avaliar a força da região superior do corpo. De fato, existem testes pouco confiáveis que medem seguramente a força funcional da região inferior do corpo. O agachamento livre com a barra nas costas tem sido usado por muitos anos para testar a força na região inferior do corpo, mas a segurança daquele teste é questionável, em especial quando feito para uma repetição máxima. Além disso, muitos praticantes veem o agachamento livre como um exercício adotado a partir do treinamento para futebol americano e, dessa forma, inadequado para as necessidades no seu esporte.

Agachamento monopodal com pé traseiro elevado com o pé que está atrás elevado

Durante os últimos cinco anos, tentamos desenvolver e administrar um teste válido, confiável e seguro da região inferior do corpo que também fosse simples de realizar. Começamos usando repetições máximas, ou RM (o máximo de repetições que um atleta consegue realizar em uma carga pré-selecionada) do agachamento monopodal, com o pé que está atrás elevado como um teste de força funcional da região inferior do corpo. Embora não seja perfeito, descobrimos que o teste é efetivo tanto na avaliação da força quanto na medição do progresso.

O teste é relativamente simples. O atleta coloca o pé que está atrás sobre um banco de exercício convencional, ou em um suporte especialmente projetado, com um coxim Airex no solo para proteger o joelho a partir de contato repetido. Seleciona uma carga que na sua concepção lhe permita 5 RM e depois realiza o máximo de repetições possível até a falha técnica (i.e., até não conseguir mais manter a técnica perfeita).

As cargas normalmente requerem dois halteres ou dois *kettlebells*. Os *kettlebells* são ideais, pois são mais fáceis de segurar. Essa carga lateral é indicada para uma posição de agachamento de costas ou de frente por razões de segurança. A falha com halteres segurados na lateral resultará apenas em um par de halteres no chão. Já a falha em uma posição de agachamento de costas e de frente pode resultar em postura que gera risco de lesão.

Outra possibilidade é testar agachamentos com uma perna só, ou seja, unipodais. Descobrimos que atletas funcionalmente fortes podem realizar conjuntos de cinco agachamentos unipodais, enquanto seguram halteres de 2,5 kg no início da quarta semana de um programa de treinamento bcm-delineado (ver Fig. 3.3). Os atletas não familiarizados ou não acostumados com o trabalho de força em uma perna só devem progredir durante três semanas de agachamentos separados (ambos os pés no chão) ou três semanas de agachamentos unipodais com o pé que está atrás elevado (o pé de trás elevado) antes de iniciar agachamentos unipodais sem assistência. Nossas atletas de elite podem fazer 10 repetições com 20 kg de peso total (colete de 10 kg e halteres de 5 kg), enquanto nossos atletas masculinos conseguem segurar até 45 kg de carga externa total. As repetições com pesos podem se tornar difíceis para homens, porque múltiplas camadas de coletes com peso são necessárias.

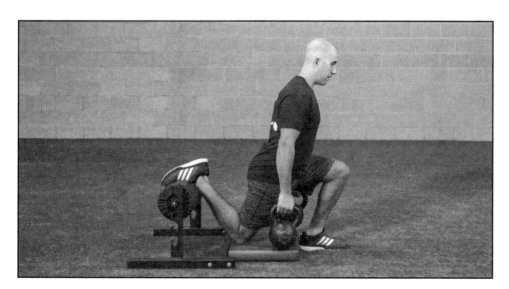

FIGURA 3.3 Agachamento unipodal com o pé que está atrás elevado.

Por fim, é quase impossível avaliar com segurança a força funcional da região inferior do corpo sem primeiro ensinar ao atleta o exercício usado no teste. Se isso não for possível, então o risco excede os benefícios potenciais de qualquer informação obtida.

Salto vertical com as duas pernas

Uma alternativa simples é usar o salto vertical com as duas pernas (ver Fig. 3.4) para avaliar a potência dos membros inferiores antes e depois da execução de um programa de força apropriado. O teste de salto vertical é relativamente seguro para ser administrado e tem normas estabelecidas. Aumentos na potência dos membros inferiores serão pelo menos parcialmente atribuídos a aumentos na força.

The Just Jump System e *Vertec* são os melhores aparelhos para avaliar o salto vertical, embora ambos os métodos tenham defeitos inerentes. Os aparelhos são distribuídos por M-F Athletic Company e podem ser comprados em www.performbetter.com.

Just Jump é um aparelho que mede o tempo no ar e converte-o em polegadas. O atleta deve saltar e aterrissar no mesmo lugar e tocar primeiro os artelhos no chão sem levantar ou flexionar os joelhos. Todos esses fatores podem influenciar o escore.

Vertec é um aparelho ajustável que mede a altura de alcance e a altura do salto. Com o *Vertec*, a mensuração do alcance deve ser precisa. Em nossa clínica de treinamento, testamos o alcance com as duas mãos e o toque com uma mão no salto. A consistência entre os avaliadores e na administração do teste é essencial.

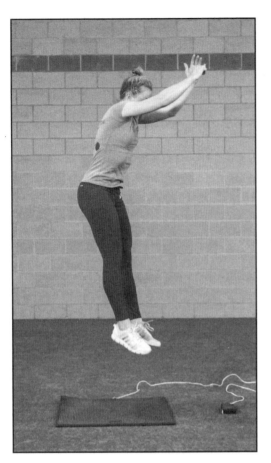

FIGURA 3.4 Salto vertical com as duas pernas.

CONSIDERAÇÕES FINAIS SOBRE TESTES DE FORÇA FUNCIONAL

Os testes são usados para avaliar o progresso. Não são o programa e não devem ser o programa. O teste apenas mostra quais áreas estão precisando de treinamento e quais são propensas a lesão. Desse modo, os números obtidos a partir do teste são úteis para motivar e monitorar o desenvolvimento de força no decorrer do treinamento.

Alguns treinadores podem criticar os protocolos de teste apresentados neste capítulo, pois alguns podem ser construídos como testes de resistência muscular, ainda que o número de repetições seja superado. Embora eu concorde um pouco, deve ser dito novamente que os testes não são o programa de treinamento, servem apenas como método de avaliação do progresso.

Neste ponto, você deve compreender melhor as demandas do esporte e ter uma ideia de seu nível de força ou o nível de força de seus atletas. Acredito que os princípios do treinamento funcional estejam se tornando mais claros para você. A ideia é desenvolver um plano que faz sentido para o esporte ao mesmo tempo que fortalece áreas que são fundamentais para o desempenho ou para a prevenção de lesão. A avaliação da força funcional é uma etapa importante para desenvolver um plano de treinamento que melhore o desempenho. A etapa seguinte é desenvolver o plano.

FORÇA FUNCIONAL PARA EVITAR LESÕES DE HÓQUEI NO GELO

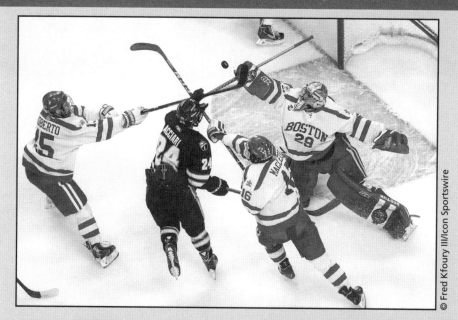

Instituímos uma bateria de testes de força funcional similares àqueles descritos neste capítulo com o time de hóquei masculino da Boston University e os resultados foram excelentes em termos de ganho de força e prevenção de lesão. Nossa 1 RM média na flexão de braço na barra fixa foi 45 kg quando testamos.

Inicialmente, 10 a 15 flexões de braço na barra fixa com peso corporal foram consideradas um desempenho excelente; cinco anos mais tarde, esta seria considerada uma média inferior. Na nossa academia, é normal ver todos realizando flexões de braço na barra fixa com peso e não é incomum ver homens realizando repetições com placas de 20 kg.

Também é importante observar que tivemos muito poucas lesões de ombro relacionadas à colisão nos times da Boston University. Essa é uma evidência forte dos benefícios de prevenção de lesão relacionada ao treino equilibrado entre empurrar e puxar contra resistências.

CAPÍTULO 4

Montagem de um programa

Com frequência, converso com treinadores sobre programas de desempenho no esporte. Em geral, a conversa inicia com algo do tipo "Eu uso um pouco do teu método, eu pouco do método de Mark Verstegen e uma combinação de...". Isso quase sempre soa como um elogio, mas sai de um modo diferente.

Quando se trata de desenvolver novos programas de desempenho ou adotar a totalidade ou partes de programas coexistentes, uma analogia da área da culinária se aplica. Algumas pessoas conseguem realmente cozinhar; outras precisam de livros e receitas. Algumas pessoas escrevem livros de receita; outras os leem. Mesmo no mundo dos restaurantes, existem cozinheiros e existem chefes de cozinha. Cozinheiros seguem receitas, chefes as criam.

Então, você é um cozinheiro ou um chefe de cozinha? Se você está montando seu primeiro programa para si mesmo ou para uma equipe, você é um cozinheiro. Ache uma boa receita que satisfaça suas necessidades e siga-a com exatidão. Além disso, na culinária, todo ingrediente em uma receita tem um propósito. A maioria das comidas assadas requer farinha, por exemplo. Você não assaria um bolo e deixaria a farinha de fora, deixaria?

Se você estivesse cozinhando algo pela primeira vez, você pegaria duas receitas de dois livros de receitas diferentes e as combinaria? Você acrescentaria ingredientes de uma receita enquanto subtrairia ingredientes de outras? Se você fizesse isso, o produto final seria satisfatório? Não! O mesmo ocorre quando os treinadores desenvolvem seus programas de treinamento de desempenho a partir de uma mistura de fontes.

Infelizmente, quando se trata de montar um programa, é exatamente isso o que a maioria dos treinadores faz. Tenho atletas que treinaram durante anos comigo e, por fim, tornaram-se treinadores. Em vez de usarem o programa que foi tão exitoso para eles, eles o alteram. Então, enviam-me o programa via *e-mail* dizendo "Você poderia dar uma olhada nisto?". Com frequência, o programa é um pouco do meu e um pouco do deles, com talvez o toque de uma terceira pessoa. Uma combinação de receitas, se você desejar. Também, com frequência, o programa é ruim. Ainda não são "chefes" experientes, ainda que tenham escolhido alterar a receita para adequá-la ao seu paladar. A melhor escolha é optar por uma receita criada por um chefe experiente e então realizar um grande trabalho fazendo a refeição. Em outras palavras, trabalhe o bendito programa.

Se você vem desenvolvendo programas por alguns anos, a sua experiência pode ser equivalente a de um subchefe. O subchefe é o segundo no comando da cozinha. Muitos treinadores de terceiro e quarto ano são subchefes. Desenvolveram a capacidade de alterar a receita sem estragar a comida. Entendem que os ingredientes podem ser alterados, mas que deve haver um planejamento. Eles igualmente entendem que o planejamento deve ser seguido. O subchefe sabe que a razão dos ingredientes importa e que você não cozinha apenas para o seu próprio paladar.

Por fim, após cinco anos de exitosa montagem de programas, você pode se qualificar como um chefe. Neste ponto, você pode contemplar audaciosas mudanças na receita devido a uma boa experiência em cozinhar e assar. Um renomado técnico de força e condicionamento costumava dizer que "Não há problemas em quebrar as regras. Assegure-se, em primeiro lugar, de que você as entendeu". Após cinco anos, você não deve procurar novos DVDs de treinamento e alterar todo o seu programa. Os chefes não abandonam sua abordagem de cozinhar em favor da última tendência. Ao contrário, você faz pequenos ajustes que refinarão o seu sistema.

Minha experiência sugere que a maioria dos treinadores precisa de mais direção na montagem de um programa de treinamento. Não tenha medo de copiar se você é um iniciante. Na verdade, eu lhe estimularia a copiar em vez de misturar. Os programas neste livro são oferecidos para esse propósito. Gostaria que você copiasse meu programa em vez de tentar colocar pedacinhos da receita deste livro nas receitas de outros.

Em textos anteriores, alertei que é um erro simplesmente copiar os programas. Disse que é errado copiar programas *às cegas*. Assim, seja atento, consciente e criterioso em sua escolha. Mas se você não se sentir confiante e preparado para criar um programa, fique à vontade para copiar. Os livros de receitas foram criados por um motivo.

FUNDAMENTOS DO PROGRAMA

Após avaliar bem onde você se encaixa na série contínua de proficiência de desenvolvimento de um programa, o passo seguinte é garantir que você entenda os conceitos subjacentes. Este capítulo lhe familiarizará com os conceitos do *design* do programa e as ferramentas usadas para implementar esses conceitos e mostrar como avançar, de modo adequado, um programa de treinamento funcional.

Programação para condicionamento e *fitness*

Todo programa deve iniciar com um período de formação de uma base de duas ou três semanas. Para atletas já em grande forma, o período preparatório evita que esse condicionamento decaia. Para atletas com qualquer *deficit* significativo em seu condicionamento de base, um alarme soará.

O período preparatório deve consistir em prática de corrida cadenciada para desenvolver uma base de condicionamento para corrida de tiro rápido. A corrida cadenciada não é corrida de velocidade nem *jogging*. Consiste em corridas de várias distâncias (em geral, de 90 a 180 metros) intercaladas com uma caminhada de recuperação. Em nossas instalações de treinamento, com frequência os atletas percorrem a distância do nosso gramado de 36 metros, dão a volta e retornam em uma passada que fique em um meio-termo entre o *jogging* e a corrida de velocidade. Também realizamos corridas cadenciadas em esteiras, adotando um ritmo de passada moderado (14 a 16 km/h) e realizando intervalos como 15 segundos correndo, 30 segundos caminhando (ou trotando) ou 20 segundos correndo e 40 segundos descancando (ou trotando).

Após garantir uma base de condicionamento adequada, você pode começar a montar um programa de exercício funcional. O objetivo nesta fase não é desenvolver força pela força simplesmente, sem um contexto, e sim, desenvolver força que possa ser utilizada no esporte e na vida diária.

Para começar, reveja estas questões básicas colocadas no Capítulo 2:

- O seu esporte exige muitos tiros rápidos com ênfase em velocidade e potência?
- Você é solicitado a parar e iniciar com frequência em seu esporte?

- Quanto tempo dura a partida? A marcação de um ponto? Um deslocamento? Ou a rotina inteira do jogo?

Após analisar o que realmente ocorre em um jogo, escolha atividades de condicionamento que tentem reproduzir os sistemas de energia e estilo do jogo. Então, seja específico: os atletas precisam ser informados sobre a distância que correrão, a velocidade empregada e quanto tempo de repouso devem realizar entre as corridas. Quando se permite que os atletas corram em seu próprio ritmo, geralmente correm em um ritmo mais lento. Os atletas que podem definir seus períodos de repouso, em geral, descansam por mais tempo que o desejado.

Futebol, hóquei no campo, *lacrosse*, basquete e hóquei no gelo, por exemplo, são todos esportes dominados por tiros rápidos nos quais os atletas param e iniciam com frequência. Faz sentido, então, que o treinamento deva apresentar atividades de condicionamento de parar e iniciar, como a corrida de ir e vir de 275 metros.

Programação para força

A partir da perspectiva da força, a maioria dos esportes é igual. Uma das minhas citações favoritas foi feita por Marco Cardinale, diretor de alta *performance* para a Olimpíada de Londres, em 2012, em um seminário em Boston. "O seu esporte não é diferente, apenas imagine que ele é".

Cardinale referia-se às suas experiências tentando coordenar força e condicionamento para os jogos de Londres. Todos os treinadores acreditavam que os programas precisavam ser diferentes porque seu esporte era único. A verdade é que as necessidades do treinamento básico de força devem ser muito similares entre os esportes. E, mesmo se elas forem diferentes, isso não mudará drasticamente o modo de trabalhar a força. O aspecto do condicionamento da prática pode ser diferente, mas o treinamento de força, em geral, segue a regra de 80-20 ou o princípio de Pareto. Será igual para cada esporte 80% do que fazemos na sala de pesos. Todo atleta possui as mesmas cadeias musculares e fortalecer estas cadeias será surpreendentemente similar.

A força será sempre necessária em função de que é um pré-requisito para a potência e velocidade. Pense na força como a base na qual as outras qualidades são construídas. Contudo, não se prenda ao simples conceito de força bilateral; concentre-se na força unilateral específica.

Um programa de força deve ser simples ao abranger movimentos de pressionar ou empurrar na horizontal, puxar, um exercício de dominância do joelho, um de dominância do quadril e alguns trabalhos para o *core*. Tive o prazer de trabalhar com medalhistas de ouro olímpicos e campeões mundiais no basquete, futebol americano, hóquei no gelo, futebol, judô, remo e uma série de outros esportes e posso lhe afirmar que a regra de 80-20 é precisa e, se não for, está mais próxima de 90-10 do que de 70-30.

FUNDAMENTOS DO *DESIGN* DE UM PROGRAMA

Para montar, de forma adequada, um programa de treinamento de força funcional, tenha sempre em mente os seguintes princípios.

- *Aprenda primeiro os padrões básicos.* Domine os fundamentos do movimento antes de considerar progressões para tornar um programa de exercício mais funcional. O maior erro ocorre quando atletas que não dominam um movimento básico, como o agachamento, tentam usar mais carga ou incrementar o movimento. Um atleta deve primeiro dominar as básicas de cada exercício apenas com o peso do corpo antes de colocar carga. Então, somente depois disso, você deve seguir com as progressões recomendadas.
- *Comece com exercícios simples que usam apenas o peso corporal.* A principal maneira de destruir um programa de força é tentar levantar muito peso precocemente. Se o atleta puder realizar o exercício com o peso do corpo, mas encontra problemas com uma carga externa, então obviamente a carga externa é o problema. Reduza ou eli-

mine a carga externa. Para o padrão de puxar na vertical da região superior do corpo ou movimentos de remada, muitos atletas não conseguem começar até mesmo com a resistência do peso do corpo. Neste caso, aparelhos ou tubos elásticos podem ser necessários.

- *Avance do simples até o complexo.* As progressões neste livro foram desenvolvidas durante muitos anos. Siga as progressões. Para exercícios em base monopodal, o atleta deve dominar o exercício mais simples, como o "a fundo" (passada estática), antes de avançar para um exercício mais complexo, como o agachamento com a perna traseira elevada. Os exercícios seguem uma progressão funcional, portanto, adicione níveis crescentes de dificuldade no tempo apropriado quando necessário.
- *Use o conceito de resistência progressiva.* A resistência progressiva é fundamental para o sucesso. Em seu sentido mais simples, tente acrescer pesos ou repetições a cada semana. Se o atleta trabalhar com o mesmo peso por uma ou duas mais repetições, progrediu. Se o atleta usar um peso que é 2,5 kg mais pesado para o mesmo número de repetições, progrediu. Temos treinado campeões olímpicos e mundiais com esses princípios simples. A resistência progressiva é creditada a Milo de Creta, que acabou conseguindo carregar um touro; ele começou com um bezerro e o carregou todos os dias à medida que o animal crescia. Quando ele cresceu e tornou-se um búfalo, a força de Milo cresceu junto. Essa é a base simples do treinamento de força.

Para o exercício com o peso corporal, a progressão é simples. Comece com três séries de oito repetições na semana 1, passe para três séries de 10 na semana 2 e termine com três séries de 12 na semana 3. Esse é um treinamento de resistência progressiva simples utilizando apenas o peso do corpo.

Por volta da quarta semana, em geral, você pode avançar para um exercício mais difícil ou adicionar cargas externas. A resistência externa pode ser um haltere, um *kettlebell*, um colete com peso, um saco de areia ou uma *medicine ball*. Esses exercícios mais difíceis podem ser avançados pelo mesmo método (8-10-12)* ou por meio de conceitos de resistência básica. Apenas acrescer 2,25 kg por semana a um exercício pode teoricamente resultar em um aumento de 120 kg por ano. A maioria dos atletas sonha com ganhos iguais a esse e, na realidade, a maioria atinge o platô nesse tipo de programa, mas os iniciantes podem avançar por um tempo longo com a progressão de resistência básica.

Um conselho final sobre a montagem do programa: não monte um programa com base no que você gosta ou desgosta como técnico ou treinador; monte um programa que funcione para o atleta.

Periodização

A periodização deve ser o assunto mais estudado no mundo do treinamento. Muitas páginas foram escritas detalhando as complexidades de microciclos e mesociclos. Isso serviu apenas para confundir o que deveria ser um conceito bem simples, como articulado pela lenda da força e condicionamento, Charles Poliquin, no artigo de 1988, *Variedade no Treinamento de Força*: "As fases de alto volume (acúmulo, carga extensa), alta intensidade (intensificação, carga intensa) e descarga devem ser moduladas dentro do programa".

É realmente bem simples. Períodos de volume maior com carga menor devem ser alternados com períodos de carga mais alta e volume mais baixo. Dan John, outro gigante no campo, recomendou entre 15 e 25 repetições para os exercícios maiores. Isso significa que você tem a escolha de acumular volume com três séries de oito (24 repetições) ou exercitar-se com mais intensidade com três séries de cinco (15 repetições).

---

*N. de R.T.: oito repetições na primeira semana, 10 repetições na segunda semana e doze repetições na última. Todas as três semanas com o mesmo peso. Isto é uma técnica visando hipertrofia. Correto no início do programa de treinamento.

> **TREINAMENTO DE RESISTÊNCIA PROGRESSIVO E PERIODIZAÇÃO BÁSICA**
>
> O nosso programa é um simples ciclo de periodização de séries de 8 a 10 repetições (acúmulo) seguido por séries de três repetições (intensificação) e então séries de cinco. Não há nada de extravagante sobre o que fazemos, mas batalhamos para acrescentar peso ou repetições a cada semana. Nossos atletas têm usado essas técnicas para desenvolver uma incrível força.
>
> Ed Lippie é um antigo jogador de futebol americano universitário, um treinador de força e *personal trainer*, e por anos foi modelo das figuras da primeira edição de *Treinamento Funcional para Esportes*. Sua filosofia de treinamento sempre foi semelhante a nossa. Ed usou as técnicas descritas neste capítulo para realizar três barras fixas com 60 kg, o melhor que vi em nossa academia.
>
> Ben Bruno é outro antigo funcionário da MBSC que se tornou uma espécie de fenômeno no YouTube com suas tremendas demonstrações de força. Ben avançou para 140 kg por cinco repetições no agachamento com a perna traseira elevada, novamente, usando uma abordagem de periodização simples. Quer você seja um atleta olímpico, um técnico ou treinador, o fundamento da periodização e resistência progressiva produz expressivos resultados.

A grande mensagem é prescrever programas simples e ensiná-los. Um programa ruim, mas bem ensinado, sempre será superior a um bom programa mal ensinado. A questão-chave está nos detalhes da execução.

Classificações de exercício

Os exercícios para a região superior do corpo, região inferior do corpo e *core* são classificados de acordo com um dos três termos:

- Linha de base
- Progressão
- Regressão

Exercícios de linha de base são o ponto de partida geral para o atleta médio. Identificamos os outros exercícios como progressões ou regressões. Os atletas realizam o exercício de linha de base durante três semanas e então passam para sua progressão. Contudo, os atletas que sentem dificuldade com o exercício de linha de base, seja devido a lesão ou a aspectos técnicos, são imediatamente regredidos. Esse sistema de progressões e regressões é fundamental para a realização adequada do exercício.

As progressões são passos à frente a partir dos exercícios de linha de base e são numeradas de fáceis a difíceis. A progressão pode ser tão simples quanto adicionar carga, mas as progressões em dificuldade também podem ser obtidas alterando como o peso do corpo é usado. Um exercício de progressão 3 será razoavelmente difícil.

As regressões também são numeradas, mas em ordem inversa na escala, de fácil a mais fácil até facílima. Portanto, um exercício de regressão 3 será muito simples.

É importante entender que todo exercício deve ser dominado antes de da progressão. Para executar um exercício com maestria, pode ser necessário o uso de progressões a partir da linha de base.

Digo a nossos treinadores que é preciso gostar do modo que o exercício é executado antes de acrescer carga ou avançá-lo e que o nosso sistema de regressões é baseado no "teste do olho". Você, do ponto de vista técnico, gosta do modo como o exercício está sendo executado?

Adoro esta citação do lendário treinador de atletismo, Boo Schexnayder: "O trabalho não é montar séries, mas observar as séries".

É fácil colocar coisas no papel e deveria ser tão simples quanto observar alguém realizando as coisas que você escreveu e então decidir permanecer na linha de base ou preparar uma regressão. Os seus olhos lhe dirão.

Ferramentas de treinamento

Muitos treinadores e atletas pensam que o treinamento funcional consiste em simpáticos exercícios feitos com bolas suíças e outros dispositivos de propriocepção. Talvez isso não esteja muito longe da verdade. O verdadeiro treinamento funcional gira em torno do treino com o peso do corpo e do exercício de resistência progressivo. Os atletas devem dominar os exercícios com o peso do corpo e então acrescer progressivamente cargas externas mais pesadas a esses exercícios. Observe um novato tentar um agachamento livre com apenas o peso do corpo; a falta de equilíbrio é evidente. O que chamamos de *equilíbrio* é realmente a força estabilizadora. Na maioria dos casos, a resistência externa adicional não é necessária à medida que o atleta aprende os padrões. É necessário primeiro dominar o padrão e *depois* adicionar resistência.

Pense no treinamento funcional como o oposto do treinamento disfuncional ou, como o fisioterapeuta Gray Cook gosta de dizer, "adicionar carga a uma disfunção". No treinamento funcional, é essencial aprender a mover-se antes de colocar carga. As evidências de um treinamento mal executado e disfuncional são vistas em todas as academias nos Estados Unidos à medida que as pessoas tentam apenas mover uma carga do ponto A para o ponto B com uma técnica que varia de questionável a arriscada.

A seguir, encontra-se um breve resumo de alguns pontos-chave do treinamento funcional e orientações simples sobre como e quando usá-los.

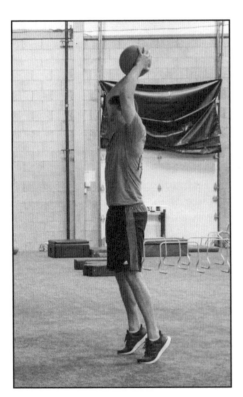

FIGURA 4.1 *Medicine ball.*

Medicine ball. Uma das melhores ferramentas disponíveis para o desenvolvimento da potência, a *medicine ball* ressurgiu na década passada. Embora a *medicine ball* (ver Fig. 4.1) esteja em uso há séculos, tornou-se uma ferramenta do futuro. Trata-se de um instrumento que pode ser usado para o trabalho de potência da região superior do corpo por meio de exercícios como passes de peito, arremessos por cima da cabeça e enterradas. Além disso, pode ser arremessada à distância para o trabalho de potência corporal total. A *medicine ball*, quando combinada com uma parede de alvenaria, é de longe a melhor ferramenta para o treinamento de potência do *core* e musculatura do quadril. Uma seção inteira sobre treinamento com *medicine ball* é apresentada no Capítulo 9.

O bom senso deve ser usado para prevenir lesões no uso da *medicine ball*. Os atletas em nossa academia de treinamento não trabalham manobras em dupla que requeiram pegar essa bola nem realizam quaisquer movimentos de arremesso por cima da cabeça com um braço só. Agarrar uma *medicine ball* pode resultar em lesão na mão, e as atividades por cima da cabeça com uma mão só podem ser muitos estressantes para a articulação do ombro. As bolas vêm em variedades que quicam e não quicam e em vários pesos e tamanhos. Em geral, as bolas mais úteis têm um peso entre 1 a 3,5 kg.

Coletes e cintos com peso. Talvez não exista uma ferramenta melhor para o treinamento funcional do que um colete ou cinto com peso. Coletes e cintos com peso estão disponíveis em diversos estilos e progrediram muito desde aquelas antigas variedades feitas de lona do tipo colete de pescador. Alguns treinadores podem acreditar que o uso de um colete ou cinto com peso é redundante se os atletas já estão treinando com barras e halteres. Contudo, um colete com peso adiciona uma carga externa com ruptura mínima de interferência no movimento do corpo. Os atletas não precisam mudar a posição da região superior do corpo para segurar uma carga externa; apenas precisam colocar um colete ou cinto com peso.

Coletes e cintos são excelentes maneiras de fornecer resistência adicional ao antigos exercícios que usam o peso do corpo. Exercícios como flexões, agachamentos unipodais e remadas invertidas podem agora avançar com segurança bem além da resistência proporcionada pelo peso do corpo. Além disso, para esportes como o hóquei no gelo e futebol americano, os coletes e cintos com peso permitem que os atletas simulem o peso do equipamento durante as séries de condicionamento.

Foam rollers. Os *foam rollers* (rolos de espuma) (ver Fig. 4.2) progrediram de completos desconhecidos a obrigatórios na última década. Os rolos vêm em várias cores, comprimentos e densidades, mas são todos usados para a automassagem. Os termos autoliberação miofascial (*foam rolling*), *automassagem* e *trabalho de tecidos moles* aplicam-se ao uso do autoliberação miofascial. O Capítulo 5 fornece detalhes sobre o uso do rolo.

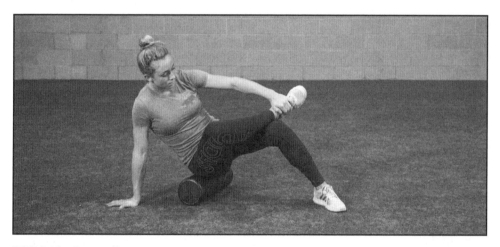

FIGURA 4.2 *Foam roller.*

Bolas suíças. A bola suíça (ver Fig. 4.3) infelizmente se tornou sinônimo de treinamento funcional, com livros, vídeos e aulas desenvolvidas em torno desta peça única de equipamento. O uso excessivo e isolado da bola de estabilidade levou muitos treinadores de força e condicionamento a ver toda a área do treinamento funcional de modo negativo. Treinadores e atletas precisam lembrar que ela é apenas uma ferramenta e pode ser inadequada para muitos iniciantes. A bola de estabilidade é excelente para alguns exercícios específicos (p. ex., abdominais ou flexões de coxa com a bola de estabilidade), mas é muito mais do que a panaceia de treinamento vista no início e certamente não é uma ferramenta para agachamentos ou para erguer cargas mais pesadas do que o peso do corpo. Os vídeos mostrando atletas em pé sobre uma bola são negligentes. Os atletas nunca devem ficar em pé sobre uma bola suíça. Os riscos superam quaisquer potenciais benefícios. Se você deseja uma superfície instável para um treinamento de equilíbrio adicional para a extremidade inferior, use outra ferramenta.

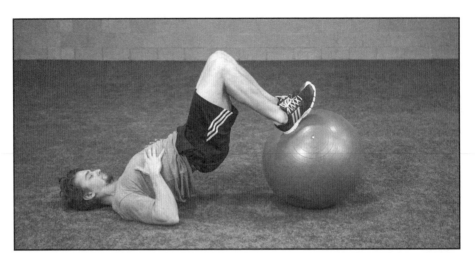

FIGURA 4.3   Bola suíça.

Treinadores e atletas também devem ter cuidado ao sentar sobre a bola suíça durante exercícios com barras ou halteres ou ao usar a bola como substituto de um banco nos movimentos de pressão. As bolas suíça nunca devem ser usadas como suporte quando do uso de halteres ou barra. Cuidado ainda deve ser empregado com as chamadas "bolas resistentes a estouro". Têm ocorrido relatos de bolas resistentes a estouro rompendo do mesmo modo que as bolas convencionais e causando sérias lesões. A nossa política atual é utilizar somente o peso do corpo e evitar ficar em pé sobre bolas de estabilidade por razões de segurança.

Prancha de deslizamento.   Inicialmente, a prancha de deslizamento foi desenvolvida como um dispositivo de treinamento para patinadores de velocidade, mas seu uso agora é difundido em outros esportes. Ela permite que o atleta realize treinamento metabólico enquanto fica em pé e, por sua natureza, força os atletas a assumirem a postura de

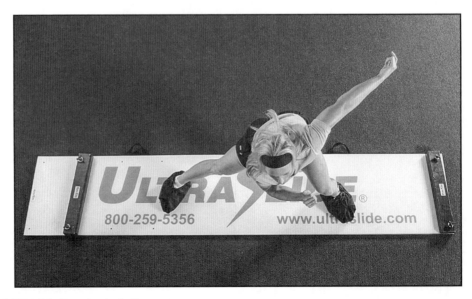

FIGURA 4.4   Prancha de deslizamento.

joelhos dobrados que foi designada como a posição específica do esporte (ver Fig. 4.4). É a única peça do equipamento de condicionamento que pode provocar trabalho do sistema de energia e nessa posição. Os atletas podem melhorar o condicionamento enquanto também desenvolvem padrões musculares apropriados, algo que em geral não é possível em uma peça convencional de equipamento cardiorrespiratório.

A prancha de deslizamento permite que o atleta exercite todos os músculos extensores da região inferior do corpo, bem como os abdutores e adutores do quadril. Do ponto de vista de condicionamento funcional, os benefícios da prancha de deslizamento podem ser iguais ou superiores aos de corridas.

Em nossa academia de treinamento, solicitamos que todos os atletas usem a prancha de deslizamento, uma vez que ela melhora o movimento lateral e o equilíbrio, enquanto condiciona os músculos abdutores e adutores do quadril de difícil treinamento. Nenhum outro equipamento de condicionamento cardiovascular e respiratório pode proporcionar todos esses benefícios. Além disso, a prancha de deslizamento pode facilmente acomodar usuários de várias alturas e pesos.

Miniprancha de deslizamento. A miniprancha de deslizamento não possui amortecedores, mas pode ser usada em exercícios para a região inferior do corpo, como avanços ou flexões de coxa na prancha de deslizamento e em uma ampla gama de progressões do *core*. Não é uma prancha de deslizamento no sentido convencional, pois você não pode realizar trabalho metabólico nela, mas ainda é uma grande ferramenta para se ter à mão.

Valslide. Inventado pela treinadora das estrelas de Los Angeles, Valerie Waters, o *Valslide* permite um exercício do tipo miniprancha de deslizamento em uma superfície gramada ou acarpetada. Assim como a miniprancha de deslizamento, o *Valslide* pode ser usado para o trabalho da região inferior do corpo e do *core*.

Escada de agilidade. A escada de agilidade pode ser uma das melhores peças disponíveis dentre os equipamentos de treinamento funcional. Ela permite um aquecimento dinâmico que pode enfatizar qualquer número de componentes e pode ser usada para desenvolver equilíbrio, agilidade nos membros inferiores, assim como coordenação e força excêntrica (ver Fig. 4.5). Até o advento da escada de agilidade, não havia um bom modo de treinar a agilidade nos membros inferiores. A escada de agilidade proporciona benefícios para os sistemas muscular e neuromuscular e, além disso, aumenta a temperatura dos músculos.

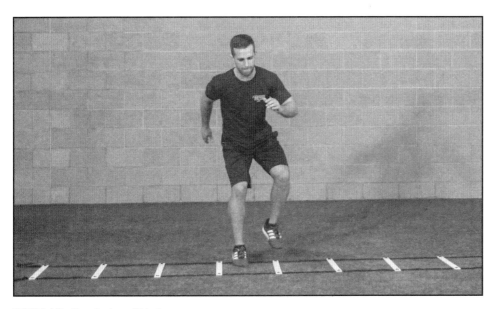

FIGURA 4.5 Escada de agilidade.

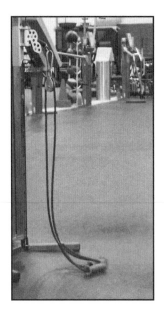

FIGURA 4.6 Uma estação múltipla de cabos.

BOSU. O BOSU entra na lista, pois é uma excelente ferramenta para criar instabilidade na região superior e inferior corpo durante flexões e oferece uma excelente progressão para as flexões de braço com os pés elevados. Mantemos o BOSU na academia apenas para as flexões de braço.

Tiras de suspensão. As tiras de suspensão tornaram-se bastante populares durante a última década. O TRX é o modelo comercial mais popular, mas existem muitas variedades. Eu me tornei mais fã dos anéis para treinamento de suspensão do que do RX e a realidade é que, igual ao BOSU, usamos nosso TRX ou anéis para apenas um exercício, as remadas invertidas. As tiras de suspensão tornam as remadas invertidas melhores por duas principais razões. Primeiro, o TRX e os anéis são ajustáveis, assim você pode tornar uma remada desafiadora para atletas ou alunos em qualquer nível. Segundo, uma tira de suspensão permite aos ombros que iniciem a remada com o úmero internamente rotado (polegares para baixo) e termine com o úmero externamente rotado (polegares para cima). Isso cria um exercício extremamente amigável ao ombro.

Estação múltipla de cabos. É raro encontrar um equipamento tão simples que possa afetar de modo tão drástico como realizamos determinados exercícios. Uma estação múltipla de cabos (ver Fig. 4.6) é uma inserção de cabos de múltiplas funções que é ótima para pressões, remadas e trabalho escapulotorácico. O seu *design* é tão único que eu o consideraria uma ferramenta essencial. Desenvolvido por Allen Thomas (em virtude disso, o *AT*), treinador de força e condicionamento do *Chicago White Sox*, este equipamento é um item obrigatório.

O *CONTINUUM* DO TREINAMENTO FUNCIONAL

Dada a importância de determinar as propriedades funcionais de um exercício no momento da montagem de um programa, imaginei que poderia ser útil ter uma taxonomia a qual se referir a este respeito. O *continuum* do treinamento funcional (ver Fig. 4.7) avalia os exercícios em uma escala que vai do menos funcional ao mais funcional.

Este gráfico é dividido em exercícios para a região inferior do corpo (dominância do joelho e dominância do quadril), exercícios para a região superior do corpo (de empurrar e puxar) e exercícios para o *core*. A figura representa a progressão de exercícios utilizando os aparelhos relativamente não funcionais a exercícios altamente funcionais feitos em base unipodal. Esse esquema reforça a noção de que o *design* do programa não deve ser visto através de uma abordagem instrumental, mas, sim, como uma abordagem integrada para desenvolver força e torná-la mais relevante ao esporte e ao movimento.

O *continuum* mostrado na figura, do menos funcional ao mais funcional, é de exercícios para a região inferior do corpo de dominância do joelho. Segue esta sequência:

1. O exercício menos funcional que pude imaginar é deitar-se em um banco de supino. No banco de supino, o atleta está deitado de costas e a estabilidade é proporcionada pelo aparelho.

2. Depois, vem o agachamento no aparelho. O atleta avançou na série contínua funcional para uma posição ereta, o que é uma melhora, mas o aparelho ainda está proporcionando estabilidade e a postura permanece bilateral.

3. Em seguida, vem o agachamento livre com barras. Neste ponto, o atleta está em pé e se autoestabiliza, mas o exercício ainda não está no mais alto nível da função.

4. O próximo passo na progressão é trabalhar em uma posição unipodal: um agachamento unilateral. Neste ponto, o exercício é bastante funcional. Os músculos da região inferior do corpo e tronco estão agora ativos juntos como devem estar na corrida ou no salto.

Menos funcional ━━━▶ Mais funcional					
Exercícios para a região inferior do corpo					
Dominância de joelho					
Tipo de exercício	Leg press	Agachamento no aparelho	Agachamento livre com barra	Agachamento lateral com a perna traseira elevada	Agachamento unipodal
Análise racional	Deitado, sem estabilização proporcionada pelo atleta	Em pé, sem estabilização proporcionada pelo atleta	Bipodal	Unipodal, assistência do equilíbrio adicional	Unipodal sem assistência de equilíbrio adicional
Dominância de quadril					
Tipo de exercício	Flexão de joelho	Extensão de joelho	LTPE ou LTPF em base bipodal*	LTPE* com 2 DB unipodal	LTPE* unipodal com 1 DB
Análise racional	Em posição prona, ação não funcional	Em posição prona, ação funcional	Em pé sobre ambas as pernas	Em pé, na posição unipodal	Em pé, na posição unipodal com ativação glútea/lombar
Exercícios para a região superior do corpo					
Empurrar na horizontal					
Tipo de exercício	Supino no aparelho	Supino livre	Supino com halteres	Flexões de braço	Flexões na bola suíça
Análise racional	Posição supina sem estabilização proporcionada pelo atleta	Posição supina, estabilização moderada	Posição supina, estabilização em apenas um braço	Posição prona com cadeia fechada	Posição prona com desafio adicional ao equilíbrio
Puxar na horizontal					
Tipo de exercício	Remada no aparelho	Remada com halteres	Remada invertida	Remada unilateral em base monopodal contralateral	Remada unilateral em polia baixa com base unipodal contralateral
Exercícios para o tronco					
Tipo de exercício	Crunch abdominal	Lift meio ajoelhado com pernas alinhadas	Lift na posição de avanço	Lift na posição em pé	Arremesso lateral da medicine ball
Análise racional	Deitado, sem rotação	Levantamento semiajoelhado com movimento do core limitado	Posição de avanço com movimento do core limitado	Em pé, com máquina de peso e RI/RE	Em pé, com movimento de explosão

*LTPE = Levantamento terra com a perna estendida; LTPF = Levantamento terra com a perna flexionada (Romanian).

FIGURA 4.7 A série contínua funcional.

TREINAMENTO FUNCIONAL E ATLETAS MULHERES

Os treinadores e técnicos estão sempre curiosos sobre como o treinamento deveria diferir entre atletas do sexo masculino e feminino. Com frequência, os treinadores colocam questões que começam ou terminam com "mas eu treino uma mulher". As atletas mulheres não são fisicamente diferentes de seus páreos masculinos, pelo menos no que diz respeito ao treinamento. Todos os músculos e ossos são os mesmos. Quaisquer diferenças não têm peso sobre como um programa de treinamento deveria ser montado ou aplicado. Em nenhuma circunstância os treinadores devem diminuir suas expectativas para as atletas mulheres. Muito do que inicialmente me foi dito sobre treinar mulheres provou-se falso. Nunca ficou claro se isso não foi intencional, mas a maioria dos pré--conceitos sobre o treinamento de mulheres não é precisa.

A velha teoria de que as atletas mulheres precisam evitar os exercícios para a região superior do corpo envolvendo o próprio peso é falsa. Com frequência, o que atrasa as atletas mulheres são as baixas expectativas e os preconceitos daqueles que as treinam. Mulheres e meninas podem não conseguir começar com um exercício que envolva o peso do corpo, como a barra fixa, mas são capazes de dominá-lo em um curto espaço de tempo. Após treinar atletas mulheres de elite no basquete, futebol, hóquei no campo, hóquei no gelo e patinação artística, descobrimos que elas são facilmente capazes de realizar flexões e barras fixas quando progridem de modo adequado para esses exercícios. Embora possam não ter a mesma força na região superior do corpo que os atletas masculinos de elite, podem desenvolver uma excelente força nessa região.

As atletas mulheres com frequência não são mais flexíveis que seus colegas masculinos em esportes similares. As nossas jogadoras de hóquei no gelo de elite sofrem da mesma rigidez nos quadris que os homens. As nossas jogadoras de futebol de elite não são significativamente mais flexíveis do que os homens. Os atletas desenvolvem rigidez articular e falta de flexibilidade com base nos respectivos padrões de seus esportes, não com base no sexo.

As mulheres são mais treináveis e não tão extrinsecamente competitivas quanto os homens. Por extrinsecamente competitivas, eu quero dizer que não são nem de perto tão preocupadas sobre o que outro atleta está levantando. As mulheres tendem a focar mais o que podem fazer e menos o que os outros estão fazendo. Isso as torna mais fáceis de trabalhar.

Mas a imagem corporal é um forte aspecto para atletas mulheres, que são muito mais preocupadas em não hipertrofiar os músculos do que os homens. Essa é uma influência social única que os treinadores devem ter consciência e trabalhar para sobrepor. Em geral, as estatísticas sobre peso e percentagens de gordura corporal são fabricadas, infladas ou murchadas e fornecem expectativas irreais para as esportistas. A única informação de gordura corporal dada a atletas deve vir do treinador, equipe de medicina esportiva ou departamento da ciência do exercício. A comparação da composição corporal com atletas em outras escolas ou outros programas feita com diferentes métodos, em diferentes momentos, por diferentes pessoas é igual a uma comparação entre maças e laranjas. As esportistas mulheres devem ser lembradas de qual altura e peso são normais para seu esporte e fenótipo corporal.

Alguns programas de atletismo têm adotado uma política de "olhos cegos" a respeito dos distúrbios alimentares, imagem corporal e nutrição, proibindo os treinadores de pesar ou medir suas atletas. Isso presta um grande desserviço a essas mulheres. A solução é abordar os problemas, não evitá-los. A educação e a promoção de modelos de comportamento positivos são essenciais.

As atletas femininas precisam ser expostas a fotos de esportistas similares a si que possuem uma composição corporal que é considerada aceitável. Com frequência, as modelos que são consideradas formadoras de opinião para mulheres são modelos de passarela ou apresentadoras que não têm os mínimos atributos da atleta feminina normal.

SOBREPONDO O PROBLEMA DA IMAGEM CORPORAL FEMININA

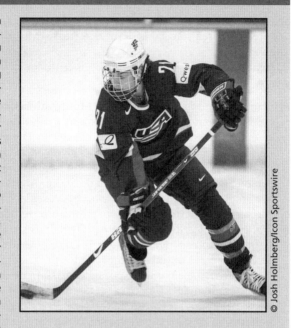

Logo após a Olimpíada de 2012, a jogadora Hilary Knight da equipe nacional feminina de hóquei apareceu no famoso nu artístico, na capa da *ESPN The Magazine*, pesando 79 kg (com um baixo percentual de gordura). Quando a primeira edição deste livro foi publicada, não tenho certeza se qualquer atleta admitiria pesar 79 kg. Eu conheço nossas jogadoras de tênis que mentem com frequência sobre seu peso na imprensa. Knight foi creditada dizendo: "Há uma imagem das mulheres atléticas como pequenas e miúdas – o tipo de corpo de ioga. Nós, mulheres em geral, temos a tendência de nos encolher e não ter confiança em nos apresentar como somos e em apresentar nossos corpos. É ótimo estar em forma e saudável e confortável dentro de nosso corpo, qualquer que seja a sua composição corporal. Desde que ganhei 6,8 kg para estar na melhor da forma para o meu esporte (para a Olimpíada), eu tentei desmitificar o preconceito de que uma atleta com músculos não é feminina".

A verdade é que convenci Hilary a ficar maior, mais forte e mais rápida para se tornar a melhor do mundo. Pouco sabia que nosso programa também estaria criando um dos mais belos exemplos do que uma atleta feminina pode e deve se parecer. Durante muito tempo, as esportistas mulheres tinham vergonha de dizer seu peso real por medo de serem consideradas gordas. Uma atleta como Hilary na revista informa a centenas de meninas que é legal ser uma mulher atleta.

Quando você monta um programa, é importante observar que, com frequência, o exercício mais funcional não é o mais apropriado. Portanto, siga as progressões realçadas neste livro, domine os fundamentos e lute para desenvolver uma grande força funcional no final do programa. Estes são os pontos-chave:

- Aprenda os fundamentos
- Use primeiro o peso do corpo
- Avance do simples para o complexo

Tenho uma regra simples: tudo tem que parecer bom. Os exercícios devem parecer suaves e atléticos. Se os atletas estão com dificuldade para dominar um exercício, devem voltar um nível e trabalhar em direção à dominância. A técnica vem antes de tudo e sempre antes da quantidade de peso levantado, ou em outras palavras, o atleta deve treinar dentro de sua margem de estabilidade neural.

Equipamento necessário para treinar atletas mulheres

As principais diferenças para o treinamento de mulheres e meninas baseiam-se nas necessidades de equipamento e na progressão. A maioria dos *personal trainers* e treinadores de força não considera as necessidades únicas de equipamento das atletas mulheres.

Todas as seguintes recomendações também se aplicam ao treinamento de atletas jovens de ambos os sexos.

- *Barras olímpicas de 7, 11 e 16 kg.* Muitas atletas jovens têm pouca ou nenhuma base de treinamento de força e podem necessitar de barras mais leves. Compre barras olímpicas que tenham as anilhas olímpicas. Diversas companhias possuem estoques dessas novas barras menores, mais leves. Além disso, não use barras convencionais e anilhas com furos de 2,5 cm. Adquira anilhas plásticas de tamanho adulto que tenham a medida de uma placa de 20 kg. Atletas mais jovens e mais fracos devem ser iguais a qualquer um na sala de musculação. Ver a si mesmo no espelho com placas de diâmetro maior proporciona um tremendo impacto psicológico.
- *Halteres em incrementos de 1 kg.* Os halteres com incrementos de 1 kg são ideais para atletas mais jovens e mulheres. Incrementos de 2,5 kg não permitem que atletas mais jovens ou menos capacitados progridam a taxas razoáveis. Considere que, quando os atletas menos experientes passam de dois halteres de 7 kg para dois de 10 kg, progridem de 15 kg para 20 kg, um aumento de 33%. Você pediria a um atleta mais forte para passar de halteres de 30 kg para os de 40 kg em uma semana? Ter halteres de 2,5 kg até pelo menos 25 kg em incrementos de 1 kg é essencial.
- *Platemates de 500 g.* Se você tem apenas halteres com incrementos de 2 kg, então as *platemates* são a solução. *Platemates* são apenas imãs de 500 g com os quais você pode aumentar o peso do haltere em 1 kg (uma em cada lado). Assegure-se de comprar as *platemates* adequadas para seu estilo de haltere: formato hexagonal ou redondo. *Platemates* redondas não funcionam bem em halteres hexagonais e podem colocar a segurança em perigo.
- *Anilhas olímpicas de 500 g.* Estas não são comuns, mas podem ser adquiridas. A mesma lógica descrita no tópico anterior se aplica neste. Passar de 20 para 22 kg é apenas um salto de 2 kg, mas também é um salto de 10%. Muitas atletas mulheres não conseguem fazer esse tipo de progressão. O exemplo masculino novamente ilustra este ponto. Peça a um atleta para passar de 300 para 330 no supino em uma semana. Trata-se apenas de um aumento de 10%, mas seria impossível para qualquer atleta.
- *Cintos para paralelas com corrente.* À medida que seus atletas ganham força, podem começar a fazer barras fixas com peso e, possivelmente, mergulhos na paralela. Cintos para paralelas com corrente convencionais podem escorregar em atletas mulheres pequenas. O cinto precisa ser feito sob medida para se ajustar à cintura da atleta.
- *Cintos com peso.* Novamente, a maioria das salas de musculação está abarrotada de cintos com peso. Se você é um defensor dos cintos com peso, adquira cintos de tamanho 24 a 28 para as mulheres. Essa é uma clara diferença. Em geral, as mulheres têm cinturas mais finas que os homens.

Assim que sua academia estiver equipada adequadamente, o treinamento funcional para atletas mulheres não apresenta quaisquer problemas. Com o equipamento adequado, as atletas podem desfrutar de todos os conceitos de treinamento funcional discutidos neste livro e seus programas de treinamento terão a maioria das características dos programas para os atletas masculinos. Uma possível exceção é o uso do peso corporal como resistência inicial para o trabalho da região superior do corpo. Exercícios como flexões e barras fixas podem precisar de adaptação para atletas mulheres iniciantes. Embora mulheres e meninas possam desenvolver uma excelente força na região superior do corpo, podem não dispor dessa força para iniciar o treinamento. Contudo, os exercícios com o peso do corpo podem facilmente ser modificados para a população feminina.

REFERÊNCIA

Poliquin, C. 1988. Variety in strength training. *Science Periodical on Research and Technology* in Sport. 8 (8): 1-7.

CAPÍTULO

5

Foam rolling, alongamento e aquecimento dinâmico

Sobre a prescrição de atividades e aparatos pré e pós-treinamento, você pode ter certeza de uma coisa: continuará mudando e melhorando à medida que mais pontos de vista funcionais permeiam o treinamento esportivo. Os velhos dias de trabalhar uma série dos mesmos alongamentos estáticos para todo o esporte, só porque deve ser assim, não se aplicam mais.

FOAM ROLLING

Um grau de ceticismo é justificado quando se trata de novos equipamentos e dispositivos. Para cada inovação útil, três ou quatro outras são lixo e não merecem sequer um minuto de exposição nos *infomerciais* (comerciais informativos) televisivos. No entanto, também precisamos ser receptivos a invenções e soluções criativas, mesmo que inicialmente pareçam estranhas.

Quando a primeira edição de *Treinamento Funcional para os Esportes* foi publicada em 2004, não tínhamos ainda sequer começado a usar um rolo de espuma (*foam roller*) em nossa sequência pré-séries. Na verdade, há 10 anos os treinadores de força e condicionamento, os preparadores físicos e fisioterapeutas teriam olhado de modo zombeteiro para um pedaço cilíndrico de espuma de 90 cm de comprimento e perguntado: *O que eu devo fazer com isso?*

Nos dias atuais, quase todas academias de força e condicionamento abrigam uma gama de rolos de espuma, bolas de espuma, bolas de *lacrosse* e amendoins plásticos de diferentes tamanhos e consistências, todos projetados para a automassagem. Temos rolos rígidos, macios e com saliências. A gama de equipamentos de tecido macio é incrível e aumenta a cada ano. O que tornou uma simples peça de espuma em uma ferramenta de preparação obrigatória?

O que ocorreu foi que os técnicos de força e condicionamento e *personal trainers* começaram a perceber que a autoliberação miofascial poderia ser o modo mais rápido de ficar e permanecer saudável. Essa grande mudança de atitude diante da prevenção e tratamento de lesões foi ilustrada por um importante aumento de consciência de que técnicas manuais, como a liberação miofascial, as técnicas de ativação muscular (TAM) e as técnicas de liberação ativa (TLA), podem proporcionar maravilhas para os atletas lesionados.

Temos nos afastado cada vez mais dos modos tradicionais de cuidado de lesão baseados em isocinética e eletrônica populares na década de 1980 e ido em direção a um processo inspirado mais na Europa, que se foca no cuidado manual dos tecidos moles. O sucesso dos fisioterapeutas com a mobilização dos tecidos moles (o termo fisioterapêutico para massagem) e TAM e dos quiropraxistas com TLA, claramente recolocou o foco na qualidade do músculo. A mensagem aos níveis esportivos de elite é clara: se você deseja ser saudável ou permanecer saudável, tenha a seu lado um bom terapeuta manual.

Você deve estar se perguntando o que tudo isso tem a ver com os rolos de espuma. Bem, os *foam rollers* são a resposta simples a um bom massoterapeuta, oferecendo trabalho de tecidos moles para as massas. À medida que técnicos de força e condicionamento e *personal trainers* observaram atletas de elite gabarem-se de seus sucessos e conquistas provenientes de várias técnicas de tecidos moles, surgiu uma questão óbvia: como podemos proporcionar massagem ou trabalho de tecidos moles em massa para grandes grupos de atletas a um custo razoável? Aqui entra o *foam roller*.

O fisioterapeuta Mike Clark é creditado por muitos. Esse autor apresentou o *foam roller* às comunidades de fisioterapia e massoterapia e chamou seu uso de "autoliberação miofascial". A autoliberação miofascial é simplesmente outro termo técnico para a automassagem.

Um dos primeiros trabalhos de Clark, publicado como precursor de sua obra *Treinamento Integrado para o Novo Milênio*, incluiu algumas fotos dessas chamadas "técnicas de autoliberação miofascial usando um rolo de espuma". As técnicas ilustradas eram simples e bem autoexplicativas. Pegue um *foam roller* e use o peso do corpo para aplicar pressão a pontos doloridos. Trata-se de uma forma de autoacupressão.*

Aquelas fotos apresentadas no livro *Training for the New Millenium*, de Clark M., incitaram uma tendência que é hoje, provavelmente, uma indústria milionária na fabricação e venda dessas ferramentas simples. Logo o aquecimento já não se tratava mais sobre temperatura (pense no termo *aquecer*), mas sobre qualidade do tecido muscular. Os tecidos musculares e as articulações que os músculos controlam devem ser bem preparados para qualquer atividade. O tecido muscular quando está repleto de nós, aderências ou pontos-gatilho (três palavras diferentes que descrevem a mesma coisa) pode não funcionar de forma ideal mesmo quando aquecido.

Usando um *foam roller*

Um *foam roller* é apenas uma peça cilíndrica do mesmo tipo da espuma de célula dura extrudida. Pense em espaguetes de piscina um pouco mais densos e maiores em diâmetro.

A recomendação inicial de Mike Clark não era o uso como uma técnica de automassagem, tratava-se mais do conceito de acupressão previamente descrito. Atletas ou pacientes foram instruídos a apenas usar o rolo para aplicar pressão sobre áreas sensíveis nos músculos. Dependendo da orientação do terapeuta, esses pontos podem ser descritos também como pontos-gatilho, nós ou áreas de aumento na densidade muscular. Independentemente do nome, os profissionais nos campos do esporte e reabilitação estão familiarizados com os conceitos de músculos doloridos e necessidade de massagem.

---

*N. de R.T.: na verdade, a autoliberação miofascial com o rolo de espuma possui muitas limitações, tanto quanto às áreas em que pode alcançar quanto à aplicação em si. Existem regiões do corpo (tal como a região cervical, por exemplo) nas quais os rolos simplesmente não alcançam. Além disso, quando a pessoa encontra-se realmente com dor muscular, torna-se quase impossível aplicar a pressão necessária para resolver a questão, sendo necessária a presença de um terapeuta manual. Contudo, quando o atleta apresenta-se sem dor, a autoliberação miofascial é um excelente e imprescindível método de preparação para o movimento **quando associado** à ativação neuromuscular. Além de preparar para o movimento, a autoliberação miofascial também deve ser utilizada ao término da sessão de treinamento para restaurar o padrão tônico muscular. **Não** se deve mais alongar estaticamente e de forma padronizada antes e após a atividade física.

UM MINUTO SOBRE MASSAGEM

Acredito que a massagem caiu em desuso durante o *boom* da fisioterapia da década de 1980. Não porque era ineficaz, mas, sim, porque não era custo-efetiva. Com o aumento no uso de modalidades como ultrassom e estimulação elétrica, os preparadores físicos e fisioterapeutas podiam tratar mais atletas com mais rapidez. Na Europa e em determinados esportes de elite, como atletismo e natação, a massagem permaneceu sendo a preferência. Lentamente, o mundo do treinamento começou a reconhecer que a manipulação dos tecidos moles ajuda os atletas a permanecerem mais saudáveis ou ficarem saudáveis com mais rapidez.

O uso de *foam rollers* avançou de uma abordagem do tipo acupressão para uma abordagem de automassagem. O rolo é agora usado para aplicar manobras mais longas, mais de varredura aos grupos musculares longos como flexores plantares, adutores de quadril e quadríceps, mais direcionadas a áreas como de tensor da fáscia lata (TFL), rotadores do quadril e glúteo médio. Os *foam rollers* vêm em vários tamanhos, espessuras e densidades e têm gerado toda uma geração de outras ferramentas para tecidos moles. Os atletas agora usam rolos, bem como bolas, varas e, em alguns casos, até mesmo, tubos de PVC.

O uso do *foam roller* antes do alongamento torna o tecido mais maleável e extensível. A chave é procurar áreas sensíveis, ou pontos-gatilho, e rolar sobre essas áreas para diminuir a densidade e a atividade excessiva do tecido. O tecido que sofreu rolagem pode alongar de forma adequada. A justificativa para a eficácia da rolagem permanece um ponto controverso,* mas ninguém parece duvidar de seu efeito. A maioria dos atletas ou alunos, mesmo aqueles inicialmente céticos, está rapidamente se convertendo em fã do *foam roller*.

É importante observar que o *foam rolling* é muito contraintuitivo. De modo geral, aconselhamos nossos alunos: "Se doer, não faça". No entanto, com o *foam rolling* é o oposto. Estamos agora estimulando os alunos a encontrar os pontos doloridos e focá-los. O *foam rolling* provavelmente se situa na categoria do "Dói, mas não é desagradável".

---

* N. de RT: não é mais controverso. Em um "paper" de 2003, Robert Scheleip (Facial Plasticity partes I e II) explica os mecanismos neuroendócrinos responsáveis pela redução do tônus muscular pela liberação miofascial.

A análise racional para o *foam rolling*

Dois conceitos permeiam a possível justificativa para a eficácia do *foam rolling*:

1. Deformação e
2. Dois termos que o rolfer Thomas Myers cunhou: *travado longo* e *travado curto*.

Deformação é uma propriedade comum aos tecidos moles extensíveis. Eles ficam mais rígidos à medida que são estendidos devido à reorientação das fibras de colágeno (Currier e Nelson, 1992). A deformação mecânica é definida como alongamento do tecido além de sua extensibilidade intrínseca, resultando de uma carga constante com o passar do tempo (Wilhelmi e colaboradores, 1998).

A analogia que uso com frequência para descrever deformação envolve socar lentamente uma sacola de plástico. Se a pressão é lenta e consistente, a sacola não rompe de imediato, mas se estende com a carga constante com o passar do tempo. Pense no hábito de sentar. Um estudo feito por Stuart McGill, um renomado pesquisador de dor lombar, concluiu que "sentar com as costas desleixadas por até 20 minutos pode resultar em aumento da lassidão dos ligamentos espinais posteriores" (McGill e Brown, 1992). O resultado da deformação é uma mudança na qualidade do tecido muscular ou da fáscia. Em ambos os casos, o tecido torna-se o que Thomas Myers refere como "travado longo".

"Alongado, um músculo tentará se recolher ao seu comprimento de repouso antes de ceder e adicionar mais células e sarcômeros para ligar o hiato. Alongue a fáscia rapidamente e ela se romperá (a forma mais frequente de lesão no tecido conjuntivo). Se o alongamento foi aplicado com lentidão suficiente, deformará plasticamente: mudará seu comprimento e conservará essa mudança" (Myers, 2009, 36).

O ponto importante sobre deformação é que essas forças constantes de carga baixa causadas pelo sentar tornam o tecido muscular (ou a fáscia superficial) mais longa e mais densa. Vemos um aumento no colágeno e um tecido que está efetivamente travado longo. Pense sobre o *foam rolling* como um modo de combater a deformação.

Vemos com mais frequência estas disfunções no lado posterior do corpo, na região lombar e superior das costas, glúteos e isquiotibiais. Existem também áreas que parecem se beneficiar mais do rolo de espuma. Em termos simples, precisamos rolar a região posterior do corpo (mas não alongar, pois já está estendida) e então rolar e alongar a região anterior.

Assim, qual é a melhor maneira de combater a deformação: massoterapia ou *foam rolling*? Para mim, a resposta é óbvia. As mãos trabalham melhor que a espuma. As mãos estão diretamente conectadas com o cérebro e podem sentir. Um rolo de espuma não pode sentir. Se o custo não for um problema, teria uma equipe de massoterapeutas à disposição de meus atletas o tempo todo.

Contudo, isso não é realista. Muitos atletas batalham para arcar com os serviços de um técnico qualificado ou o custo de uma inscrição em uma academia. No atual estado dos planos de saúde, a prevenção em geral não é um custo coberto para atletas saudáveis. Sem possibilidade de reembolso, o custo da massoterapia isolado pode se aproximar ou ser superior ao custo do treinamento. O rolo de espuma pode proporcionar uma automassagem ilimitada por menos de 20 dólares. Faça as contas.

Técnicas e dicas de *foam rolling*

A rolagem pode proporcionar grandes benefícios antes e após uma série; contudo, a rolagem no início de uma série é essencial. O *foam rolling* antes de uma série normaliza a atividade elétrica muscular e estabelece um estágio para um melhor aquecimento. O uso do rolo após uma série pode ajudar na recuperação do exercício extenuante. O aspecto interessante do rolo de espuma é que ele pode ser usado de forma diária. Na verdade, Clair e Amber Davies recomendam o trabalho nos pontos-gatilho por até 12 vezes por dia em situações de dor aguda (2004).

Por quanto tempo um atleta ou aluno aplica o *foam roller* também é um aspecto individual. Em nossa academia, permitimos 5 a 10 minutos de trabalho de tecidos moles no início da sessão, antes do aquecimento.

Vamos olhar as áreas primárias do corpo onde os atletas mais se beneficiam do *foam rolling* e as técnicas usadas para se obter os melhores resultados. Embora não existam regras definidas e rápidas, uma é realizar 10 rolagens lentas em cada posição. Com frequência, os atletas ou alunos são estimulados a apenas rolar até que a dor se dissipe ou desapareça.

FOAM ROLLING DO GLÚTEO MÁXIMO E ROTADORES DO QUADRIL

Os rotadores do quadril situam-se abaixo dos glúteos. Para aplicar o *foam roller* nos quadris, o atleta senta sobre o rolo com uma ligeira inclinação para o lado a ser trabalhado e move-se da crista ilíaca para a articulação do quadril para abordar o glúteo máximo. Buscando trabalhar mais especificamente os rotadores do quadril, a perna é cruzada para colocar esse grupo muscular em alongamento (ver Fig. 5.1).

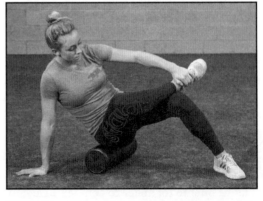

FIGURA 5.1 Glúteo máximo e rotadores do quadril.

FOAM ROLLING PARA A REGIÃO LOMBAR

Após utilizar o rolo nos quadris, o atleta usa o mesmo para a região lombar (ver Fig. 5.2), inclinando ligeiramente à direita ou à esquerda para trabalhar os eretores da espinha e quadrado lombar, um grande músculo triangular sob os eretores da espinha. Se você tiver qualquer preocupação sobre lesão espinal, pule a região lombar. Nunca tivemos problemas com a rolagem da coluna lombar, mas use o bom senso e prossiga com cuidado.

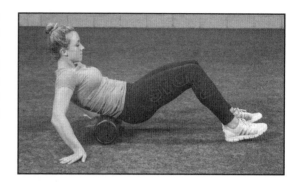

FIGURA 5.2 Região lombar.

FOAM ROLLING PARA A REGIÃO SUPERIOR DAS COSTAS

O atleta sobe o corpo, continuando a rolar os eretores da espinha, as grandes camadas de músculo em ambos os lados da coluna. Quando o atleta atingir a área entre as escápulas, instrua-o a tentar unir os cotovelos na frente do corpo para o *foam roller* alcançar a área conhecida como coluna torácica (ver Fig. 5.3). A união dos cotovelos deixa as escápulas mais afastadas, permitindo que o rolo toque o trapézio inferior e romboides.

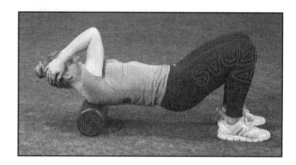

FIGURA 5.3 Região superior das costas.

FOAM ROLLING PARA TENSOR DA FÁSCIA LATA (TFL) E GLÚTEO MÉDIO

O TFL e o glúteo médio, embora sejam músculos pequenos, podem ser fatores significativos na dor na região anterior do joelho. Para trabalhar o TFL, o atleta começa com o corpo na posição prona e posiciona a borda do rolo sobre o TFL, logo abaixo da crista ilíaca (ver Fig. 5.4a). Após trabalhar o TFL,* o atleta gira 90° para uma posição de decúbito lateral e trabalha a partir da articulação do quadril para a crista ilíaca para abordar o glúteo médio (ver Fig. 5.4b).

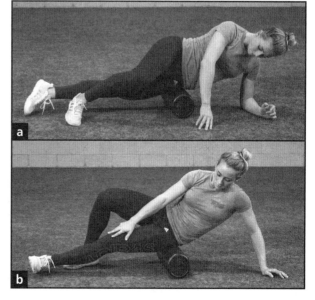

FIGURA 5.4 (a) Tensor da fáscia lata e (b) glúteo médio.

---

*N. de R.T.: não se deve passar o rolo na fáscia lata (no aspecto lateral da coxa), mas no músculo tensor da fáscia lata, tal como descrito no texto.

FOAM ROLLING PARA OS ADUTORES

Provavelmente, os adutores são a área mais negligenciada da região inferior do corpo. Uma grande quantidade de tempo e energia é dispensada aos grupos do quadríceps e isquiotibiais e muito pouca atenção aos adutores. A primeira é uma técnica com base no chão que funciona bem para os iniciantes (ver Fig. 5.5). Na técnica no chão, o atleta abduz a perna sobre o rolo e coloca-o em um ângulo de cerca de 60° da perna. A ação de rolagem deve cobrir três porções, iniciando logo acima do joelho na área do vasto medial e o aspecto lateral e distal dos ísquiotibiais. (parte externa e logo acima do joelho na coxa). O atleta realiza dez pequenas rolagens cobrindo cerca de 1/3 do comprimento do fêmur. Depois, move o rolo para o ponto médio do grupo adutor e rola novamente dez vezes no terço médio dos músculos. Por fim, sobe o rolo para a virilha, quase na sínfise púbica.

A segunda técnica para os adutores deve ser usada após o atleta ter se preparado com a técnica anterior. Requer uma mesa em uma sala de treinamento ou o topo de uma caixa pliométrica. Sentar com a perna caída sobre o rolo permite que o atleta desloque bem mais peso para o rolo e trabalhe de forma mais profunda no grande triângulo adutor.

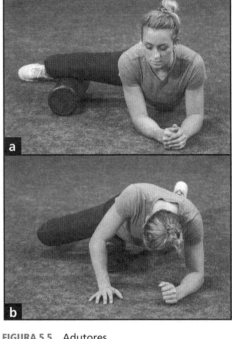

FIGURA 5.5 Adutores.

FOAM ROLLING PARA A REGIÃO POSTERIOR DO OMBRO

Outra área que necessita de trabalho é a região posterior do ombro. Para rolar essa região, o atleta posiciona-se em decúbito lateral com o braço disposto por cima do rolo (ver Fig. 5.6). A ação de rolagem deve se fixar no redondo maior, redondo menor e dorsais. Sendo assim, passe o rolo em decúbito lateral, na área embaixo do braço, variando a angulação do corpo para atingir tanto os redondos quanto os dorsais. Isso impactará os músculos laterais e do manguito rotador.

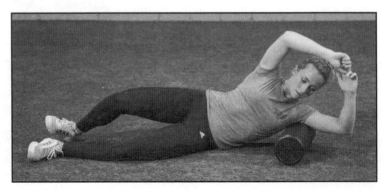

FIGURA 5.6 Região posterior do ombro.

FOAM ROLLING PARA OS PEITORAIS

A última área a se trabalhar no rolo são os peitorais, ou músculos do tórax. Para isso, o atleta deita de bruços com o rolo quase em paralelo, com o corpo e o braço disposto por cima do rolo (ver Fig. 5.7). Os homens podem rolar de lado a lado em uma manobra curta. As mulheres executam melhor ao erguer o braço acima da cabeça e das costas em um movimento de extensão.

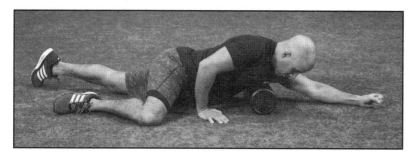

FIGURA 5.7 Peitorais.

O *foam rolling* pode ser um trabalho duro, em particular para atletas mais fracos ou com sobrepeso, uma vez que os braços estão fortemente envolvidos na movimentação do corpo. Além disso, o *foam rolling* pode ser quase doloroso. Um bom trabalho de massagem e automassagem pode ser desconfortável, muito parecido com o alongamento. É importante que os atletas ou alunos aprendam a distinguir entre um nível moderado de desconforto relacionado a um ponto-gatilho e uma situação potencialmente lesiva. O *foam rolling* deve ser usado com discernimento naqueles atletas ou alunos com menor densidade muscular. Nunca deve causar machucados. Lembre-se de que o atleta deve se sentir melhor, não pior, após uma breve sessão com um rolo de espuma.

Os rolos estão disponíveis em variadas densidades, desde uma espuma macia, um pouco mais rígida que um espaguete de piscina, até novos rolos de alta densidade, com uma sensação muito mais sólida. A sensação do rolo e a intensidade do trabalho de automassagem devem ser adequadas para a idade e o nível de condicionamento do aluno.

O uso de *foam rollers* explodiu nos últimos 10 anos e continuará a aumentar. Os preparadores físicos de escolas de ensino médio e universidades podem ensinar seus alunos a realizar o tratamento manual que de outra forma poderia não ser possível; já os técnicos de força e condicionamento podem proporcionar uma forma de massoterapia a todos seus atletas. Os rolos de espuma são um pequeno investimento a se fazer de modo a permitir uma provável diminuição significativa no número de lesões de não contato nos tecidos moles.

ALONGAMENTO ESTÁTICO

No campo da força e condicionamento, o pêndulo nunca para de se mover. Na primeira edição de *Functional Training for Sports*, especificamente, aconselhamos a não alongar antes do exercício. Todos nossos atletas e alunos alongam antes de qualquer série dez anos depois.

Alwyn Cosgrove, um especialista da melhora do desempenho, adora dizer que reagimos com exagero em curto prazo e com passividade em longo prazo a novas ideias. Em outras palavras, adotamos uma nova tendência com a mesma rapidez que a abandonamos.

Um exemplo clássico é o uso ou desdenho pelo alongamento estático. O alongamento estático passou do melhor modo de aquecer-se para algo que ninguém jamais deveria fazer novamente. Temos visto o pêndulo oscilar desde equipes inteiras no campo alongando antes do jogo a situações nas quais ninguém tem permissão de alongar antes do jogo. A reação ao alongamento estático ilustra muito bem a reação exagerada em curto prazo e a reação passiva em longo prazo de Cosgrove.

A pesquisa na década de 1980 demonstrou que o alongamento estático antes do exercício poderia diminuir a produção de potência muscular. Isso levou a uma grande reação exagerada, à eliminação do alongamento estático e ao nascimento do aquecimento dinâmico. Isso era algo bom e ruim ao mesmo tempo.

O trabalho de flexibilidade dinâmica tem sido um grande acréscimo ao mundo do alto rendimento enquanto técnica de aquecimento. O alongamento estático é um modo inadequado de aquecimento para o exercício, mas ainda é necessário para a prevenção de lesões em longo prazo. O trabalho de flexibilidade dinâmica, ou um aquecimento ativo, é superior ao estático antes do exercício. Contudo, o efeito da pesquisa mostrando diminuições na potência levou ao desdenho total do alongamento estático em qualquer situação, para qualquer propósito. A verdade está em algum lugar no meio disso.

Uma face da verdade é que um aquecimento ativo antes do exercício de alta intensidade é o melhor modo de prevenir a lesão aguda. Em outras palavras, se você desejar diminuir os estiramentos excessivos nos isquiotibiais e na virilha, precisa realizar exercícios de flexibilidade dinâmica antes de práticas, jogos ou sessões de levantamento.

Contudo, também há verdade do outro lado da moeda. A falta de flexibilidade parece ser o fator causador de muitas lesões de início gradual que incomodam os atletas. Problemas de uso excessivo, como a síndrome patelofemoral, dor na região lombar e dor no ombro, parecem estar fortemente relacionados às mudanças teciduais em longo prazo que não necessariamente respondem ao alongamento dinâmico.

O fato é que o aquecimento dos atletas precisa ser uma combinação de exercícios de aquecimento ativo e alongamento estático, todos precedidos pelo *foam rolling*. Para muitos técnicos, a solução era um aquecimento ativo antes do exercício e alongamento estático após o mesmo. Embora isso pareça realista, a linha de raciocínio é um tanto defeituosa. O alongamento pós-série não parece produzir ganhos na flexibilidade.

A questão-chave pode estar na realização de alongamento estático próximo ao início da série, *seguido* pelo aquecimento dinâmico. O alongamento estático deveria ser feito para aumentar a flexibilidade enquanto o músculo está mais propenso a aumentar de comprimento. O aquecimento dinâmico deve seguir para preparar os músculos para o exercício. Os técnicos precisam pensar sobre as mudanças de comprimento para prevenir lesão em longo prazo e o aquecimento dinâmico para prevenir lesão em curto prazo. Ambos são cruciais.

Portanto, nossa prescrição é a seguinte:

1. *Foam rolling*. Use as técnicas de rolo de espuma previamente apresentadas por 5 a 10 minutos para diminuir a densidade do músculo. Os músculos aumentam sua densidade em resposta a lesão, uso excessivo ou sobrecarga (deformação). Com frequência, essa densidade aumentada é referida como um nó ou ponto-gatilho. Massagem, técnicas de liberação ativa (TLA), técnicas de ativação muscular (TAM) e mobilização de tecidos moles são todos termos de técnicas projetadas para mudar a densidade muscular. Gosto de imaginar o *foam rolling* como um alisamento para os músculos, um precursor necessário ao alongamento.

2. *Alongamento estático*. Sim, alongamento estático. Sim, antes da série. Uma vez que a densidade do tecido tenha sido abordada, você pode trabalhar na mudança do comprimento. Muitos especialistas de tecidos moles estão recomendando que os músculos sejam alongados "frios", sem o benefício do aquecimento. Apenas role e alongue. A teoria é que o músculo alongado simplesmente alonga e retorna ao seu

comprimento normal. O músculo frio pode, na verdade, ser submetido a alguma deformação plástica e aumento no comprimento. Gosto de alongamentos estáticos que tornam o movimento mais fácil para os atletas. Uma razão pela qual os atletas não gostam de alongar é que é difícil. Os alongamentos que permitem que o esportista use o peso do corpo e posicionamento para seu próprio proveito são um grande acréscimo. Alongar com parceiros também pode ser uma boa ideia.

3. *Alongamento dinâmico*. É feito após o uso do rolo e alongamento estático. Quaisquer possíveis diminuições de potência devem ser combatidas pelo aquecimento dinâmico que segue um alongamento estático. Esta rotina, todos os dias, é a mesma para meus atletas. *Foam rolling* para diminuir os nós e pontos-gatilho. Alongamento estático para trabalhar o aumento da flexibilidade. Siga este processo com um aquecimento dinâmico.

Regras do alongamento estático

- Posicionamento é tudo. Seja específico sobre como você alonga. A maioria das pessoas não alonga; tenta parecer que está alongando.
- Um bom alongamento é desconfortável, mas não doloroso. Saiba a diferença. Um pouco de desconforto significa que você está bem posicionado.
- Use diferentes técnicas. Ative o antagonista, realize alongamentos longos, estáticos; faça alongamentos ativos.
- Use o peso do corpo para ajudar. Esteja confortável e desconfortável ao mesmo tempo.
- Alongue todas as áreas. Não foque apenas uma. Inclua um alongamento para cada uma das seguintes áreas:
  - Adutores
  - Flexores do quadril
  - Isquiotibiais laterais
  - Rotadores do quadril

O técnico de força e treinador dos *Carolina Hurricanes*, Peter Friesen, tem uma teoria. Acredita que é mais perigoso parecer excessivamente flexível em um grupo muscular do que ser tenso em todos eles. Os atletas não devem fazer apenas os alongamentos que gostam ou nos quais são bons. Na verdade, pode ser uma boa ideia eliminar ou reduzir aqueles nos quais são bons e fazê-los trabalhar mais duro naqueles que não gostam.

Técnicas e dicas de alongamento estático

A conclusão é que o alongamento é muito subestimado. Os atletas que desejam permanecer saudáveis em longo prazo precisam acrescer o velho alongamento a suas séries. Outra dica é vincular técnica de respiração ao alongamento.

Durante anos, provoquei os instrutores de ioga e toda aquela ênfase na respiração. Uma pesquisa recente provou que eles estão certos e eu errado. A respiração importa, e muito.

Atletas tensos tendem a prender sua respiração enquanto alongam e, provavelmente, criam mais tensão. Sugiro manter o alongamento durante três respiradas em vez de marcar um tempo. Instrua o atleta a inspirar pelo nariz (sim, isso importa porque o nariz é um filtro natural que aquece o ar) e expirar pela boca. Tente uma razão de 1:2 de inspiração e expiração – uma inspiração pelo nariz com contagem até três e uma expiração pela boca com contagem até seis. Queremos que os atletas liberem o ar com os lábios formando um bico (freno labial) (sim, isso também importa).

ALONGAMENTO DOS ISQUIOTIBIAIS EM PÉ

Este alongamento é mais bem executado sobre uma mesa de treinamento, uma grande caixa pliométrica ou outra área um pouco abaixo da linha da cintura (ver Fig. 5.8).

POSIÇÃO

Mantenha ambos os pés apontando para a frente. Isso, na realidade, é uma posição de quadril neutro. Pense nos pés como imagens dos quadris. Se os pés rotarem internamente, o quadril fará a mesma rotação.

AÇÃO

Os isquiotibiais não se inserem na coluna, e sim, na pelve. Desse modo, para alongar os isquiotibiais, mova a pelve e não flexione a coluna. Isso é tão difícil que, com frequência, temos que ensinar manualmente nossos atletas.

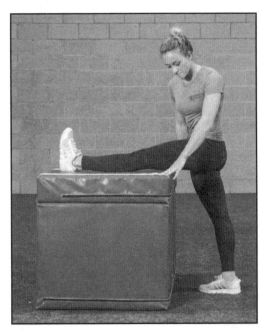

FIGURA 5.8 Alongamento dos isquiotibiais em pé.

ALONGAMENTO DOS ISQUIOTIBIAIS NA PAREDE

Adoro este alongamento porque não precisa de esforço. A chave é posicionar-se do modo correto (ver Fig. 5.9).

POSIÇÃO

Encontre a distância perfeita a partir da parede – a nádega toca o chão e há um leve arco lombar. De modo ideal, coloque um pequeno rolo sob a região lombar para manter uma pequena lordose. Lembre-se de que os isquiotibiais se inserem na pelve, não na coluna.

AÇÃO

Faça os dedos do pé e os tornozelos tocarem-se. Como previamente afirmado, a maior parte da rigidez é lateral, ou seja, na região externa. A rotação externa do quadril será confortável, trabalhe uma rotação neutra ou, de modo ideal, uma rotação interna para alongar bem as estruturas laterais.

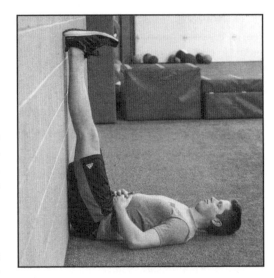

FIGURA 5.9 Alongamento dos isquiotibiais na parede.

ALONGAMENTO DE FLEXORES DE QUADRIL COM UM ROLO

As estruturas na região anterior do quadril (ilíaco e psoas) são os músculos de maior dificuldade de alongar. A maioria dos alongamentos de flexores de quadril, na realidade, não alonga essa musculatura e aplica uma tensão excessiva à cápsula anterior do quadril. Para alongar efetivamente os flexores do quadril, a coluna lombar deve ser mantida plana. A extensão da coluna encurta o psoas em vez de alongá-lo. O acréscimo de um rolo de espuma entre as pernas permite uma melhor posição para iniciar o alongamento e estimula a flexão *versus* a extensão da coluna.

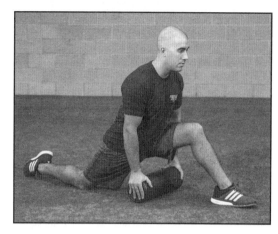

FIGURA 5.10 Alongamento do flexor do quadril com um rolo.

POSIÇÃO

Para realizar este alongamento, suba no rolo e tente separar as pernas (ver Fig. 5.10). Isso será difícil, mas o rolo torna possível para a maioria dos atletas. A partir dessa posição, apenas dobre a perna à frente, enquanto tenta estender a perna que está atrás.

AÇÃO

Use os braços para suporte e para reduzir a pressão. Considere ativar o glúteo da perna que está atrás uma vez que isso terá um impacto direto sobre o alongamento do psoas.

ALONGAMENTO DE FLEXORES DE QUADRIL NA CAIXA

Este é o melhor alongamento de flexores de quadril que encontramos. A adição de uma caixa de 15 cm sob o pé da perna à frente e uma posição inicial que leva o quadril em rotação interna são fundamentais para a eficiência. A caixa cria maior flexão do quadril e estabiliza a coluna lombar. Posicionar o corpo a 45° da caixa e depois girar internamente para alcançar o pé sobre a caixa conduz à rotação interna da perna que está embaixo (estendida).

POSIÇÃO

Comece com o joelho esquerdo e o pé direito no chão, não sobre a caixa. O corpo deve ficar a 45° em relação à caixa (ver Fig. 5.11). A partir daqui, eleve o pé direito sobre a caixa. Fazendo isso corretamente forçará a rotação interna do quadril direito à medida que a pelve gira.

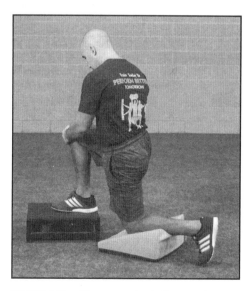

FIGURA 5.11 Alongamento de flexores de quadril na caixa.

AÇÃO

Faça leve inclinação pélvica posterior para atingir o psoas na coluna lombar. O pé direito deve ser posicionado levemente para fora do quadril esquerdo. Isso é importante porque as inserções do ilíaco e psoas estão na parte medial do fêmur e a rotação interna do quadril produzirá uma maior mudança de comprimento.

MOBILIDADE E ATIVAÇÃO

Os exercícios de mobilidade e ativação não foram abordados na primeira edição de *Functional Training for Sports*. Na verdade, as palavras *flexibilidade* e *mobilidade* eram provavelmente consideradas intercambiáveis há 10 anos. A abordagem articulação por articulação no treinamento ajudou a mudar isso. Para entender por completo a abordagem articulação por articulação, você deve compreender que, como sustenta o renomado fisioterapeuta Stanley Paris, "dor nunca precede disfunção". Você deve igualmente entender que o objetivo do treinamento funcional é prevenir ou reparar a disfunção.

A abordagem articulação por articulação no treinamento

O modelo articulação por articulação surgiu como resultado de um papo informal. O fisioterapeuta Gray Cook e eu estávamos discutindo os resultados que presenciamos em seu teste de avaliação funcional (FMS). Observei que a dificuldade no agachamento sempre parecia estar relacionada a uma limitação na mobilidade do tornozelo. A resposta de Cook e a subsequente análise foi direta. Na mente de Cook, o corpo é apenas uma pilha de articulações. Cada articulação ou série de articulações possui uma função específica e está propensa a níveis de disfunção específicos, previsíveis. Como resultado, cada articulação possui necessidades de treinamento específicas. A Tabela 5.1 apresenta o corpo visto sob a perspectiva de articulação por articulação, de baixo para cima.

Observe que as articulações alternam-se entre a necessidade de mobilidade e estabilidade à medida que você ergue seu corpo. A articulação do tornozelo precisa ser móvel, enquanto a articulação do joelho precisa ser estável. O quadril também precisa ser móvel. À medida que você acompanha a subida da cadeia, uma série simples e alternada de articulações aparece.

Ao projetar uma série funcional, pense sobre qual articulação é usada no movimento. As articulações móveis precisam ser abordadas durante a sequência de aquecimento, trabalho de rolagem, alongamento e mobilidade, enquanto as articulações estáveis são trabalhadas durante as séries de força. Em essência, a abordagem articulação por articulação nos proporciona alvos em que devemos trabalhar aspectos específicos do treinamento funcional.

Deve ficar claro que as lesões se relacionam intimamente com o funcionamento adequado da articulação, ou mais apropriadamente, com a disfunção articular. O mais importante conceito a se entender é que problemas em uma articulação, em geral, apresentam-se como dor na articulação acima ou abaixo.

O exemplo mais simples é a região lombar. Com base nos avanços feitos na década passada, parece óbvio que precisamos de estabilidade no *core* e também deve ser óbvio que muitas pessoas sofrem de dor lombar. Mas por que temos dor lombar? As costas são fracas? Stuart McGill frequentemente afirma em seminários que as pessoas com dor nas costas na verdade têm costas mais fortes do que as pessoas sem dores, assim a fraqueza não é a culpada.

TABELA 5.1 Necessidades do treinamento articulação por articulação

Articulação	Necessidade
Tornozelo	Mobilidade
Joelho	Estabilidade
Quadril	Mobilidade
Coluna lombar	Estabilidade
Coluna torácica	Mobilidade
Glenoumeral	Estabilidade

No passado, acreditava-se que a dor nas costas era causada por um *core* fraco. Não há forte evidência para essa afirmação. Acredito que a dor lombar é, principalmente, o resultado de perda de mobilidade no quadril. A perda de função na articulação abaixo (no caso da coluna lombar, o quadril) afeta a articulação ou articulações acima (coluna lombar). Em outras palavras, se o quadril não puder se mover com efetividade, a coluna lombar compensará. Sabemos que o quadril deve fornecer mobilidade e a coluna lombar, estabilidade. Quando a articulação que deve ser móvel fica imóvel, a articulação estável é forçada a mover-se para compensar, tornando-se menos estável e, consequentemente, dolorosa.

O processo é simples: perca mobilidade no tornozelo, ganhe dor no joelho. Perca mobilidade no quadril, ganhe dor lombar. Perca mobilidade torácica, ganhe dor no ombro e pescoço (ou dor lombar).

Ao olhar para o corpo com uma perspectiva de articulação por articulação começando com o tornozelo, essa linha de raciocínio parece fazer sentido. Um tornozelo imóvel leva o estresse na aterrissagem a ser transferido para a articulação acima: o joelho. Na verdade, imagino que aqui haja uma relação direta entre a rigidez do tênis de cano longo para basquete e a quantidade de fitas e imobilizações, que se relaciona com a alta incidência de síndromes patelofemorais nos jogadores de basquete. O nosso desejo de proteger o tornozelo instável vem com um alto preço. Muitos de nossos atletas com dor no joelho apresentam problemas correspondentes de mobilidade no tornozelo. Com frequência, a dor no joelho surge após uma entorse de tornozelo e uma subsequente imobilização.

A exceção à regra parece ser no quadril. O quadril pode apresentar-se imóvel e instável, resultando em dor no joelho proveniente da instabilidade (um quadril fraco permitirá a rotação interna e adução do fêmur) ou dor lombar proveniente da imobilidade. Como uma articulação pode ser, ao mesmo tempo, imóvel e instável é a questão de interesse. Parece que a fraqueza do quadril em flexão e extensão causa uma ação compensatória na coluna lombar, enquanto a fraqueza na abdução e rotação interna (ou, mais precisamente, impedimento da adução e rotação interna) causa estresse no joelho.

A deficiência na força ou função do psoas e ilíaco causa padrões de flexão lombar como um substituto para a flexão do quadril (ver Fig. 5.12). A deficiência na força ou a ativação do glúteo causará um padrão de extensão compensatório da coluna lombar, que tenta substituir o movimento da extensão do quadril.

É interessante observar que isso alimenta um ciclo vicioso. À medida que a coluna move-se para compensar a falta de força e mobilidade do quadril, este perde mobilidade. Parece que a falta de força no quadril leva à imobilidade e esta, por sua vez, leva ao movimento compensatório na coluna. O resultado é um tipo de enigma: uma articulação que precisa de força e mobilidade em múltiplos planos.

A coluna lombar é ainda mais interessante. É uma série de articulações que possuem a necessidade de estabilidade, como evidenciado por todo o trabalho na área de estabilidade do *core*. Por estranho que pareça, o maior erro que acredito termos cometido no treinamento nos últimos 10 anos é participar de uma tentativa de aumentar a amplitude de movimento estática e ativa de uma área que obviamente anseia por estabilidade. Acredito que a maioria, se não a totalidade, dos inúmeros exercícios de rotação feitos para a coluna lombar foi mal orientada. Sahrmann (2002) e Porterfield e DeRosa (1998) indicam que a busca por aumentar a amplitude de movimento na coluna lombar não é recomendada e é potencialmente perigosa. Sahrmann afirma: "A rotação na coluna lombar é mais perigosa do que benéfica e a rotação da pelve e extremidades

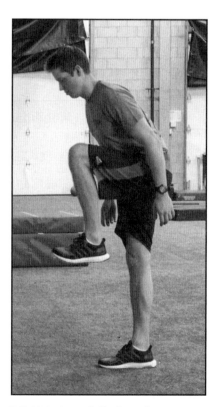

FIGURA 5.12 Deficiência na força ou função do psoas e ilíaco causará padrões de flexão lombar para substituir a flexão do quadril.

inferiores para um lado, enquanto o tronco permanece estável ou é girado para o outro lado é particularmente perigosa" (72).

A nossa falta de compreensão da mobilidade torácica tem nos levado a tentar ganhar amplitude de movimento rotatório lombar, um grande erro. A coluna torácica parece ser a área na qual temos o menor conhecimento. Muitos fisioterapeutas parecem recomendar o aumento na mobilidade torácica e acredito que continuaremos a ver um aumento nos exercícios projetados para aumentar a mobilidade torácica. É interessante observar que Sahrmann defendeu o desenvolvimento da mobilidade torácica e a limitação da mobilidade lombar.

A articulação glenoumeral é similar ao quadril, significando que é projetada para mobilidade e, portanto, precisa ser treinada para estabilidade. A necessidade de estabilidade na articulação glenoumeral justifica a importância de exercícios como flexões na bola de estabilidade e BOSU, bem como um trabalho com haltere unilateral.

Hyman e Liponis (2005) descrevem com perfeição o nosso atual método de reação à lesão. Aplicar gelo em um joelho doloroso sem examinar o tornozelo ou quadril é igual tirar a bateria do detector de fumaça para silenciá-lo. A dor, assim como o som de um detector de fumaça, é o aviso de algum outro problema.

Trabalho de mobilidade

O trabalho de mobilidade deve ser feito apenas naquelas articulações que precisam de mobilidade. As articulações que precisam de estabilidade necessitam de um treinamento de força para criar tal qualidade. As articulações que precisam de mobilidade necessitam de movimento. É importante mencionar novamente que mobilidade e flexibilidade não são a mesma coisa. A flexibilidade refere-se aos músculos e tende a requerer algum elemento de manutenção estática. A mobilidade visa às articulações e requer um gentil movimento. Os exercícios de mobilidade também podem ser percebidos como exercícios de ativação, pois são projetados para, como a fisioterapeuta Shirley Sahrmann gosta de dizer, "ter o músculo certo movendo a articulação certa no momento certo".

É relevante ressaltar que, em programas de quatro dias, o trabalho de mobilidade será feito nos dias 2 e 4 com as manobras de aquecimento lateral e trabalho na escada.

Mobilidade da coluna torácica

A coluna torácica é uma das áreas menos compreendidas do corpo e era o reino dos fisioterapeutas. Sue Falsone, ex-preparadora física chefe dos *Los Angeles Dodgers*, pode ser por si só responsável pela introdução da necessidade da mobilidade torácica ao mundo atlético e, mais importante ainda, por mostrar a muitos de nós, no universo da força e condicionamento, um modo simples de desenvolvê-la. O aspecto intrigante da mobilidade da coluna torácica é que quase ninguém tem (mobilidade) suficiente e parece ser difícil obter o nível necessário. Estimulamos nossos atletas a realizar o trabalho de mobilidade torácica todos os dias.

MANOBRA 1 PARA A COLUNA TORÁCICA

A nossa manobra número 1 de mobilidade torácica é simplesmente aplicar um rolo de espuma nessa região da coluna. Como mencionado na seção sobre *foam rolling*, é importante unir os cotovelos para protrair as escápulas e expor as vértebras torácicas.

MANOBRA 2 PARA A COLUNA TORÁCICA

Esta manobra requer apenas duas bolas de tênis, assim não há desculpas. Apenas amarre as duas bolas com uma fita e faça o trabalho. Trata-se basicamente de uma série de abdominais, começando com as bolas na junção toracolombar. As bolas ficam sobre os eretores e proporcionam uma mobilização anteroposterior das vértebras com cada pequeno abdominal. É importante retornar a cabeça ao chão após cada abdominal e levar a mão à frente em um ângulo de 45° (ver Fig. 5.13). Faça cinco repetições em cada nível e deslize cerca de meia circunferência da bola. Trabalhe a partir da junção toracolombar, subindo para o início da coluna cervical. Mantenha-se afastado das regiões cervical e lombar – essas áreas não precisam de trabalho de mobilidade.

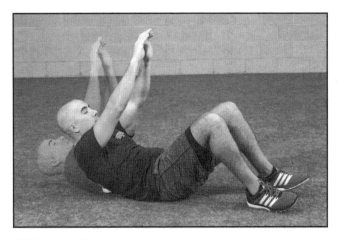

FIGURA 5.13 Manobra 2 para a coluna torácica.

MANOBRA 3 PARA A COLUNA TORÁCICA

O terceiro exercício é uma mobilização da coluna torácica em uma posição de quatro apoios (ver Fig. 5.14). Este exercício adiciona uma combinação de flexão, extensão e rotação espinal para novamente trabalhar a coluna torácica. Comece em uma posição de quatro apoios sentado sobre os calcanhares. Uma mão é colocada atrás da cabeça e a ação é uma combinação de flexão e rotação, cotovelo a cotovelo. Em geral, 5 a 10 repetições são feitas em cada lado.

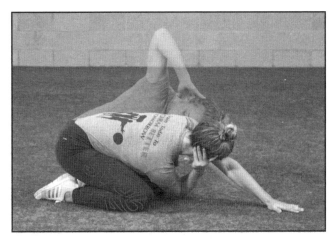

FIGURA 5.14 Manobra 3 para a coluna torácica.

Mobilidade do tornozelo

A mobilidade do tornozelo é a segunda etapa em nosso aquecimento. Assim como a mobilidade torácica, é raro achar uma pessoa que não precise de trabalho de mobilidade no tornozelo, seja você um atleta que sofreu entorse de tornozelo há anos (e quem nunca sofreu?) ou uma mulher que usa saltos altos todos os dias.

MANOBRA 1 DE MOBILIDADE DO TORNOZELO

O crédito desta manobra vai para Omi Iwasaki, outro fisioterapeuta EXOS. A primeira questão para o trabalho de mobilidade do tornozelo é entender que esta é uma manobra de mobilidade (ver Fig. 5.15), não uma manobra de flexibilidade. O que se deseja é balançar o tornozelo para a frente e para trás, não manter o alongamento.

A segunda questão é observar o calcanhar. É essencial que o mesmo esteja em contato com o chão. A maioria das pessoas com restrições de mobilidade no tornozelo imediatamente erguerá o calcanhar. Com frequência, prendo o calcanhar no chão para os iniciantes de modo que possam ter essa sensação. A terceira questão é tornar o movimento multiplanar. Gosto de 15 repetições, 5 para fora (dedo mínimo), 5 retas e 5 levando o joelho atrás do grande artelho.

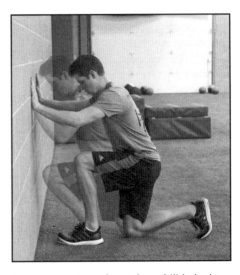

FIGURA 5.15 Manobra 1 de mobilidade do tornozelo.

MANBORA 2 DE MOBILIDADE DO TORNOZELO

Oscilações de perna. As oscilações de perna são um interessante exercício. Costumo considerar este um exercício de mobilidade do quadril e um alongamento dinâmico de adutores. O fisioterapeuta Gary Gray me fez perceber que as oscilações de perna são, na verdade, um grande exercício de mobilidade em plano transverso para o tornozelo. Sim, eu disse tornozelo. Observe um atleta com deficiências na mobilidade do tornozelo fazer oscilações de perna e você verá o pé mover-se em rotação externa (para fora) a cada oscilação. É importante manter o pé em contato com o chão e conduzir o movimento de rotação para o pé e tornozelo (ver Fig. 5.16). A ação da perna que oscila cria mobilidade no tornozelo no plano transverso.

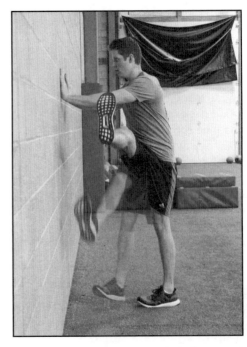

FIGURA 5.16 Manobra 2 de mobilidade do tornozelo.

Mobilidade do quadril

Assim como a mobilidade torácica e do tornozelo, é raro encontrar uma pessoa que não precise de algum trabalho de mobilidade no quadril. Na verdade, esta é provavelmente mais necessária para a maioria dos atletas.

MANOBRA 1 DE MOBILIDADE DO QUADRIL

Posição a fundo. A sua primeira reação pode ser: "As 'passadas' são exercícios de força". Na realidade, as passadas (ver Fig. 5.17) são um exercício de mobilidade do quadril em plano sagital. Para prevenir a dor e desenvolver mobilidade, solicitamos aos atletas a realização deste exercício durante três semanas antes de passarem para avanços. Dan John gosta de dizer: "Se algo é importante, faça-o todos os dias". Isso significa que os atletas podem fazer o trabalho unipodal todos os dias. Alguns dias, fazemos as passadas para desenvolver mobilidade e, em outros, fazemos os mesmos com carga para trabalhar força. Muitos dos exercícios de mobilidade que usamos como aquecimentos são os mesmos executados para força.

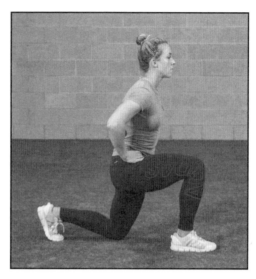

FIGURA 5.17 Manobra 1 de mobilidade no quadril.

MANOBRA 2 DE MOBILIDADE DO QUADRIL

Agachamentos laterais. Os agachamentos laterais (ver Fig. 5.18) são precursores dos avanços laterais. Desenvolvem a mobilidade do quadril em um plano frontal, uma área onde muitos atletas têm restrições. Neste exercício, é importante observar os pés – devem permanecer retos à frente. A rotação externa é uma compensação. Os agachamentos laterais são um pouco contraintuitivos. Uma postura mais aberta torna-os mais fáceis, não mais difíceis, mas a maioria das pessoas tenta começar com uma postura de pernas mais fechada. Tente colocar os pés a uma distância de 1 a 1,2 m. Uso as linhas do piso (em geral linhas de 1,2 m) ou a largura da madeira nas plataformas (também, em geral, 1,2 m) como marcador.

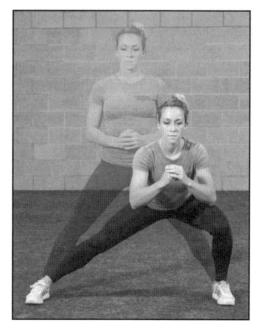

FIGURA 5.18 Manobra 2 de mobilidade do quadril.

MANOBRA 3 DE MOBILIDADE DO QUADRIL

Levantamento terra unipodal com alcance. (ver Fig. 5.19). Como mencionado anteriormente, os padrões básicos são feitos várias vezes por semana, algumas vezes com carga e outras vezes como aquecimento e trabalho de mobilidade.

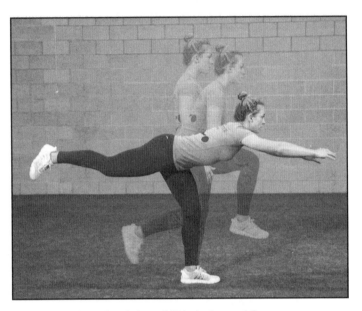

FIGURA 5.19 Manobra 3 de mobilidade do quadril.

Mobilidade e estabilidade da região superior do corpo

Deslizamentos no chão (ver Fig. 5.20) oferecem diversos benefícios de mobilidade e estabilidade para a região superior do corpo.

- Ativam os trapézios inferiores, romboides e rotadores externos.
- Alongam os peitorais e rotadores internos.
- Diminuem as contribuições do trapézio superior.

Ao tentar pela primeira vez os deslizamentos do chão, alguns atletas se surpreendem por sequer conseguir se acomodar na posição. Isso não é incomum. Muitos também são surpreendidos pela assimetria de seus ombros. Uma terceira surpresa pode ocorrer quando tentam deslizar acima da cabeça. Muitas pessoas imediatamente encolherão os ombros. Esta é a dominância do trapézio superior.

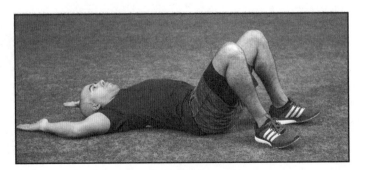

FIGURA 5.20 Deslizamento no chão.

Aqui estão as dicas para o deslizamento no chão:

- Retraia e deprima a escápula.
- Mantenha as mãos e *punhos* planos no chão (de modo ideal, o dorso das mãos deve tocar o chão).
- Enquanto desliza acima da cabeça, realize uma gentil pressão no chão com os antebraços.
- Mova-se até o ponto de desconforto. A região anterior do ombro liberará e a amplitude de movimento aumentará. Não a force.

AQUECIMENTO DINÂMICO

A porção dinâmica em pé do aquecimento deve aumentar gradualmente o esforço sobre o músculo, fazer as articulações moverem-se, ativar e alongar os músculos. Um aquecimento adequado passa pelas etapas de autoliberação, alongamento, exercícios de mobilidade e ativação aumentando progressivamente a intensidade do movimento. Os exercícios devem primeiro salientar a flexibilidade e depois o movimento.

Um benefício secundário de um aquecimento funcional é o reforço das bases do movimento adequado, enquanto prepara o corpo para realizar manobras pliométricas mais intensas, exercícios de velocidade ou de movimentos laterais.

Um bom aquecimento deve enfatizar o posicionamento adequado do pé em todas as manobras realizadas em pé de modo que, enquanto se aquece, o atleta também começa a entender a relação da posição dos pés com a produção de força. Em termos mais simples, os pés colocados sob o quadril potencializam a aceleração. Pés à frente do corpo atuam como freios. Além disso, todas as manobras devem ser feitas posicionando o corpo de forma ideal. Os atletas devem aprender a gerar potência a partir dos quadris, e não a partir da flexão da coluna.

Aquecimentos e treinamentos de movimento podem ser divididos em dias lineares e dias laterais. Essa divisão, criada pelo fundador da EXOS, Mark Verstegen, é a melhor maneira de organizar de forma lógica as porções de movimento da série. O aquecimento linear é usado para preparar o atleta para a velocidade simples, pliometria e condicionamento; já o aquecimento lateral é usado para preparar o atleta para o movimento lateral, pliometria lateral e condicionamento lateral.

Aquecimento linear ativo

O aquecimento linear ativo é um agrupamento de alongamentos dinâmicos e manobras relacionados à velocidade que preparam o corpo para a velocidade simples. O aquecimento linear parte de exercícios de alongamentos dinâmicos em pé para o que a maioria dos técnicos classificaria como técnicas de deslocamento. As técnicas de deslocamento são uma variação do aquecimento dinâmico realizado no atletismo. São ótimas não somente para o ensino das manobras de movimento, mas também para preparar a região inferior do corpo para o trabalho de velocidade que vem a seguir.

As técnicas de deslocamento permitem que um atleta aqueça os músculos motores primários, enquanto proporciona um gentil alongamento dinâmico aos antagonistas. Isso é o que torna o aquecimento linear tão benéfico. Ambos os requisitos de um aquecimento apropriado são satisfeitos: a temperatura do músculo é elevada e o músculo é ativamente conduzido à sua amplitude de movimento plena. Nunca presuma que um destes dois é o suficiente. O alongamento leva o músculo à sua amplitude de movimento plena, mas não de modo ativo. O *jogging* aumenta a temperatura do músculo, mas não o conduz a nada que lembre a amplitude total. Para preparar os atletas de modo adequado para a maioria dos esportes, um aquecimento linear deve incluir manobras feitas para a frente e para trás, então também deve incluir uma manobra de corrida

> ## HÁ UMA RAZÃO, HÁ UMA BASE
>
> Com que frequência você ouve alguém ser descrito como um "pensador criativo" ou ouviu alguém lhe parabenizar por "pensar de forma criativa"? Em geral, isso é considerado um elogio. Contudo, a maioria das pessoas teria sucesso simplesmente ao se familiarizar com os fundamentos. Gosto de pensar que os treinadores que admiro obtêm seu sucesso primeiro dominando o assunto pelos fundamentos em vez de pensar com criatividade.
>
> O treinador John Wooden tem uma grande frase: "Se você passar muito tempo aprendendo os truques da profissão, você corre o risco de não aprender a profissão". Ele era um homem brilhante e seu modo de treinar basquete era incrivelmente simples. Na verdade, iniciava todo ano com uma explanação detalhada de como vestir as meias para evitar bolhas. Isso poderia ser descrito como um pensamento muito básico. Na verdade, alguns treinadores podem ver isso como mundano, uma perda de tempo. Wooden via a perda de tempo de treinamento dos jogadores devido a bolhas causadas por não colocar corretamente as meias (sem rugas dentro dos tênis) como uma real perda de tempo e estava certo. Wooden abriu as bases. Muito básico.
>
> Para ser honesto, a maioria dos melhores treinadores que conheço fala sobre simplicidade mais do que sobre complexidade. O fundador da EXOS, Mark Verstegen, gosta de usar a frase "coisas simples feitas brutalmente bem" em suas palestras, enquanto Dewey Nielsen, do *Impact Performance Training*, implora para que sejamos brilhantes em nossos fundamentos. Há uma citação budista que diz "Na mente do principiante existem muitas escolhas, na mente do experiente existem poucas". Creio que existe uma razão para eu concordar com a maioria das pessoas que considero bons treinadores. Aqueles que atingiram o nível de especialista parecem pensar de forma muito semelhante e reagem de modos muito similares à nova informação. Os especialistas estão abertos à mudança e possuem grandes filtros mentais. Como resultado, os melhores treinadores parecem chegar ao mesmo local, mesmo quando se originam de diferentes trajetórias.
>
> As pessoas podem me ver como alguém com pensamento criativo, mas isso pode ser resultado de 30 anos de simplicidade. A verdade é que não posso lhe dizer com qual frequência dou a mesma resposta a uma questão diferente. As pessoas fazem perguntas e lhes digo "*KISS it*" (acrônimo, em inglês, de *Keep it Simple, Stupid*). Eu lhes digo: "Mantenha as coisas simples, idiota", atenha-se aos fundamentos. O pensamento criativo deve ser reservado para aqueles que dominam e conhecem os fundamentos como a palma de suas mãos.
>
> Na próxima vez que você ouvir alguém ser descrito como um pensador criativo ou inovador, pergunte a si mesmo se a pessoa referida também é uma conhecedora dos fundamentos. A chave para nós, treinadores, é nos tornarmos mestres dos fundamentos antes de começarmos a pensar adiante dele.

para trás. Lembre-se de que ir ao contrário pode não importar no atletismo, mas importará na maioria dos outros esportes. Um dos principais erros feitos no treinamento de velocidade é apoiar-se excessivamente nas técnicas de treinamento do atletismo. Embora a maior parte do que saibamos sobre velocidade venha do atletismo, você precisa pensar de forma criativa para aplicar alguns destes conceitos a outros esportes.

O aquecimento ativo linear foca primariamente os três grupos musculares treinados com mais frequência nas atividades de corrida: os flexores de quadril, isquiotibiais e quadríceps. Os seis exercícios iniciais são alongamentos mais lentos, dinâmicos. A próxima etapa (saltos e corridas) é mais rápida e mais ativa para despertar o que foi alongado.

Aquecimento ativo linear (18 metros cada)

Caminhada estacionária com joelhos elevados
Leg cradle
Caminhada com o calcanhar elevado
Caminhada com os calcanhares elevados com inclinação à frente
Avanço para trás com alongamento dos isquiotibiais
Caminhada para trás na posição de levantamento terra com a perna estendida
Salto com o joelho elevado
Corrida com o joelho elevado
Elevação de calcanhar
Caminhada com perna estendida
Salto com perna estendida
Recuar
Corrida para trás

Por volta do final de um aquecimento linear apropriado, os grupos musculares devem ter sido levados à sua amplitude de movimento total em uma sequência de início lento a rápido. Esse tipo de aquecimento deve preceder sessões envolvendo qualquer tipo de movimento linear, como corridas rápidas, pliometria, trabalho de pista ou corridas de ir e vir. Nunca presuma que a elevação da temperatura do músculo é o suficiente. O aquecimento deve preparar o músculo para se mover na velocidade que precisará para se mover e em toda amplitude de movimento necessária.

CAMINHADA ESTACIONÁRIA COM JOELHOS ELEVADOS

A caminhada estacionária é um leve início ao aquecimento, pois começa a alongar os músculos da região posterior do quadril, em especial os glúteos. Ao dar um passo à frente, agarre a canela da perna oposta e eleve o joelho em direção ao tórax (ver Fig. 5.21). Concentre-se na extensão da perna que dá o passo e fique na ponta dos pés. A ação de estender a perna e ficar na ponta dos pés também alonga o flexor do quadril da perna oposta.

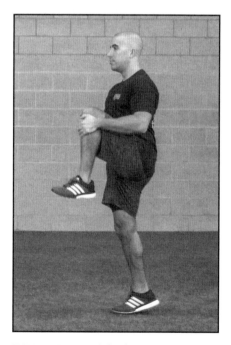

FIGURA 5.21 Caminhada estacionária com joelhos elevados.

LEG CRADLE

Agarre o joelho com a mão do mesmo lado e então o tornozelo com a outra. Comprima a perna contra o tórax, enquanto a mão sobre o tornozelo gira externamente o quadril (ver Fig. 5.22). Ao mesmo tempo, estenda o quadril da perna de sustentação, enquanto eleva os dedos do pé. Não coloque as duas mãos sobre o tornozelo, pois isto levará o joelho a cair para a altura da cintura.

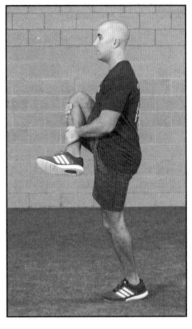

FIGURA 5.22 Leg cradle.

CAMINHADA COM O CALCANHAR ELEVADO

Agarre o pé com a mão do mesmo lado e eleve o calcanhar até a nádega, a cada passo, enquanto caminha (ver Fig. 5.23). Após o calcanhar tocar a nádega, ative os adutores e tente tocar joelho com joelho. Isto trabalha o quadríceps lateral e a banda IT.

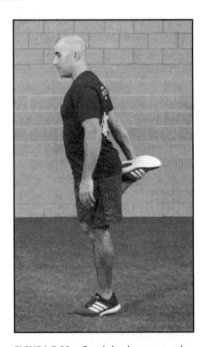

FIGURA 5.23 Caminhada com o calcanhar elevado.

CAMINHADA COM O CALCANHAR ELEVADO E INCLINAÇÃO PARA A FRENTE

Assim como no exercício anterior, puxe o calcanhar até a nádega. Além disso, incline-se para a frente, mantendo o tronco ereto e levante o joelho o mais alto possível (ver Fig. 5.24). Este exercício trabalha o quadríceps e o reto femoral da perna elevada, enquanto também fornece grande *input* proprioceptivo ao pé e tornozelo de apoio.

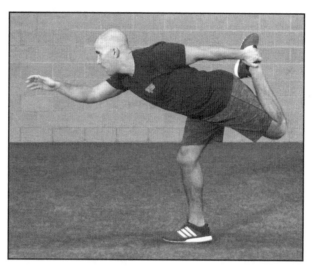

FIGURA 5.24 Caminhada com o calcanhar elevado até a nádega e inclinação para a frente.

AVANÇO PARA TRÁS COM ALONGAMENTO DOS ISQUIOTIBIAIS

Este é o exercício mais tecnicamente exigente de todos os exercícios descritos. Envolve uma combinação de dois avanços para trás com um alongamento dos isquiotibiais entre eles (ver a Fig. 5.25). O avanço para trás é um grande exercício para alongar a região anterior do quadril, enquanto aquece todos os extensores do quadril e da perna. Deve ser feito com um grande alcance acima da cabeça. Adicionar um alcance acima da cabeça ao avanço para trás alonga o *core* anterior e os flexores do quadril simultaneamente. O

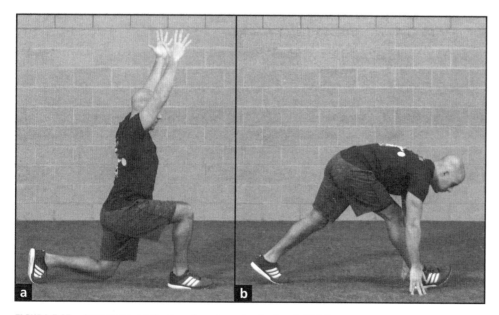

FIGURA 5.25 Avanço para trás com alongamento dos isquiotibiais.

impulso torna este um excelente exercício para aquecer o quadríceps. A partir do primeiro avanço para trás, coloque as duas mãos em cada lado do pé que está à frente e estenda a perna da frente para criar um alongamento dos isquiotibiais. A partir disso, retorne à posição de avanço para trás e depois impulsione e troque as pernas. A sequência é avanço para trás com alcance acima da cabeça, alongamento dos isquiotibiais, avanço para trás e troca. Gosto de fazer três repetições de cada lado para realmente intensificar. Se você acompanhar isso à distância, os atletas irão fazer apressadamente e perder os detalhes.

Observação: a caminhada com avanço para a frente coloca mais estresse sobre as pernas do que muitos atletas estão acostumados e 9 metros de caminhada com avanço para a frente podem deixar os iniciantes com tantas dores que ficam incapazes de completar a série. Os atletas que nunca realizaram caminhadas com avanço podem descrever uma sensação semelhante a uma distensão na virilha. Na realidade, esta série de força em uma perna só trabalha os adutores longos em sua função de extensores do quadril*. Isso resulta em uma dor incomum e estranha para muitos atletas. Em geral, os atletas em nossas instalações começam com o avanço para trás (ver Fig. 5.25a) uma vez que trabalha os extensores do joelho em um grau maior e impõe menos esforço sobre os adutores longos.

CAMINHADA PARA TRÁS NA POSIÇÃO DE LEVANTAMENTO TERRA COM A PERNA ESTENDIDA

A caminhada para trás na posição de levantamento terra com a perna estendida é outro grande alongamento ativo para os isquiotibiais. Além disso, proporciona um excelente estímulo proprioceptivo para os músculos do tornozelo. Leve ambos os braços à frente o máximo possível, enquanto tenta erguer uma perna até a linha da cintura (ver Fig. 5.26). Esta ação proporciona um excelente alongamento dinâmico dos isquiotibiais da perna de sustentação, enquanto também ativa os isquiotibiais da perna oposta como um extensor do quadril. A instrução deve ser "Alongue-se o máximo possível". Gosto de reforçar a imagem mental de tentar alcançar uma extremidade da sala ou campo com as mãos, enquanto toca a outra extremidade com o pé. A partir dessa posição alongada, apenas dê um grande passo para trás, aterrissando sobre o pé oposto. Tenha cuidado com o exercício, uma vez que pode causar, em iniciantes, alguma dor nos isquiotibiais.

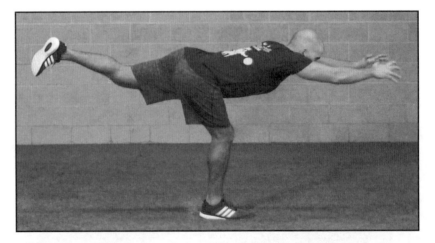

FIGURA 5.26 Caminhada para trás na posição de levantamento terra com a perna estendida.

---

*N. de R.T.: a porção distal dos adutores longos realiza, além da adução do quadril, sua extensão na fase terminal do avanço. De maneira similar, a porção proximal dos adutores curtos (pectíneo e adutor curto) são sinergistas da flexão do quadril na fase inicial de uma passada ou avanço.

PEQUENO SALTO COM O JOELHO ELEVADO

Um pequeno salto com o joelho elevado (ver Fig. 5.27) é o primeiro exercício que vai de um alongamento dinâmico para um aquecimento mais ativo. A ação deve ser um leve salto projetado para colocar a musculatura flexora e extensora do quadril em ação. Não há ênfase na altura ou velocidade, apenas na ação rítmica. O salto com joelho elevado inicia a mudança para uma parte mais rápida, menos direcionada à flexibilidade do aquecimento. Com saltos, lembre-se da elevação de joelho, calcanhar e artelhos. O joelho deve ir até a linha da cintura, o calcanhar deve ir na direção das nádegas e o pé deve ser impulsionado até o tornozelo.

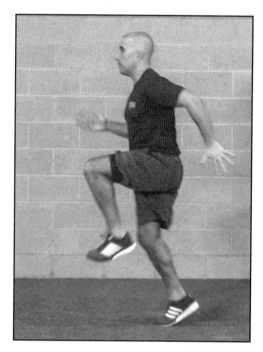

FIGURA 5.27 Pequeno salto com o joelho elevado.

CORRIDA COM O JOELHO ELEVADO

O esforço sobre o grupo flexor do quadril é aumentado com a corrida com o joelho elevado. Esta ação é similar à corrida estacionária com um pequeno grau de movimento à frente. A ênfase está na manutenção de uma postura ereta (atletas fracos tendem a inclinar-se para a frente ou para trás) e realização de um número maior de contatos do pé. É fundamental manter uma perfeita postura de modo que o esforço fique sobre os músculos corretos (ver Fig. 5.28). A melhor dica na corrida com o joelho elevado é solicitar ao atleta que eleve o pé na altura do joelho oposto. Aconselhamos nossos atletas a visualizar uma cavilha salientando-se da perna de baixo no joelho. A dica é pisar sobre essa cavilha. Novamente, é fundamental fornecer a dica de "joelho erguido, calcanhar erguido, artelhos erguidos". Isso significa que o joelho deve ser erguido até a linha da cintura, os calcanhares levados em direção das nádegas e o tibial anterior ativado para erguer os artelhos.

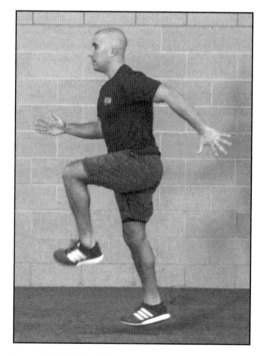

FIGURA 5.28 Corrida com o joelho elevado.

ELEVAÇÃO DE CALCANHAR

A elevação de calcanhar, ou chute nas nádegas, como algumas vezes é chamada, troca a ênfase dos flexores do quadril para os isquiotibiais. Elevar ativamente os calcanhares até as nádegas não apenas aquece os isquiotibiais como também leva o quadríceps até sua amplitude de movimento total. Neste exercício, pode haver uma pequena elevação do joelho (ver Fig. 5.29).

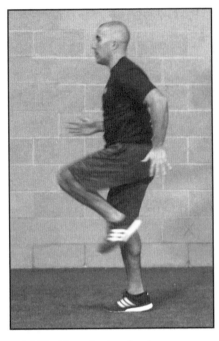

FIGURA 5.29 Elevação de calcanhar.

CAMINHADA COM A PERNA ESTENDIDA

A caminhada com a perna estendida (Fig. 5.30) aumenta o alongamento dinâmico dos isquiotibiais, enquanto também ativa os flexores do quadril. Os flexores do quadril devem se contrair profundamente para flexionar o quadril com a perna estendida. É importante fazer os isquiotibiais exercerem uma força para baixo de forma ativa. Como mencionado anteriormente, os isquiotibiais são poderosos extensores do quadril e precisam ser aquecidos em sua capacidade extensora.

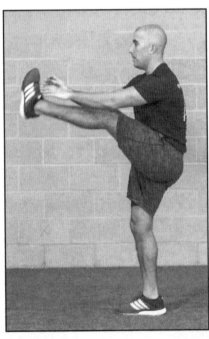

FIGURA 5.30 Caminhada com a perna estendida.

SALTO COM A PERNA ESTENDIDA

O salto com a perna estendida apenas adiciona ação rítmica de salto à caminhada com a perna estendida (Fig. 5.31). Além disso, aumenta-se o alongamento dinâmico dos isquiotibiais pela ação de salto com a perna estendida.

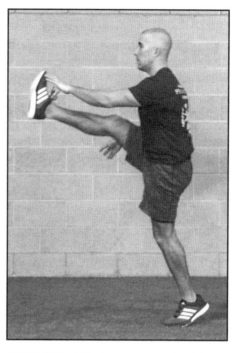

FIGURA 5.31 Salto com a perna estendida.

RECUAR

É importante distinguir com clareza a corrida para trás da manobra de recuar. Podem parecer similares, mas têm propósitos completamente diferentes na sequência de aquecimento. A manobra de recuar é usada para aquecer o quadríceps, não os isquiotibiais. Na manobra de recuar, os quadris são mantidos flexionados e os pés estão sob o corpo ou na frente dele (ver Fig. 5.32). A ação é um impulso com dominância do quadríceps sem extensão posterior. Os pés nunca se posicionam atrás do corpo, como fazem na corrida para trás. Concentre-se na ação de extensão da perna de impulso. Este é um movimento que os defensores do futebol americano realizam com facilidade, porém muitos outros atletas encontram dificuldade na execução.

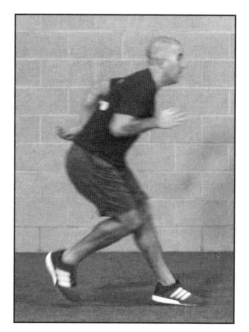

FIGURA 5.32 Recuar.

CORRIDA PARA TRÁS

A corrida para trás (ver Fig. 5.33) é, literalmente, uma corrida ao contrário. A ênfase está em dar um impulso ativo com a perna da frente, enquanto se estende agressivamente a perna traseira. A corrida para trás ativa muito os isquiotibiais como extensores do quadril e alonga a região anterior do quadril de forma dinâmica. Este movimento ativa os isquiotibiais, enquanto, alonga os flexores do quadril. Com efeito, é o oposto do salto com a perna estendida.

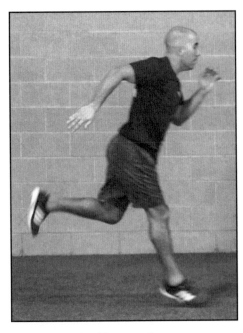

FIGURA 5.33 Corrida para trás.

Desenvolvendo a velocidade linear com facilidade e segurança

Vamos deixar clara uma coisa: a atividade se resume à aceleração, não à velocidade.

Temos um problema nos esportes. Com frequência, os treinadores usam o termo errado quando discutem a qualidade que mais cobiçam. Testes como a corrida de velocidade de 9, 18 e 36 metros são, na realidade, testes de aceleração e não de velocidade. Você precisa apenas observar os melhores velocistas do mundo para perceber que o ápice da velocidade não é atingido antes de cerca de 60 metros. Enquanto treinadores, nosso interesse não reside na velocidade máxima, mas, sim, na aceleração, o que é equivalente ao teste de 0 a 100 km/h do mundo automobilístico. A rapidez de aceleração de um atleta determinará o sucesso em esportes coletivos, e não a sua velocidade absoluta.

Por que isso importa? Um grande esforço da pesquisa sobre o desenvolvimento de velocidade foca a velocidade em um contexto de atletismo, e não em um contexto esportivo. Nas pistas, o evento mais curto é a corrida de 55 metros. No esporte, o evento longo é uma corrida de 36 metros (embora o beisebol se estenda até 55 metros). A influência da pista pode, na realidade, ter limitado a aplicação ao esporte devido ao uso frequente no esporte de mecânicas de aceleração *versus* mecânicas de velocidade. No treinamento para o atletismo, os treinadores com frequência fazem a referência à ação de tração na pista e trabalham em técnicas para desenvolver uma aderência na pista. No esporte, a ação é principalmente de impulsão com o centro de gravidade um pouco à frente dos pés. Isso pode significar que grande parte do que atualmente vimos como trabalho de desenvolvimento de velocidade pode ter uma aplicação limitada a atletas de esportes coletivos. Na verdade, pouco se pode dizer sobre desenvolvimento de velocidade que já não tenha sido dito sobre treinadores respeitados em seus vídeos e palestras nos últimos 20 anos. A informação sobre os aspectos técnicos de desenvolvimento de velocidade está disponível em uma série de diferentes fontes.

Os treinadores estão cada vez mais conscientes de que os atletas precisam treinar força e potência para melhorar a velocidade. Muitos treinadores usam métodos de resistência para o desenvolvimento da velocidade. Numerosas companhias abastecem os técnicos com ferramentas comerciais para o desenvolvimento da velocidade, tal como os trenós. Um ponto que já é de conhecimento é que, se um atleta deseja ser rápido em distâncias curtas, é melhor correr rápido em curtas distâncias. Outro ponto que sabemos é que colocar força no chão faz a diferença. Há uma forte correlação entre velocidade e salto vertical e uma boa correlação entre salto vertical e força na região inferior do corpo. De certo modo, tornar-se rápido é simples e difícil ao mesmo tempo. O conceito é simples. A execução pode ser difícil.

Proponho um sistema de desenvolvimento de velocidade, ou mais apropriadamente, desenvolvimento de aceleração, com ênfase na prevenção de lesão para esportes coletivos. Esse sistema de melhora da velocidade linear é de simples e fácil implementação. A maior parte do trabalho de velocidade nesse sistema é feita em menos de 10 metros e é, na realidade, um trabalho de aceleração. A aceleração tem muito mais importância do que a velocidade nos esportes coletivos; contudo, com frequência os treinadores usam as palavras de forma imprecisa. Eles expressam um desejo de maior velocidade quando, na verdade, a maioria dos esportes favorece os atletas com maior aceleração, não necessariamente os mais rápidos. A analogia mais simples para descrever a diferença entre velocidade e aceleração é observar os automóveis. Qualquer carro pode correr a 96 km/h. O que separa um Porsche de um Yugo é a rapidez com que ele vai de 0 a 96. Uma preocupação desnecessária com velocidade em vez de aceleração é a armadilha de muitos programas de desenvolvimento de velocidade que se utilizam da esteira e de programas com base exclusivamente no atletismo.

As grandes questões na montagem de um programa de desenvolvimento de velocidade envolvem quais manobras realizar, até onde realizá-las e com qual frequência realizá-las. O sistema proposto foi inicialmente testado na pista com 400 atletas no verão de 2000 em, aproximadamente, 19 mil séries (400 atletas, trabalhando quatro dias por semana, durante 12 semanas) e resultou em menos que 10 distensões de virilha e isquiotibiais.

As questões-chave para o sistema são as seguintes:

- Cada série de velocidade é precedida por, pelo menos, 15 minutos de aquecimento dinâmico e trabalho de agilidade.
- Os pliométricos são feitos após o aquecimento e antes do trabalho de velocidade. Isso parece proporcionar uma boa ponte de velocidade de contração para o trabalho de velocidade.

O programa é dividido em fases de três semanas com base em conceitos simples.

Semanas 1 a 3: velocidade não competitiva

Na fase de velocidade não competitiva, as manobras possuem efetividade nos primeiros três a cinco passos.* A ênfase é dada na perfeita execução técnica e na rapidez no primeiro passo. Os atletas executam três a cinco esforços máximos e então derivam, ou seja, movem-se sem grande esforço. A princípio, estimule-os a correr em uma velocidade um pouco inferior à total para facilitar a adaptação muscular gradual à velocidade. Em nenhum momento, os atletas devem correr ou competir de qualquer forma nesta fase de não competição. A principal manobra utilizada nesta fase é a assim chamada de "inclinação, queda e corrida" (ver Fig. 5.34) e uma variação proveniente do vídeo de Vern Gambetta (1995): *Straight Ahead Speed*, a inclinação de 90°, queda e corrida. Em geral, apenas seis corridas de 10 metros são feitas a cada dia.

---

*N. de R.T.: como se trata de treinamento neuromuscular, a efetividade deste trabalho reside na conexão neuromuscular que o atleta consegue atingir nestes primeiros três passos. Não se trata de treinamento metabólico tal como as técnicas empregadas no atletismo.

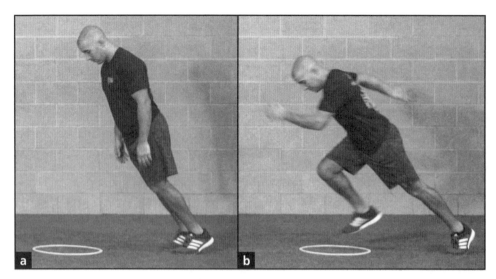

FIGURA 5.34 Inclinação, queda e corrida.

Semanas 4 a 6: corrida curta de velocidade

A segunda fase introduz uma série de manobras competitivas, mas a distância é limitada. A intensidade do trabalho de velocidade aumenta, enquanto a distância (volume) é mantida. Uma das dificuldades de programas de velocidade é que os técnicos com frequência não podem controlar ou discernir se os atletas estão realmente tentando atingir a velocidade máxima durante as sessões. A introdução de um incentivo de competição garante que os atletas tentem acelerar. O incentivo de competição é apenas uma bola de tênis. A fase de corrida curta de velocidade consiste em tiros rápidos com a queda da bola, com o competidor partindo de várias posições iniciais, com uma perna ou ambas as pernas (ver Fig. 5.35). Os tiros rápidos com a queda da bola garantem que os atletas acelerem por uma explosão curta de velocidade. Mesmo os atletas capacitados geralmente não excedem 6 metros. Os atletas com frequência se esforçam para pegar a bola, embora isso seja desestimulado. Os tiros rápidos com queda da bola criam um ambiente competitivo que estimula a aceleração sem forçar muito os isquiotibiais ou flexores do quadril.

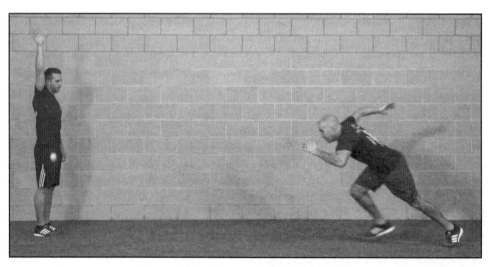

FIGURA 5.35 Tiros rápidos com queda de bola.

Semanas 7 a 9: corrida longa de competição

Na terceira fase, os atletas correm contra um parceiro de várias posições iniciais. Corridas de perseguição e corridas com cintos de resistência são feitas a partir de posições iniciais em pé e deitado. Neste ponto, as séries de corridas tornam-se jogos de pega-pega, com os atletas alternando-se nas posições de perseguidor e perseguido. A capacidade de aceleração é desafiada em uma atmosfera de competição que garante esforço máximo. Nesta etapa, os atletas limitam-se a uma zona de trabalho de 9 a 18 metros.

Este programa de desenvolvimento de velocidade produz excelentes resultados quando combinado com um aquecimento adequado, um programa de força para a região inferior do corpo apropriado e um programa pliométrico progressivo. De forma gradual, os atletas partem de um início com ritmo individual e manobras básicas e evoluem para corridas de pegada muito competitivas em um período de nove semanas para garantir a adaptação muscular adequada. O volume ou a intensidade aumentam em cada fase, mas nunca ambos na mesma etapa. No programa de força para a região inferior do corpo, os exercícios são realizados duas vezes por semana para extensão do joelho (agachamento lateral *versus* agachamento frontal e variações com uma perna só) e extensão de quadril (variações de perna estendida e perna dobrada que enfatizem os glúteos e isquiotibiais). A combinação de velocidade, pliométricos e treinamento de força progressivos resultou em uma taxa de lesão de menos de 1 por mil séries em nossas instalações.

Treinamento com trenó

Não há nada melhor que um trenó pesado para ajudar um atleta a melhorar sua velocidade. Na verdade, seu eu tivesse uma limitação de tempo e pudesse fazer apenas um exercício, este seria empurrar o trenó. Vários estudos têm tentado desacreditar o uso de um trenó pesado como ferramenta para o desenvolvimento da velocidade ao citar o efeito limitado dessas ferramentas sobre a velocidade máxima.

Na verdade, a evidência de que os trenós pesados não melhoram a corrida de velocidade máxima não se aplica à aceleração e pode ter levado os técnicos a subestimarem um equipamento valioso. Na verdade, muitos autores que afirmam que o trenó pesado não melhorou a velocidade indicaram que melhorou a aceleração. O nosso problema, como quase sempre é o caso, foi que interpretamos erroneamente os resultados da pesquisa.

A maioria dos técnicos passa o tempo trabalhando na forma e na técnica da corrida para melhorar a velocidade. Esses mesmos técnicos também incluem séries de força para a região inferior do corpo para trabalhar a força. Embora ambos sejam obviamente importantes, pode haver um elo perdido – o desenvolvimento da força específica. Com que frequência vemos atletas que correm "bonito", mas com pouca rapidez? Em minha opinião, diversos treinadores que tentam desenvolver velocidade passam muito tempo trabalhando as manobras de técnica e pouco tempo desenvolvendo a potência e força específicas necessárias para correr mais rápido.

Em 2000, o *Journal of Applied Physiology* publicou um artigo chamado *"Base Mecânica da Velocidade da Corrida Humana"*. A sinopse do artigo começa com a afirmação "Velocidades máximas de corrida são obtidas com maior força de reação terrena, e não com movimentos de perna mais rápidos". Isso se tornou conhecido como o estudo Weyland em homenagem ao seu pesquisador principal, Peter Weyland. As manobras com trenós pesados realçam os músculos específicos usados na corrida de velocidade e ajudam a ligar o hiato entre manobras técnicas de corrida e exercícios na sala de musculação, como agachamentos e levantamento de peso olímpico.

Muitos atletas conseguem realizar agachamentos com grande quantidade de peso. Muito poucos atletas são capazes de correr rápido. Qualquer estudante lhe dirá que diversos exercícios de força comumente recomendados para o desenvolvimento da velocidade funcionam para a extensão do quadril, mas não para a hiperextensão do quadril. Na corrida de velocidade, a totalidade da produção de força é proveniente da hiperextensão do quadril. A capacidade de aplicar força ao chão e criar movimento à frente somente pode ocorrer quando o pé é colocado sob o centro de massa e pressionado para trás. Embora agachamentos e outros exercícios trabalhem os músculos envolvidos, o treinamento não é específico ao ato da corrida de velocidade. Esta pode ser uma razão pela qual vemos uma correlação mais alta com a melhora do salto vertical do que com o treinamento de força tradicional para a melhoria da velocidade ou da aceleração. Um trenó pesado ensina atletas fortes a produzir o tipo de força que os move à frente. Os cientistas esportivos gostam de dividir isso em força especial e força específica. Embora acredite que a diferença seja mínima, é importante entender a diferença entre as duas.

- A força especial é produzida pelos movimentos com resistência que incorporam a dinâmica articular da habilidade. Marchar com o trenó poderia se situar na categoria de força especial. Acredito que essa manobra possa ser a melhor ferramenta disponível para o desenvolvimento da velocidade. A incapacidade de um atleta de produzir força na ação da corrida de velocidade fica bastante óbvia na marcha com trenó.
- A força específica é produzida pelos movimentos com resistência que são uma reprodução da ação articular. Colocaria a corrida com trenó na categoria de força específica.

Na *Mike Boyle Strength and Conditioning* (MBSC), gostamos de realizar a marcha com trenó com cargas pesadas pelas primeiras seis semanas de um ciclo de treinamento de 12 semanas e então realizar seis semanas de corridas com trenó com cargas mais leves.

No passado, os treinadores recomendavam que o trabalho de desenvolvimento de velocidade resistida não devia desacelerar o atleta em mais do que 10% ou não devia envolver mais do que 10% do seu peso corporal. Essas recomendações parecem ser baseadas em uma pesquisa de aprendizado motor que indica que as cargas excessivas podem alterar os padrões motores de atividades como corridas rápidas e arremessos. Sempre senti que há um elo perdido no desenvolvimento da velocidade, mas até alguns anos atrás, essa chamada de regra dos 10% me impediu de buscar incisivamente meus próprios instintos. Hoje, minha sensação é de que cargas até o peso ou superiores ao peso corporal do atleta podem ser usadas para um trabalho de força especial, contanto que o atleta exiba um padrão motor similar ao da fase de aceleração da corrida. Pense na marcha com trenó como um tipo especial de *leg press*. Os atletas incorporam a dinâmica articular da corrida na hiperextensão do quadril contra a resistência. Esse pode ser um movimento muito pesado desde que tenhamos uma ação de marcha tecnicamente sólida (postura perfeita).

Na corrida com trenó, a abordagem avança na direção da força específica. As cargas obviamente serão mais leves, mas ainda não sigo a regra dos 10%. A principal variável no treinamento com trenó não é o peso ou o trenó, mas o padrão motor. Se o atleta puder manter uma posição de aceleração e correr sem alterar a mecânica, então este é um exercício de força específico para a corrida. Por que deveríamos ser limitados por orientações arbitrárias como a carga de 10% ou diminuição de 10% na velocidade? Em 18 metros, 10% é dois centésimos de segundo. É fundamental observar a postura e o padrão motor do atleta. Se o atleta tiver que alterar a mecânica para produzir a ação desejada, então a carga é muito pesada. A regra de 10% não nos permite aplicar conceitos de resistência progressiva a esta forma de treinamento.

Outra variável óbvia, porém negligenciada, que altera a regra de 10% é a superfície de treinamento. As cargas usadas no trenó precisam ser mais leves na grama e mais pesadas na grama sintética. Isso se relaciona com o coeficiente de atrito. Menos peso produz uma grande quantidade de atrito à medida que o trenó move-se na grama. Na grama sintética ou em uma superfície similar, a mesma carga seria muito leve. Outra variável é um trenó plano *versus* um trenó de dois trilhos. Um trenó plano produzirá maior atrito e, como resultado, precisará de uma carga mais leve no trenó para produzir um efeito similar.

A realidade é que podemos ter feito uma interpretação errada da mensagem quando se trata de treinamento de resistência para corridas de velocidade. Embora a pesquisa mostre que o treinamento no trenó pode não melhorar a capacidade do atleta de correr na velocidade máxima, irá ajudá-lo a ter uma maior aceleração. Lembre-se de que o esporte é aceleração, não velocidade máxima. Muito poucos atletas de esportes coletivos conseguem entender o porquê dos treinadores de atletismo gostarem de chamar de mecânica de velocidade absoluta. O trenó com peso pode ser a ferramenta mais subestimada para o desenvolvimento de aceleração devido à nossa interpretação errada e má compreensão da física e terminologia que envolve o treinamento de velocidade máxima e de aceleração.

Aquecimento lateral: melhora da agilidade e velocidade lateral

O aquecimento lateral prepara o corpo para séries que visam melhorar o movimento lateral. Consiste em cerca de oito minutos de trabalho de mobilidade (ver as seções de *foam rolling*, alongamento e mobilidade) seguidos por um aquecimento dinâmico lateral. Os últimos cinco minutos focam um trabalho de agilidade na escada. A questão-chave para o aquecimento lateral está em ativar os grupos abdutores e adutores em um nível maior do que é possível ou necessário no aquecimento linear. A maioria dos aquecimentos tende a ter uma influência bem clara do atletismo e não realiza o movimento lateral. É importante que o aquecimento seja específico às demandas das atividades planejadas para aquele dia. O aquecimento lateral prepara o atleta para movimento lateral e progressões de velocidade lateral que seguem. O aquecimento dinâmico lateral enfatiza o movimento de lado a lado ou no plano frontal.

AGACHAMENTO LATERAL

A maior parte dos treinadores reconhece o agachamento lateral como um alongamento dos músculos na região da virilha. Prefiro ver o agachamento lateral como um exercício de flexibilidade dinâmico projetado para melhorar a amplitude de movimento dos quadris no plano frontal. Comece com os pés a uma distância de 1 metro um do outro e sente à direita, mantendo a perna esquerda estendida e o pé esquerdo plano (ver Fig. 5.36). Sente o mais ereto e abaixado possível, mantendo o peso no calcanhar direito. Segure a posição abaixada por um segundo e então troque para o lado esquerdo.

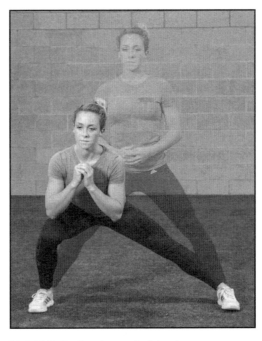

FIGURA 5.36 Agachamento lateral.

SÉRIE DE PEQUENOS SALTOS LATERAL

A série de pequenos saltos laterais (ver Fig. 5.37) é uma das coisas mais difíceis a ensinar e aprender. É melhor começar com o salto no lugar. Para saltar à direita, os atletas devem se impulsionar lateralmente com a perna esquerda. Isso introduz a ideia de que se movem à direita com a impulsão dada pela perna esquerda, não pisando com o pé direito. Gosto de ensinar os atletas a saltarem no lugar e a imaginarem que todo contato à esquerda se torna uma impulsão à esquerda. Dou a dica "esquerda, esquerda, esquerda" à medida que saltam lateralmente à direita. A ação é de abdução, ou impulsão lateral.

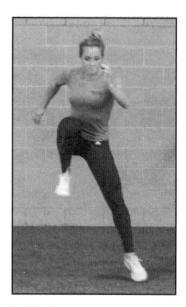

FIGURA 5.37 Salto lateral.

SALTO CRUZADO

Após o salto lateral ter sido dominado, passe para um salto cruzado (ver Fig. 5.38). Agora, a perna de cima cruza e executa o mesmo impulso lateral. Novamente usando o exemplo do movimento à direita, a perna esquerda cruza pela frente e movimenta-se como um impulso lateral. A dica é novamente uma sequência de "esquerda, esquerda, esquerda", na qual o atleta foca a ação de impulso e cruzamento da perna esquerda. O salto cruzado adiciona um leve componente de rotação ao movimento lateral à medida que o joelho cruza a linha média do corpo.

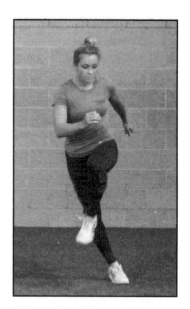

FIGURA 5.38 Salto cruzado.

SALTO CRUZADO EMBAIXO

O salto cruzado embaixo é idêntico em aparência ao salto cruzado, mas a ação muscular muda. Em vez de um impulso agressivo com a perna cruzada por cima, o impulso é com a perna cruzada embaixo. Este será o mais difícil dos três saltos laterais para os atletas dominarem e, em alguns casos, isso levará semanas. A mudança é, mesmo que o atleta esteja se movendo à direita, a ênfase no impulso lateral agressivo com a perna *direita*. A melhor maneira de mentalmente dominar isto é imaginar o salto cruzado como um salto de abdução, um impulso lateral usando os abdutores do quadril, e o salto cruzado embaixo como um salto de adução, um impulso lateral enfatizando a ação da perna inferior.

Observação: nas ações cruzadas, os abdutores e adutores devem trabalhar e essa sequência de saltos começa a familiarizar os atletas com as qualidades necessárias para moverem-se lateralmente. É muito importante que os atletas comecem a entender o conceito de que um cruzamento envolve um impulso de abdução da perna que está cruzando por cima, em combinação com um impulso de adução da perna que está embaixo.

SHUFFLE LATERAL

O *shuffle* lateral (ver Fig. 5.39) é tão simples quanto parece. O atleta move-se lateralmente dando um impulso à esquerda para ir para a direita. A ênfase está em uma posição atlética, os pés apontando para a frente. Esta é uma grande manobra para dicas específicas do esporte. Os jogadores de basquete podem usar uma posição defensiva com as palmas da mão para cima, enquanto os jogadores de futebol americano podem ter as mãos na frente, em uma posição mais defensiva, antecipando um bloqueio.

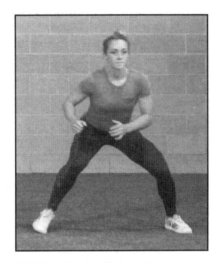

FIGURA 5.39 *Shuffle* lateral.

CARIOCA

Empregamos a manobra de pés rápidos padrão (ver Fig. 5.40).

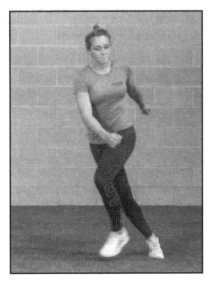

FIGURA 5.40 Carioca.

ENGATINHADA LATERAL

A engatinhada lateral (ver Fig. 5.41) aquece o *core* e a área escapulotorácica a partir de um movimento lateral.

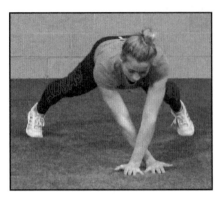

FIGURA 5.41 Engatinhada lateral.

DESENVOLVIMENTO DE AGILIDADE E MUDANÇA DE DIREÇÃO

O velho ditado que afirma que você não pode ensinar velocidade foi refutado anos atrás. Contudo, muitos treinadores ainda acreditam que a agilidade e a coordenação não podem ser ensinadas. Na realidade, a mudança de direção – essência do movimento lateral – pode ser ensinada e resume-se a três critérios simples.

1. Você possui força unipodal necessária não apenas para interromper o movimento, mas também para reiniciar o movimento após uma interrupção?

    A força unipodal é a qualidade essencial para o desenvolvimento da agilidade. Sem a força unipodal, nenhuma qualidade de agilidade ou trabalho de agilidade permitirá que os atletas façam desvios em alta velocidade. Isso significa que trabalho unipodal na sala de musculação é importantíssimo.

2. Você consegue desacelerar?

    A força excêntrica é a real chave para a desaceleração. Imagine a força excêntrica não como a capacidade de abaixar um peso, mas, sim, como a capacidade de levar o corpo a uma rápida parada. A força excêntrica é a capacidade de brecar. Isso pode ser desenvolvido com manobras pliométricas e de agilidade na escada.

3. Você consegue aterrissar com estabilidade?

    O sistema proprioceptivo está preparado para criar uma aterrissagem estável? Novamente, manobras de saltos e na escada são a chave.

Os atletas precisam entender o conceito mais básico de agilidade. Para mover-se à esquerda, você deve dar um impulso com o pé direito. Você nunca irá a lugar algum rapidamente se der apenas passos na direção que você está indo, você precisa empurrar-se, literalmente, com o pé que está mais afastado para a direção que deseja. Contudo, antes que você possa dar o impulso necessário para a mudança de direção, precisa desacelerar e aterrissar com estabilidade. Grande parte do que passa como treinamento de agilidade é apenas movimento sincronizado. Uma melhor filosofia é *ensinar* o movimento, não *marcar* o movimento. Não peça apenas para os atletas correrem ao redor de cones em uma tentativa de diminuir seus tempos. Ensine-os o modo apropriado de executar um giro à direita, giro à esquerda ou um desvio de 45°.

Para fazer isso, começamos com simples manobras na escada. Observe que este equipamento é chamado de escada de agilidade, e não escada de velocidade. Uma escada não tornará o atleta mais rápido, mas pode melhorar a coordenação e ajudar a ensinar os conceitos de mudança de direção.

PÉS RÁPIDOS?

Com muita frequência, ouço alguém perguntar "Como posso melhorar a velocidade ou agilidade do pé do meu filho?". Parece que todos sempre desejam o atalho e a cura rápida. A melhor questão pode ser "Você acha que consegue melhorar a velocidade do pé?" ou, talvez, a questão maior "A velocidade do pé realmente importa?". Isto leva à pergunta "A velocidade do pé tem algo a ver com a agilidade?".

Treinadores e pais lendo isto provavelmente estão afirmando "Este sujeito é louco? Quantas vezes ouvimos que velocidade mata?". Acho que o problema é que os treinadores e pais equiparam pés rápidos com ser rápido e pés ligeiros com ser ágil. Contudo, ter pés rápidos não lhe torna mais rápido, assim como ter pés ligeiros não lhe torna mais ágil. Em alguns casos, pés rápidos podem na realidade lhe deixar lento.

Com frequência, vejo pés rápidos em detrimento da aceleração. Na verdade, uma boa quantidade de nossos atletas de giros rápidos, aqueles que poderiam ser descritos como tendo pés rápidos, são bem lentos na largada. O problema de ter pés rápidos é que você não usa bem o chão para produzir a força. Imagine o chão como o poço do qual você extrai velocidade. Não é o quão rápido os pés se movem, mas, sim, o quanto de força é aplicada no chão. Esse é o princípio de ação-reação da física básica. A força contra o chão se iguala ao movimento à frente. É por isso que os atletas com melhores saltos verticais em geral são os mais rápidos. Tudo se resume à produção de força. Técnicos podem argumentar que o salto vertical não corresponde à velocidade horizontal, entretanto, anos de dados provenientes da NFL Combine discordam disso. A força contra o chão é a força no chão. A verdade é que os pais deveriam estar perguntando sobre melhora no salto vertical, não sobre pés rápidos. A minha resposta padrão é "O lorde da dança, Michael Flatley, possui pés rápidos, mas na realidade não vai a lugar algum". Se você mover seus pés rápido e não ir a lugar algum, tem importância? É a velha questão da "árvore caindo na floresta".

A melhor solução para pés lentos é ter pernas mais fortes. Os pés não importam tanto quanto as pernas importam. Pense deste modo. Se você se posicionar na linha de largada e der um primeiro passo rápido, mas não conseguir um bom impulso com a perna que está atrás, você não irá a lugar algum.

A realidade é que um rápido passo inicial é o resultado de um poderoso impulso inicial. Devemos mudar os chavões e começar a dizer "Este garoto tem um grande impulso inicial". A força na região inferior do corpo é a real cura para pés lentos e a real ferramenta para velocidade e agilidade.

Penso que a essência do desenvolvimento de pés rápidos está na força unipodal e no trabalho de estabilidade unipodal (habilidades de aterrissagem). Se você não conseguir desacelerar, você não conseguirá acelerar, não pelo menos mais de uma vez. Um dos aspectos que eu amo é a mágica ideia das séries de manobras. Essa teoria defende que desenvolver velocidade e agilidade nos pés não é um processo de ganhar força e potência, mas, sim, uma questão de achar a série da manobra perfeita. Digo a todos que se existisse uma manobra mágica, praticaríamos ela todos os dias. A realidade é que tudo se resume à potência e ao sistema nervoso, duas áreas que mudam lentamente com o passar do tempo.

Então, como desenvolvemos velocidade, aceleração e agilidade? Infelizmente, precisamos fazer isso do modo lento, tradicional. É fundamental aumentar a potência, os freios e o acelerador. Para mim, a resposta é sempre a mesma – o desenvolvimento de velocidade, agilidade e aceleração simplesmente provém de um bom treinamento. Precisamos trabalhar a força e potência da região inferior do corpo e precisamos fazer isso de forma unipodal.

Manobras na escada de agilidade

Conforme já mencionado, a escada de agilidade é uma ferramenta para aquecimento, mudança de direção e movimento multiplanar. A escada é usada por cerca de cinco minutos, duas vezes por semana, e não é uma manobra mágica ou que soluciona todos problemas. É apenas uma grande ferramenta para ensinar trabalho com os pés, mudança de direção e conceitos de parada como parte do aquecimento. Utilizamos escadas pequenas com cerca 4,5 m de comprimento. Além disso, quando escolho manobras na escada, gosto de imaginar o movimento em todos os três planos. Pegue pelo menos uma manobra em que o atleta movimente-se na escada no plano frontal, uma manobra em que fique de frente para a escada e movimente-se no plano sagital e uma manobra com um componente rotatório ou transversal. Lembre-se de que a escada não é uma ferramenta de condicionamento e escadas longas e repetições curtas são o caminho para passadas lentas, não rápidas.

SHUFFLE AMPLO E PARADA

Popularmente conhecido como o *Shuffle* do Ickey após a dança de *touchdown* do *running back* dos *Cincinnati Bengals*, Ickey Woods, o *shuffle* amplo e parada (ver Fig. 5.42) é uma manobra de contagem até três. As manobras na escada dividem-se em manobras de contagem até dois com uma cadência 1-2, manobras de contagem até três com uma cadência 1-2-3 e manobras de contagem até 4.

A ação é dentro-dentro-fora. Em outras palavras, o atleta inicia no lado esquerdo da escada, de pé, sobre o pé esquerdo. A ação da manobra é agora direita-esquerda-direita: dois pés na escada seguidos por uma aterrissagem estável no lado oposto sobre o pé direito. Ele quer parar esta aterrissagem para uma contagem de "um um mil". A essência desta manobra é o descompasso, que é o componente básico de muitas manobras evasivas ofensivas no esporte. O drible cruzado no basquetebol e o drible amplo no hóquei no campo ou no gelo são alguns exemplos de execução de um descompasso para enganar um oponente.

Os pés devem se mover com rapidez, precisão e baixos na escada. Gostamos de dar as dicas "dentro-dentro-fora" e "parado". A questão-chave é rapidez na escada e estabilidade unipodal na aterrissagem do lado de fora. Com nossas manobras na escada de agilidade, todas as manobras que começam para a frente são feitas para trás no retorno, portanto, o atleta deve fazer o *shuffle* amplo e a parada para a frente e o retorno invertido. Lembre-se de que, em muitos esportes, o movimento não ocorre apenas para a frente.

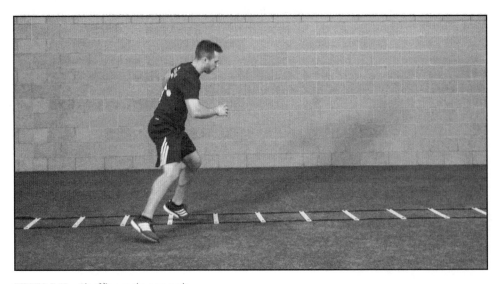

FIGURA 5.42 *Shuffle* amplo e parada.

SHUFFLE RÁPIDO

O *shuffle* rápido é a mesma manobra sem a parada. Em vez de uma aterrissagem estável unipodal do lado externo, utilize uma ação rápida do pé para cruzar imediatamente para o outro lado.

SHUFFLE RÁPIDO E PARADA

Após três semanas de aprendizado do *shuffle* amplo e parada e do *shuffle* rápido, avance para parada em um lado e rápido para o outro (ver Fig. 5.43). Essa sequência inteira compreende dois trajetos para cima e para baixo na escada. Movimente-se para cima na escada, rapidamente, no lado direito, pare do lado esquerdo e volte no lado inverso. Depois troque os lados, vá, rapidamente, para a esquerda e pare do lado direito, para a frente e para trás. Esta é uma excelente manobra para combinar os pés e o cérebro. O atleta precisa mover os pés e pensar, o que pode ser a essência do esporte.

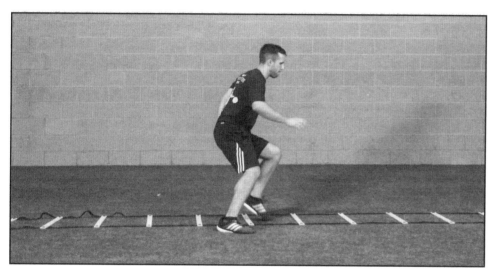

FIGURA 5.43 *Shuffle* rápido e parada.

CRUZADA NA FRENTE

Esta é outra manobra básica com contagem até três, com o pé rápido na escada (ver Fig. 5.44). A sequência agora é dentro-fora-fora. O atleta inicia com os dois pés do lado de fora da escada. A partir do lado esquerdo, o primeiro passo é um passo cruzado para dentro da escada com a perna esquerda. A direita então dá um passo cruzado na escada, seguida pela perna esquerda. A sequência é esquerda-direita-esquerda. Gosto de falar "cruze para dentro, para fora, para fora", assim os atletas podem pegar a ideia e o ritmo. Também gosto de usar um tempo de valsa de 1-2-3, 1-2-3 para fazer os atletas pensarem sobre os contatos do pé. Avance para a frente e volte para trás de costas.

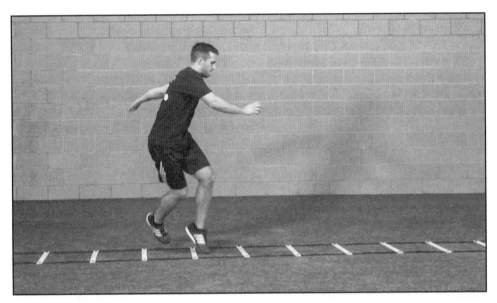

FIGURA 5.44 Cruzada na frente.

CRUZADA DIFÍCIL

Esta é a mesma ação do pé que a cruzada na frente, porém é muito mais agressiva, de modo que a manobra anterior é uma manobra rápida com o pé, e esta é uma verdadeira manobra de mudança de direção. Na cruzada difícil, indicamos um impulso bem agressivo com a perna que está do lado de dentro, encorajando o atleta a inclinar-se na escada. A aterrissagem é uma parada muito agressiva em uma posição com o apoio dos dois pés, então em vez de ter um ritmo 1-2-3, é mais uma manobra de contagem até dois. A ação é inclinar-se na escada, empurrar fortemente com a perna de dentro para cruzar a escada e aterrissar firme sobre os dois pés no lado oposto. A aterrissagem deve imitar a parada de um patinador ou a ação de um deslizamento do beisebol com os dois pés.

CRUZADA ATRÁS

Esta é a mesma manobra que a cruzada na frente, mas o pé agora cruza atrás. Muitos atletas têm dificuldade, pois esta não é uma ação comum, mas ensinar os atletas a ficar emaranhados nos próprios pés e continuar se movendo é valioso. Além disso, em esportes como o futebol e o hóquei, muitas vezes os movimentos são para trás e podem ser feitos com uma ação cruzada com os pés para trás.

DENTRO-DENTRO-FORA-FORA

Dentro-dentro-fora-fora é uma das minhas manobras favoritas, porque pode ser feita para a frente (ver a Fig. 5.45a), para trás, movendo-se para a direita e movendo-se para a esquerda (ver Fig. 5.45b). Esta é uma manobra de contagem até quatro que prossegue exatamente como parece. Na versão para a frente, o atleta começa com os pés afastados na escada e move-se para a frente na direção dentro-dentro-fora-fora. Os dois pés do lado externo da escada movem-se para dentro e para fora dos quadrados, à medida que o atleta move-se para a frente. As manobras para a direita e para a esquerda são feitas da mesma maneira, porém o esportista inicia de frente para a escada em vez de ficar com os pés afastados.

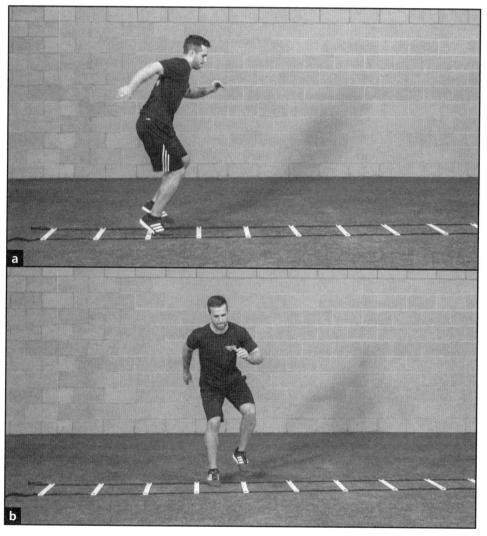

FIGURA 5.45 Dentro-dentro-fora-fora.

FORA-FORA-DENTRO-DENTRO

Adoro esta manobra, pois representa um exercício de percepção espacial. O atleta começa de lado na escada, mas agora deve ir para a direita ou para a esquerda, movendo-se para fora da escada (ver Fig. 5.46). Embora isso pareça simples, o inverso da posição da escada aumenta drasticamente a dificuldade.

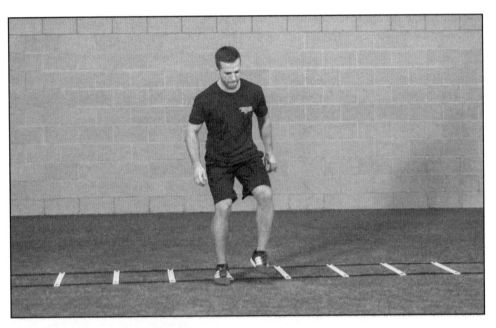

FIGURA 5.46 Fora-fora-dentro-dentro.

TESOURA

O exercício de tesoura (ver Fig. 5.47) é uma manobra no plano sagital, lateral simples, na qual o atleta começa com um pé na escada e move-se lateralmente apenas alternando os pés. Se for para a direita, o atleta começa com o pé direito no primeiro quadrado e apenas move-se para baixo, na escada, em uma sequência esquerda-direita-esquerda-direita.

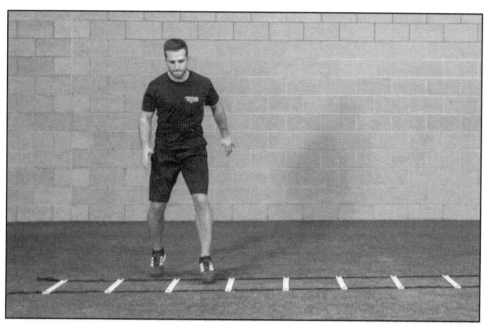

FIGURA 5.47 Tesoura.

TROCA DE QUADRIL

A troca de quadril (ver Fig. 5.48) é basicamente a tesoura com um cruzamento. À medida que os pés movem-se, o pé que está mais afastado cruza sobre o quadrado seguinte. Esta manobra adiciona um componente rotatório ou transversal a uma manobra lateral.

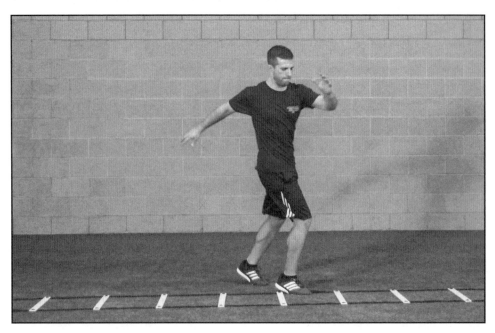

FIGURA 5.48 Troca de quadril.

Existem várias outras manobras para escolher, com variações infinitas. A questão-chave é manter a simplicidade. Use uma mistura de exercícios lineares e laterais na escada e inclua alguma manobra com componente rotatório. Veja a escada como ela é – uma grande ferramenta para aquecimento e para trabalhar os pés e mudanças de direção.

Este capítulo forneceu algumas progressões simples, porém efetivas, para melhorar a velocidade linear e o movimento lateral. O atleta evolui em um aquecimento específico com manobras que são apropriadas para a ênfase do movimento do dia. Dias específicos são dedicados para velocidade linear e outros são voltados para movimento lateral. Este sistema simples permite que os treinadores projetem os exercícios facilmente e que os atletas estejam bem preparados para os esforços que devem fazer. Os aquecimentos incluem progressões para o sistema neuromuscular e são baseados na ciência atual sobre aquecimentos e redução de lesão para fornecer uma abordagem segura. Lembre-se de que o treinamento funcional é o treinamento que faz sentido. Um aquecimento relacionado às manobras e atividades a serem feitas também faz sentido.

REFERÊNCIAS

Currier, D.P., and R.M. Nelson. 1992. *Dynamics of Human Biologic Tissues*. Philadelphia: Davis.

Davies, C., and A. Davies. 2004. *The Trigger Point Therapy Workbook*. New Harbinger Publications.

Gambetta, V. 1995. *Straight Ahead Speed* (video). Gambetta Sports Systems. Hyman, M., and M. Liponis. 2005. *Ultra-Prevention*. Atria Books.

McGill, S.M., and S. Brown. 1992. Creep response of the lumbar spine to prolonged full flexion. *Clinical Biomechanics*. 7: 43-46.

Myers, T. 2009. *Anatomy Trains: Myofascial Meridians for Movement Therapists*. 2nd ed. Philadelphia: Churchill Livingstone, Elsevier.

Porterfield, J., and C. DeRosa. 1998. *Mechanical Low Back Pain: Perspectives in Functional Anatomy*. Philadelphia: Saunders.

Sahrmann, S. 2002. *Diagnosis and Treatment of Movement Impairment Syndromes*. St. Louis: Mosby. Weyland, P. 2000. Mechanical basis of human running speed. *Journal of Applied Physiology*. 89(5): 1991-1999.

Wilhelmi, B.J., S.J. Blackwell, J.S. Mancoll, and L.G. Phillips. 1998. Creep vs. stretch: A review of viscoelastic properties of skin. *Annals of Plastic Surgery*. 41: 215-219.

CAPÍTULO 6

Treinamento para a região inferior do corpo

As minhas perspectivas sobre o treinamento para membros inferiores mudaram drasticamente desde a publicação da primeira edição deste livro. Durante a última década, passamos de um programa bem convencional orientado ao agachamento livre (*back squat*) para um programa orientado ao agachamento pela frente (*front squat*) e, por fim, a um programa centrado, principalmente, em torno de levantamento terra unilateral e variações de agachamento unilateral. Em determinadas situações, primeiro usamos agachamentos bilaterais e levantamentos terra bilaterais, mas a ênfase passou para exercícios mais unilaterais quando se trata de desenvolver a força nos membros inferiores.

A razão primária para essa evolução na estratégia de treinamento da região inferior do corpo é nosso desejo de atingir, com mais objetividade, estas três metas:

- *Ausência de lesões no treinamento.* Quase todas as dores nas costas de nossos atletas resultaram do trabalho de agachamento com muita carga.
- *Diminuição das lesões na temporada competitiva.* Um programa de exercícios unilaterais parece reduzir mais lesões do que um programa que salienta o trabalho bilateral.
- *Melhora do desempenho.* Os atletas que treinam com exercícios unilaterais observaram ganhos semelhantes ou melhores no desempenho em relação ao tempo em que praticavam exercícios bilaterais.

Embora possamos concordar que a força funcional nos membros inferiores deva ser a ênfase primária em qualquer programa de treinamento de alta qualidade, muitos discordarão sobre como desenvolvê-la. Sabemos que quase toda a equipe esportiva e muitos esportes individuais baseiam-se fortemente em velocidade, e o primeiro passo na melhora da velocidade é a melhora da força. Quer seja o objetivo melhora do desempenho, prevenção de lesões, ganhos em força ou ganhos em massa muscular, o treinamento da região inferior do corpo é o melhor modo de realizar tudo isso.

INICIANDO COM AGACHAMENTOS SEM CARGA EXTERNA

Com frequência, nosso treinamento de força para os membros inferiores começa com o domínio do agachamento usando apenas o próprio peso e do levantamento terra sumô com *kettlebell*, ambos exercícios bilaterais. O agachamento e a flexão do quadril ainda são considerados habilidades de movimento fundamentais. Contudo, para muitos atletas, exercícios com mais dominância do quadril, como o levantamento terra sumô com *kettlebell* ou levantamento terra com *trap-bar*, são um ponto de partida melhor do que o agachamento. Os levantamentos terra podem ser mais fáceis de dominar e com frequência são menos limitados pelos aspectos de mobilidade. Ensinar um atleta a realizar um agachamento corporal ainda é importante e revelará informações significativas sobre flexibilidade e seu potencial para desenvolver uma lesão.

A questão é como colocar carga no agachamento e se isso deve ser feito. O agachamento apenas com o peso do corpo e com carga externa apresenta problemas únicos de um ponto de vista físico e psicológico. No sentido mais simples, precisamos nos perguntar: "Devemos colocar carga externa em um atleta que não consegue realizar de forma perfeita um agachamento apenas com o peso do corpo"?

Para entender os desafios de ensinar o agachamento, é fundamental primeiro examinar a psicologia de levantar pesos em geral. Há um aspecto machista, mais evidente nos homens jovens, que torna o aprendizado dos exercícios de treinamento de força muito difícil. Este processo de aprendizado motor torna-se particularmente difícil em um cenário coletivo. Muitos poucos atletas desejam tentar o movimento de agachamento sem peso externo para desenvolver a mobilidade necessária para realizar o exercício de modo adequado. Pelo contrário, os atletas querem levantar pesos e querem ser desafiados.

Com frequência, um atleta que agacha muito mal é ainda estimulado a "ficar mais forte" por um técnico bem-intencionado. O fisioterapeuta Gray Cook descreve esse erro como "acrescer força à disfunção". O que Cook está dizendo no sentido mais simples é que, se você não conseguir agachar bem, não agache com pesos. Ao permitirmos que um atleta com uma técnica deficiente agache com carga externa, estaremos simplesmente acrescentando força a uma disfunção de movimento. O atleta ainda tem um padrão ruim, mas o padrão ruim será perpetuado com uma carga externa. Esse é um erro comum de treinamento de força no âmbito escolar ou universitário e pode ser a raiz da dor nas costas de muitos atletas.

Por isso, o conselho inicial que um técnico deve dar ao atleta é "Ganhe mobilidade" ou "Aperfeiçoe seu padrão de agachamento". Apenas após a técnica correta ser estabelecida é que o atleta deve acrescentar carga ao exercício.

A nossa abordagem atual é trabalhar a mobilidade para desenvolver o padrão de agachamento antes de colocar carga nele e realizar a maioria da carga no padrão de agachamento em exercícios unilaterais. O padrão de dominância do joelho unilateral é o mais simples de ensinar e é muito mais utilizável.

O agachamento bilateral é mais bem aprendido como parte do aquecimento, presumindo que o aquecimento é realizado fora da sala de musculação, assim o atleta não fica pensando "Quanto de peso há na barra e quem está me observando?". Do ponto de vista psicológico, removemos uma barreira para ter sucesso no aprendizado do agachamento. O desejo de acrescer continuamente carga externa na sala de musculação força o atleta de volta aos padrões de movimento errados e familiares. Trabalhar a mobilidade do agachamento como parte do aquecimento tem o efeito oposto. Embora seja enfatizada a mobilidade do agachamento em nossos aquecimentos, de modo simultâneo, trabalhamos força unipodal no programa de força por meio de nossas progressões unilaterais da região inferior do corpo.

Os nossos atletas podem também desenvolver a força no quadril e nas costas com exercícios como levantamentos terra sumô com *kettlebell* ou levantamentos terra com *trap-bar* (um exercício muito mais simples de aprender do que o agachamento devido à amplitude de movimento do quadril diminuída), enquanto simultaneamente trabalha-se a força unipodal e a mobilidade.

DISTINGUINDO O AGACHAMENTO DO LEVANTAMENTO TERRA

Quando as pessoas me pediam para definir a diferença entre um agachamento e um levantamento terra, eu costumava ter uma resposta simples. No levantamento terra, o peso está nas mãos (ver Fig. 6.1a). Para mim, esse era o modo mais fácil de distinguir entre agacha-

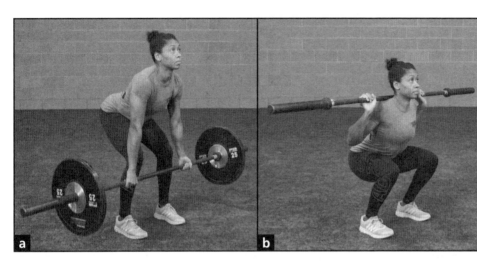

FIGURA 6.1 (a) Levantamento terra e (b) agachamento.

mentos e levantamentos terra. Para os agachamentos, a barra está sobre os ombros (ver Fig. 6.1b), na frente ou atrás. Ambos os levantamentos se parecem muito, mas, se um levantamento terra for definido por um peso nas mãos, o que está representado na Figura 6.2?

Os leitores familiarizados com o exercício poderiam dizer que este é um agachamento a fundo com a perna traseira elevada ou, se você gosta de nomes bobos, um avanço búlgaro (bobo porque não é bem búlgaro nem avanço). Mas o peso não está nas mãos? O argumento será de que é um agachamento, pois o tronco está mais ereto.

O treinamento de força para membros inferiores pode ser dividido em padrões de dominância do joelho e padrões de dominância do quadril. No passado, isso era dividido em agachamentos bilaterais e levantamentos terra bilaterais e suas variações.

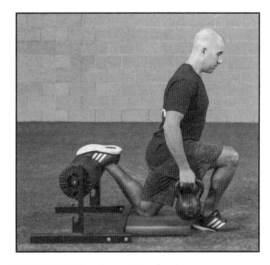

FIGURA 6.2 Agachamento a fundo com a perna traseira elevada.

Meu ponto é que o quadro que temos agora é muito mais complicado. O nosso menu de exercícios evoluiu tanto que as velhas definições de agachamento e levantamento terra não mais se aplicam e precisamos de novas definições. No agachamento Goblet, o peso está nas mãos, mas acima da linha da cintura. É um agachamento. Talvez um tipo de agachamento frontal, mas não obstante, um agachamento. No levantamento terra sumô com *kettlebell*, o peso está nas mãos, mas o padrão de movimento pode ser transformado em um padrão de dominância do joelho que se parece mais com um agachamento do que com um levantamento terra.

A Figura 6.3 é um levantamento terra com *trap-bar* ou um agachamento com *trap-bar* ou isto depende de como o exercício é feito? Se um exercício que é chamado de levantamento terra com *trap-bar* possui um padrão de movimento do tipo agachamento, então se torna um agachamento do tipo *trap-bar*? No agachamento a fundo com o pé traseiro elevado no estilo maleta, o peso está nas mãos e abaixo da cintura, mas estes exercícios claramente não são parecidos com levantamentos terra.

Desse modo, voltamos à definição de um levantamento terra. Trata-se de um levantamento terra se o peso é erguido do chão e depois levado de volta ao chão? Essa poderia ter sido minha definição até ler *Easy Strength* de Dan John e Pavel Tsatsouline. Os autores podem ter redefinido agachamentos e levantamentos terra. Eles fazem a distinção da seguinte forma: "um levantamento terra possui um padrão de movimento dominante do quadril com pouca atuação dos joelhos" (179).

Em outras palavras, um movimento de dominância do quadril é um levantamento terra e um movimento de dominância do joelho é um agachamento. Um movimento de dominância do quadril possui, como John e Tsatsouline afirmam, "movimento de quadril amplo com inclinação mínima de joelho". Pense nas oscilações com *kettlebell* (ver Fig. 6.4) e o erroneamente chamado de levantamento terra com perna estendida (ver Fig. 6.5). Gosto do termo *levantamento terra com perna estendida modificado*. Com a popularidade das oscilações e o surgimento da *trap-bar*, a paisagem mudou um pouco.

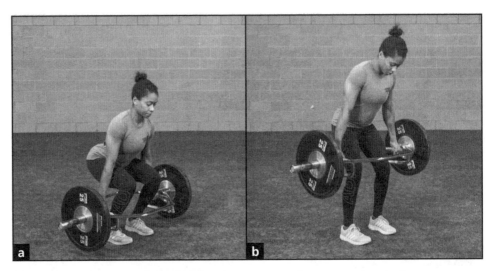

FIGURA 6.3 Um levantamento terra na *trap-bar* ou um agachamento na *trap-bar*?

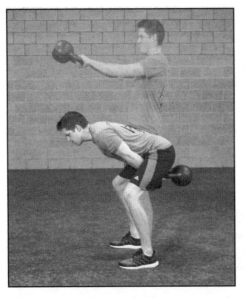

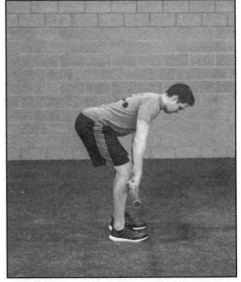

FIGURA 6.4 *Swing* com *kettlebell*.

FIGURA 6.5 Levantamento terra com perna estendida ou levantamento terra com perna estendida modificado.

Talvez, devamos reexaminar alguns exercícios e classificá-los usando as definições de John e Tsatsouline.

Vamos analisar o levantamento terra sumô (ver Fig. 6.6). Cadeia anterior? Talvez. Cadeia posterior? Talvez. O alvo é o adutor? Certamente. É um levantamento terra? Quando eu era atleta de *powerlifting*, isto era o levantamento terra para quem agachava. Nos meus dias de *powerlifting*, praticava o levantamento terra no estilo sumô porque minhas pernas eram muito mais fortes do que minhas costas.

Um atleta que realiza o *wide-stance squatting* com uma base aberta que possua dominância da cadeia anterior (quadríceps, padrão joelho dominante), provavelmente, trabalhará mais no levantamento terra sumô do que no levantamento terra convencional. Tal atleta basicamente realiza um agachamento no levantamento terra, enquanto mantém a barra nas mãos. Em termos de dominância de joelho ou dominância de quadril, penso que temos que votar a favor do joelho. Na primeira edição de *Functional Training for Sports*, chamei estes de híbridos, exercícios que não pareciam se encaixar bem nas categorias de dominância de joelho ou quadril.

Na Figura 6.7a, a versão sem carga deveria ser um levantamento terra sumô. Adicione um *kettleball* como indicado e ele se tornará um levantamento terra sumô (Fig. 6.7b). Coloque a carga até a posição Goblet e torna-se um agachamento Goblet (Fig. 6.7c). Confuso? Espero que não. O ponto é que as coisas nunca são tão claras ou simples como gostaríamos que fossem.

Conclusão: quem se importa? É tudo semântica. Em um encontro de *powerlifting*, o levantamento terra será sempre aquele feito do chão. Contudo, na ginástica e em programas de desempenho esportivo, o menu mudou. Exercício com dominância do quadril e mínimo envolvimento do joelho? Levantamento terra. Padrão de movimento de joelho e quadril compartilhados? Agachamento.

Para tornar as coisas piores (ou melhores), gostaria que você ensinasse aos seus atletas o agachamento bilateral (agachamento livre, forma tradicional com carga nos trapézios), mas quando começarem a ficar fortes, você deve trocar para variações unilaterais do agachamento ou levantamento terra ou se você realmente quiser manter o padrão bilateral (bipodal) que utilize o *trap-bar*. O conceito de basear-se mais no treinamento unilateral para os membros inferiores do corpo é fundamentado em uma ideia simples (quando corremos e saltamos, na maior parte do tempo estamos em apoio unipodal) e em uma ideia não tão simples, algo conhecido como o *deficit* bilateral.

O "fenômeno do *deficit* do membro bilateral (DMB) é a diferença na capacidade de gerar força máxima ou quase máxima dos músculos quando estão contraídos sozinhos ou em combinação com os músculos contralaterais. Um *deficit* ocorre quando a força unilateral somada é maior do que a força bilateral. O DMB tem sido observado por di-

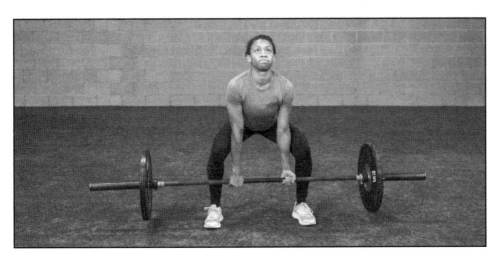

FIGURA 6.6 Levantamento terra sumô.

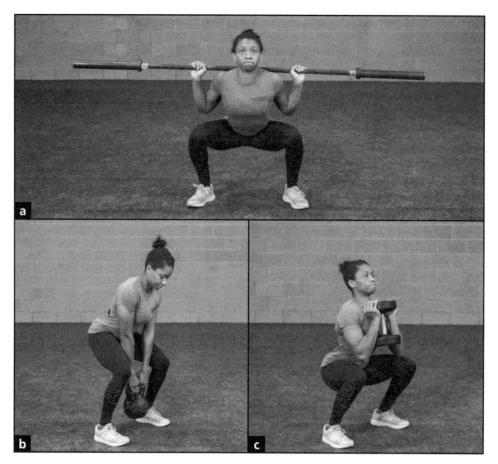

FIGURA 6.7 (a) Agachamento sumô; (b) levantamento terra sumô; (c) agachamento Goblet.

versos pesquisadores nos membros superiores e inferiores, em contrações isométricas e dinâmicas" (Kuruganti, Murphy e Pardy, 2010).

O que isso significa? Significa que um atleta consegue realizar agachamento unilateral com mais da metade da carga que agacharia em duas pernas. Na realidade, somos mais fortes com um pé no chão do que com ambos os pés no chão, se você dividir por dois. Todos os atletas com os quais trabalhamos conseguem realizar um agachamento unipodal com o pé traseiro elevado com significativamente mais da metade da carga do que conseguiriam em um agachamento livre. Quando testamos o agachamento frontal e o agachamento a fundo com o pé traseiro elevado, muitos de nossos atletas conseguem realizar o agachamento a fundo e o agachamento frontal com as mesmas cargas. Sei que parece impossível, mas não é.

Portanto, o primeiro passo é ainda ensinar o padrão de agachamento. Observe que eu disse *padrão de agachamento* e não *agachamento*. O objetivo é a mobilidade na posição de agachamento, não agarrar uma barra na posição de agachamento normal ou frente. Apenas tentar ensinar a um atleta o agachamento corporal, o agachamento Goblet ou o levantamento terra sumô com *kettlebell* pode revelar importantes informações sobre força, flexibilidade e risco de lesões. Agachamentos corporais e agachamentos Goblet podem ser usados para avaliar a mobilidade nos quadris e tornozelos, flexibilidade nos isquiotibiais e a condição geral da região inferior do corpo.

Os atletas que não conseguem realizar o agachamento corporal em uma posição com as coxas em paralelo com o chão (ver Fig. 6.8) tendem a apresentar deficiência na mobilidade do tornozelo ou quadril, falta de flexibilidade nos isquiotibiais ou uma combinação dos três. O primeiro passo para a correção de um problema no padrão de agachamento é tentar um agachamento com os calcanhares elevados. Erguer os calcanhares em uma prancha de 2,5 por 10 cm ou uma cunha especialmente confeccionada deve permitir, à maioria dos atletas, o agachamento na profundidade adequada. Desse modo, a prancha fornece mobilidade artificial ao tornozelo.*

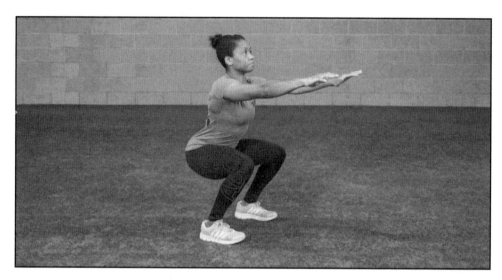

FIGURA 6.8 Os atletas que não conseguem realizar o agachamento corporal em uma posição com as coxas em paralelo com o chão tendem a apresentar deficiência na mobilidade do tornozelo ou quadril, falta de flexibilidade nos isquiotibiais ou uma combinação dos três.

Observação: erguer os calcanhares não prejudica os joelhos de forma alguma. A ideia de que elevar os calcanhares aumenta o estresse sobre os joelhos não é sustentada por nenhuma pesquisa científica que tenhamos lido. Na verdade, os halterofilistas olímpicos e *powerlifters* de competição têm usado calçados com elevação do calcanhar na competição e no treinamento há décadas.

O padrão de agachamento adequado envolve ensinar o atleta a manter o peso sobre os calcanhares e flexionar os quadris como se sentasse em um banco bem atrás. Quando a maioria dos atletas ouve a palavra "agachamento", suas mentes dizem a seus corpos para abaixar os quadris do modo mais fácil possível.

Para os atletas mais fracos, com frequência o modo mais fácil é aquele que não impõe muito esforço nos músculos fracos (geralmente o quadríceps). Os atletas mais fracos ou que retornam de lesões, em geral, tentam abaixar o centro de gravidade inicialmente colocando os joelhos à frente sobre os artelhos até o limite da amplitude de movimento do joelho ser atingido (ver Fig. 6.9). Então, e somente então, o movimento começa a ser centrado na articulação do joelho. Esse tipo de agachamento de dominância de tornozelo leva à flexão excessiva do joelho para atingir uma posição com as coxas em paralelo ao chão.

---

*N. de R.T.: esta prática não é sustentada pela maioria dos educadores físicos e fisioterapeutas brasileiros em função de que se trata de criar uma compensação para uma disfunção que permita ao atleta agachar. Como Michael Boyle é um treinador de atletas, ele não está interessado em corrigir padrões defeituosos. Visto que esta compensação não traz um maior risco de lesões, ele pode se sentir à vontade para usar este recurso.

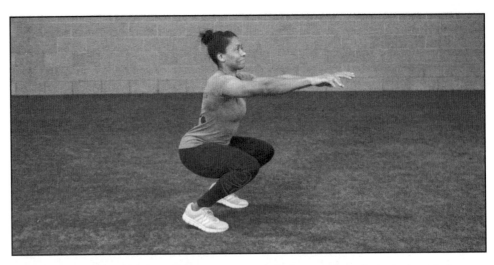

FIGURA 6.9 Os atletas mais fracos ou que retornam de lesões, com frequência, tentam abaixar o centro de gravidade inicialmente colocando os joelhos à frente sobre os artelhos até o limite da amplitude de movimento do joelho ser atingido.

AGACHAMENTO ESTILO *POWERLIFTING* PARALELO AO SOLO

A maioria dos terapeutas e preparadores físicos comete o erro de descrever o agachamento unicamente baseado no ângulo do joelho, em geral orientando os pacientes a agacharem-se a 90°. Contudo, o objetivo é uma posição na qual o fêmur (osso da coxa) esteja em paralelo com o chão. Um ângulo de joelho de 90° pode ser atingido bem antes de as coxas ficarem paralelas ao solo.

Os treinadores de força, por outro lado, em geral não definem o agachamento profundo pelo ângulo do joelho, mas, sim, por essa relação em paralelo dos fêmures com o chão. O agachamento com os fêmures paralelos ao solo muitas vezes resulta em um ângulo de joelho de mais de 135° se o atleta tiver um agachamento de dominância de tornozelo. Esse tipo de agachamento de dominância de tornozelo é frequentemente observado em atletas com dores no joelho ou tendinite patelar (tendinite no tendão do quadríceps).

Para ensinar e aprender o padrão de agachamento, é fundamental combinar o desejo do terapeuta de limitar a amplitude de movimento da flexão de joelho do atleta com o desejo do técnico de colocar as coxas do atleta paralelas ao chão. Técnicos, treinadores e terapeutas precisam falar a mesma linguagem. O atleta deve receber instruções que abordem as preocupações do técnico e as preocupações do treinador ou terapeuta. O atleta deve aprender a realizar o agachamento sem carga externa de um modo que minimize a amplitude de movimento do tornozelo e maximize a amplitude de movimento no joelho.

O agachamento profundo é sempre ensinado em nosso programa. Consideramos um agachamento profundo aquele no qual a parte de cima das coxas fica paralela ao chão.

Temos usado caixas pliométricas de 30 cm como gabaritos de profundidade para ensinar o agachamento. Ajustamos a altura com coxins Airex para obter uma profundidade paralela, mas você ficará surpreso ao perceber quantos atletas podem usar uma caixa de 30 cm.

Por favor, observe que estes não são agachamentos na caixa, mas, sim, agachamentos apenas com o peso do corpo ou do tipo Goblet feitos na caixa para calibrar a profundidade. O meio agachamento e a outra variante equivocada, o um quarto de agachamento, nunca deveriam ser praticados ou ensinados. Estas variações tecnicamente equivocadas geram um maior risco de lesões em função de permitirem sua execução com uma carga muito maior do que aquela para a qual a pessoa estaria apta a realizar.

Os atletas com flexibilidade normal podem agachar a uma posição com as coxas paralelas ao chão sem a necessidade de elevação de calcanhar. Atletas menos flexíveis podem usar a elevação de calcanhar. Aprender o padrão de agachamento é o primeiro passo para aumentar a força na região inferior do corpo, a velocidade e o salto vertical.

O conceito do agachamento mais profundo que o paralelo tornou-se popular em alguns meios. Contudo, deve-se ter cuidado ao realizá-lo em profundidade maior do que a "profundidade paralela ao solo". Carl Klein, em seu trabalho referência da década de 1970, *O Joelho nos Esportes*, alertou contra a realização de agachamentos totais. Infelizmente, muitos leram os comentários de Klein, mas não seu livro. Como dizem, o diabo está nos detalhes. Klein advertiu contra o uso do agachamento total e iniciou uma significativa controvérsia. Contudo, poucos médicos que seguiram o conselho de Klein realmente leram o livro ou olharam as figuras.

Klein aconselhou que "quando a flexão total se aproxima, as fibras anteriores dos ligamentos colateral medial e lateral são enrijecidas e se estendem além do estado de seu comprimento normal. O ligamento cruzado anterior também é estendido na flexão total do joelho, uma vez que o joelho é forçado além pelo efeito de fulcro, especialmente se houver presença de saliência na região posterior da coxa e musculatura da panturrilha. A ação contínua desta natureza, por fim, enfraquecerá a integridade desses ligamentos de sustentação e, possivelmente, diminuirá a proteção fornecida pelo reflexo miotático que ocorre em situações de alongamento excessivo" (14).

Klein prossegue afirmando que "a profundidade do agachamento deve ser controlada, com as coxas parando na posição paralela. Muito além desse ponto, a reação entre os isquiotibiais e o músculo da panturrilha começa a trabalhar como uma alavanca para forçar a articulação separada na frente, bem como nas laterais, alongando os ligamentos" (30).

Mesmo quarenta anos após, é difícil argumentar contra a lógica de Klein. Existem algumas preocupações válidas a respeito de lesões com o agachamento abaixo do paralelo.

O principal problema estava na definição de Klein de um agachamento total. O agachamento total de Klein era uma versão mais profunda que o paralelo, usada principalmente por halterofilistas olímpicos, mas agora popular entre fisiculturistas que erguem grandes cargas.

Klein traz um conceito bastante válido segundo o qual, "na posição de agachamento total, o chifre ou borda posterior da cartilagem medial está preso entre a tíbia e o fêmur... se ocorrer qualquer ruptura da mecânica da articulação nesse momento, quando a parte posterior da cartilagem permanecer fixa e a parte anterior estiver se movendo à frente, o resultado será uma ruptura posterior" (56).

A questão-chave é que "é possível desenvolver grande força na coxa sem correr o risco de flexionar os joelhos para além do paralelo. Portanto, a menos que você seja um halterofilista de competição que considera o agachamento profundo especial eficiente, você será aconselhado a não descer abaixo do paralelo ao exercitar-se" (57).

Conclusão: limite-se ao agachamento *powerlifting* paralelo e evite o agachamento da moda no estilo pistola.*

LINHA DE BASE, REGRESSÕES E PROGRESSÕES

Classificamos nossos exercícios para as regiões superior e inferior como de linha de base, regressões ou progressões. Os exercícios de linha de base são, em geral, o ponto de partida para o atleta normal. A partir daqui, o atleta progride ou regride. As progressões são numeradas de fácil a difícil. As regressões também são numeradas, mas pense nas sequências fácil, mais fácil e facílimo. Portanto, a progressão 3 será um exercício muito difícil, enquanto a regressão 3 será extremamente simples.

---

*N. de R.T.: *pistol squats*, ou agachamento pistola, é a designação para o agachamento unipodal "verdadeiro", ou seja, aquele realizado sem nenhum tipo de apoio para a perna que está no ar.

AGACHAMENTO SEM CARGA EXTERNA

LINHA DE BASE

Para o agachamento sem carga externa (Fig. 6.10), inicie com os braços estendidos na frente do corpo, com as mãos na altura dos ombros. O tórax deve estar elevado e as regiões superior e inferior da coluna devem estar levemente arqueadas e firmes. Os pés devem ficar separados na linha dos ombros e um pouco virados para fora, cerca de 10 a 15°. A base deve ser aberta o suficiente para obter a profundidade adequada se houver problemas de flexibilidade. Uma prancha de 2,5 por 10 cm, uma placa de 5 kg ou uma cunha especialmente confeccionada pode ser colocada sob os calcanhares se o atleta tiver tendência a inclinar-se à frente durante a descida, se os calcanhares perderem contato com o chão ou se a pelve girar posteriormente na descida. Embora muitas autoridades advirtam contra um objeto sob os calcanhares, os atletas em nossas instalações têm apresentado grande sucesso e ausência de dores no joelho com este método.

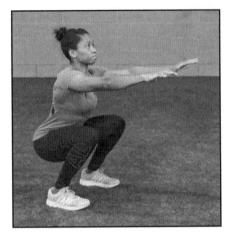

FIGURA 6.10 Agachamento sem peso externo.

A descida

1. Antes de descer no agachamento, inspire profundamente pelo nariz.
2. Ao descer, concentre-se em sentar e colocar o peso do corpo sobre os calcanhares. Gosto de fornecer a seguinte dica aos iniciantes: "Erga os dedos do pé até o topo do calçado". Colocar o peso do corpo sobre o mediopé ou sobre os artelhos causa uma indesejável inclinação à frente. Não perca a respiração. Mantenha as mãos niveladas com os ombros.
3. Desça lentamente até os topos de suas coxas estarem em paralelo com o chão.
4. Na descida, os joelhos devem permanecer sobre os dedos do pé. Não aperte os joelhos para dentro; permita que se abram sobre os dedos do pé.

A subida

1. Concentre-se na elevação com o tronco estendido, levando os quadris acima e à frente.
2. Empurre os calcanhares contra o chão.
3. Expire forçosamente realizando freno labial, como se estivesse soprando velas.

APRENDENDO O AGACHAMENTO GOBLET

REGRESSÃO 1 + PROGRESSÃO 1

A primeira regressão no agachamento envolve adicionar peso. Surpreendentemente, a primeira progressão também envolve o mesmo processo. Na verdade, a progressão e as regressões são o mesmo exercício. Sei que soa contraditório, mas acompanhe meu raciocínio.

AGACHAMENTO GOBLET

REGRESSÃO 1

Em apenas um único outro ponto deste livro, defendo acrescer peso para tornar um exercício mais fácil (mais sobre isto posteriormente). Sei que é um conselho contraintuitivo. Iria mais longe para afirmar que, em 90% dos casos, os problemas na técnica originam-se do uso de excesso de peso. Aprender a agachar-se com o peso do corpo é uma das exceções.

A primeira correção* para qualquer agachamento que não esteja perfeito é sempre uma prancha sob o calcanhar, como já mencionado. A segunda correção é adicionar um haltere na posição Goblet.

No agachamento Goblet (ver Fig. 6.11), popularizado pelo guru da força e condicionamento, Dan John, o haltere é mantido in-

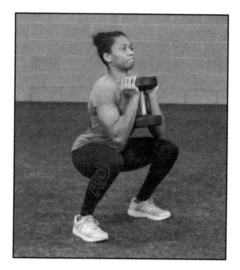

FIGURA 6.11 Agachamento Goblet.

vertido, segurado por uma extremidade. John compara isso a segurar um grande cálice de bebida ou uma tigela de sopa (observação: *agachamento da tigela de sopa* seria um termo bem menos interessante). O ponto importante é que o topo do haltere está tocando o esterno e clavícula, enquanto a parte de baixo fica em contato com o esterno inferior ou processo xifoide.

O efeito da carga no cálice é quase miraculoso. Segurar um haltere na posição de cálice pode tornar um agachamento ruim em um bom agachamento de forma instantânea. É quase um passe de mágica.

Após ouvir Dan John enaltecer repetidamente o agachamento Goblet, conduzimos um experimento simples na academia MBSC. Pegamos todos nossos atletas com dificuldades no agachamento, em sua maioria meninos na adolescência, e acrescemos 5 a 10 kg no agachamento Goblet. Os resultados foram 100% favoráveis. Todos os atletas pareceram melhores. O haltere parece servir como uma ferramenta reativa para ligar o *core* e os estabilizadores da região superior do corpo. Isso resulta em uma melhora significativa na técnica. Novamente, a questão-chave no agachamento Goblet é manter dois pontos de contato (clavícula e xifoide) por todo o levantamento. Se o ponto de contato inferior for perdido, isso indica uma indesejável inclinação à frente que deve ser corrigida.

Nota importante: todos os exercícios para a região inferior do corpo que podem ser feitos com a carga do agachamento Goblet devem usar esta ferramenta em primeiro lugar. Use agachamento Goblet até que o atleta não consiga mais colocar o haltere no lugar. Use halteres em vez de *kettlebells* para obter bons pontos de contato.

---

*N. de R.T.: para fazer a correção, deve-se colocar um suporte nos calcanhares para permitir uma técnica de agachamento aceitável, não se trata de correção, mas de compensação.

AGACHAMENTO GOBLET

PROGRESSÃO 1

Conforme esperado, a mesma técnica que transforma um agachamento ruim em um bom agachamento também transforma um bom agachamento em outro ainda melhor. A nossa primeira opção de carga é a mesma para uma pessoa com uma técnica perfeita e para outra com uma técnica defeituosa – adicionar um haltere na posição Goblet. Esta é a única maneira de adicionar carga a um agachamento até que o atleta não seja mais capaz de manter os dois pontos de contato. Não é incomum para nossos atletas jovens do sexo masculino usarem halteres na posição Goblet. As nossas atletas femininas facilmente conseguem usar 30 a 35 kg. Na realidade, o único momento em que fazemos agachamento com uma barra é quando ajudamos nossos atletas com levantamentos olímpicos (mais sobre isto no Cap. 10).

LEVANTAMENTO TERRA SUMÔ COM *KETTLEBELL*

REGRESSÃO 2

Eu sei, mais confusão. Primeiro, digo que, se você não consegue realizar um bom agachamento, tente colocar peso. Muito contraintuitivo. Agora estou dizendo para regredir para um levantamento terra? Realmente me apaixonei pelos levantamentos terra com *kettlebell* simples e halteres simples. Se não dispuser de *kettlebells* (que possuem pegadores convenientes), o atleta pode apenas virar o haltere, colocá-lo no chão e pegá-lo pela extremidade. O legal sobre um levantamento terra sumô com *kettlebell* é que ele não poderia ser mais simples.

Adote uma postura de agachamento, desça o corpo até alcançar a extremidade do haltere ou a alça do *kettlebell*, pegue-a, tensione os dorsais e trapézios inferiores e levante o objeto (ver Fig. 6.12). Alguns atletas usarão um pouco mais do padrão de levantamento terra (mais movimento do quadril, menos movimento de joelho), mas isso não é incorreto.

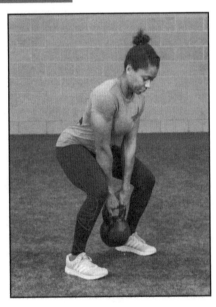

FIGURA 6.12 Levantamento terra sumô.

Em nossa experiência nos últimos anos, esta tem sido uma regressão importante. Continuamos com levantamentos terra sumô com *kettlebells* ou halteres como nosso exercício principal para a região inferior do corpo até o atleta conseguir manusear um haltere mais pesado.

Observação: quase sempre terminamos passando dos *kettlebells* para os halteres. O nosso *kettlebell* mais pesado tem 46 kg. O nosso haltere mais pesado tem 55 kg.

LEVANTAMENTO TERRA COM HALTERES COM PÉS ELEVADOS*

PROGRESSÃO 2

Quando os atletas conseguirem manusear 55 kg (ou o haltere mais pesado), eleve os pés com caixas de 15 cm para aumentar a amplitude de movimento. Isso confere mais três a quatro semanas de progressão. Em geral, quando adicionamos o *deficit*, diminuímos cerca de 10 kg, assim 55 × 5 se torna 45 × 5.

---

*N. de R.T.: no Brasil, esta técnica é referida como "realizar o exercício com *deficit*".

LEVANTAMENTO TERRA NA *TRAP-BAR* OU *HEX-BAR*

PROGRESSÃO 3

O levantamento terra na *trap-bar* ou *hex-bar* (barra hexagonal) (Fig. 6.13) une o levantamento terra com *kettlebell* e agachamento Goblet em três grandes exercícios bilaterais. Enquanto o levantamento terra com *kettlebell* e o agachamento Goblet podem ser vistos como exercícios iniciais básicos, o levantamento terra na *trap-bar* pode ser usado como um exercício de força bilateral mais avançado.

A barra hexagonal é uma grande invenção que permite a ação de levantamento terra (quadril dominante) combinada com um padrão de agachamento (movimento profundo dos joelhos e quadris). De fato, a barra passa pelo corpo, portanto, a questão de puxar a barra reta do chão e ter que mover os joelhos é excluída. Isso elimina as forças de cisa-

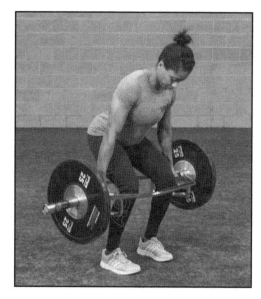

FIGURA 6.13 Levantamento terra na *trap-bar* ou barra hexagonal.

lhamento que podem tornar o levantamento terra problemático para alguns atletas.*

A barra hexagonal também pode ser usada em um padrão de levantamento terra mais convencional (movimento profundo dos quadris com limitação na flexão do joelho) ou um padrão de levantamento terra com a perna estendida modificado. A *trap-bar* é uma ferramenta valiosa porque permite um exercício corporal total bilateral que é mais seguro para as costas do que o agachamento quando feito de modo adequado.

A chave para entender por que o levantamento terra pode ser menos desgastante para a região lombar do que os agachamentos curiosamente se relaciona com a mobilidade do ombro. A compensação para a mobilidade deficiente do ombro é a extensão lombar. A falta de estabilidade do ombro é o principal fator causador da dor lombar. Se um atleta tenta colocar uma barra sobre os ombros para o agachamento, mas carece de mobilidade no ombro, o que ele faz? Estende a coluna lombar. Se tentar elevar seus cotovelos em um agachamento frontal e não tiver mobilidade no ombro, o que ele faz? Estende a coluna lombar.

Assim como os quadris e a coluna estão ligados, também estão a coluna lombar e os ombros. Da próxima vez que você tiver um atleta com dores lombares, não avalie apenas a mobilidade do quadril, verifique a mobilidade do ombro e a seleção do exercício. Isso justifica por que a dor lombar é menos comum no levantamento terra em relação ao agachamento. A eliminação da rotação externa do úmero forçada naqueles que não a possuem pode diminuir os sintomas lombares de forma significativa. É incrível o que você pode aprender quando ouve e pensa.

O levantamento terra na barra hexagonal é o que chamamos de um exercício híbrido na primeira edição de *Functional Training for Sports*, um cruzamento entre um agachamento e um levantamento terra. Em qualquer caso, é fácil de ensinar e mais seguro do que o levantamento terra convencional devido ao formato da barra. A barra hexagonal em formato de diamante permite que o atleta comece por dentro e levante-se com o peso. Diferentemente dos levantamentos terra convencionais, o estresse pode ser mantido fora das costas, pois o atleta pode sentar mais do que inclinar. A barra hexagonal não requer a manutenção da barra próximo às canelas e, assim, elimina muitas ameaças potenciais do levantamento terra convencional.

---

*N. de R.T.: o centro de massa do equipamento passa pelo centro de gravidade do corpo, reduzindo muito o torque na coluna lombar.

DESCARREGANDO O PADRÃO DO AGACHAMENTO

REGRESSÃO 3

Se no agachamento Goblet não for possível produzir uma técnica aceitável, outra opção, em particular para alunos mais velhos, pode ser tirar a carga do padrão de agachamento. Alguns pacientes mais velhos ou atletas lesionados podem estar muito fracos para executar o padrão de agachamento de modo adequado. A retirada da carga permite o trabalho com um peso inferior ao corporal sem ter que recorrer a aparelhos como o *leg press*. A retirada da carga pode ser feita com qualquer aparelho de suspensão (p. ex., anéis, TRX) ou qualquer aparelho de puxada. A carga é acrescida usando-se menos resistência na região superior do corpo (no caso dos anéis ou TRX) ou diminuindo-se o peso no aparelho da puxada. Prefiro o aparelho da puxada, pois permite quantificar a diminuição na assistência.

Após o movimento apropriado ser dominado, é hora de colocar carga. Existem muitas ferramentas para isto, incluindo mas não se limitando a barras, *kettlebells*, halteres, pedras e tijolos. No entanto, lembre: o movimento apropriado vem em primeiro lugar.

DESENVOLVENDO FORÇA EM BASE MONOPODAL

O processo de desenvolver a força em base monopodal avançou significativamente na última década. Há dez anos, era raro ver um atleta realizar um exercício funcional em base monopodal. Na verdade, muitos técnicos ridicularizam os exercícios em base monopodal, como avanços e variações de agachamento unipodal. Se um atleta realizasse exercícios em base monopodal, estes seriam com frequência executados em máquinas que permitissem a execução dos exercícios utilizando uma perna apenas, como um *leg press* ou uma flexão de joelho unilateral. Nos dias atuais, alguns técnicos abandonaram por completo os exercícios convencionais com as duas pernas em favor de um programa com versões estritamente para uma perna, em especial para atletas com problemas lombares ou céticos sobre o treinamento de força. Muitos atletas em esportes que tradicionalmente não enfatizam o treinamento de força pesado possuem muita resistência a exercícios de força como agachamentos livres e *power cleans* (1º tempo do arremesso), mas são mais receptivos à ideia base monopodal e pliometria. O treinamento base monopodal permite um trabalho agressivo para a região inferior do corpo para atletas que talvez evitassem por completo o treinamento de força.

Embora tenha sido ignorada nos programas de força convencionais, a força unipodal pode ser essencial para a melhora de velocidade e equilíbrio e para a prevenção de lesão. A força unipodal é a essência do treinamento de força funcional para a região inferior do corpo; note que todos os exercícios com as duas pernas não são funcionais na maioria dos esportes.

Embora possa ser extremo considerar o agachamento bilateral e o levantamento terra como não funcionais, a afirmação ilustra a necessidade de exercícios em base monopodal em qualquer programa de força. Infelizmente, muitos programas de força ainda focam apenas os exercícios convencionais com as duas pernas como agachamentos e levantamentos terra ou, pior ainda, baseiam-se em exercícios para membros inferiores completamente não funcionais, como *leg press*, extensões e flexões de joelhos.

Para montar de forma adequada o debate funcional *versus* não funcional, volte a uma simples questão que fizemos anteriormente neste livro. Quantos esportes são jogados com ambos os pés em contato com o chão ao mesmo tempo? A resposta é um: os remadores produzem força com ambas as pernas ao mesmo tempo. Contudo, a maioria das habilidades esportivas é realizada em uma perna. Por essa simples razão, é crucial que a força em uma perna seja um ponto crucial no programa de força.

A força em base monopodal é específica e não pode ser desenvolvida por meio de exercícios para as duas pernas. As ações dos estabilizadores pélvicos são diferentes na postura unipodal do que na bipodal. Exercícios para uma perna forçam o glúteo médio (um músculo nas nádegas), adutores e quadrado lombar (um músculo da região lombar) a operar como estabilizadores, função indispensável para as habilidades esportivas. Esses músculos (glúteo médio, adutores, quadrado lombar) não precisam realizar seu papel estabilizador nos exercícios convencionais com duas pernas. Além disso, a força em base unipodal é agora reconhecida como um elemento-chave na redução de lesões e tornou-se um item básico de todos os programas de reabilitação, recondicionamento e prevenção de lesão no joelho.

Esses exercícios em base unipodal são classificados como de linha de base, progressões (1, 2, 3 ou 4) ou regressões da linha de base. Todos os atletas, independentemente do estágio do seu treinamento, devem começar com o exercício de linha de base apropriado para as primeiras três semanas de treinamento. Quase todos os exercícios de progressão 2 podem ser feitos com algum tipo de carga externa por atletas mais experientes, mas lembre-se de que os atletas devem avançar apenas quando já dominaram um exercício. Após os atletas terem dominado o exercício de força fundamental em base unipodal, podem avançar para o próximo exercício de força com uma perna na progressão.

A maioria dos exercícios em base unipodal pode inicialmente empregar uma simples progressão com o peso do corpo. Isso significa que o atleta usa apenas o peso do corpo (sem peso externo) pelas primeiras três semanas, mas aumenta as repetições a cada semana de 8 a 10 a 12 por perna. Este é um conceito de resistência progressiva simples. Atletas mais experientes podem desejar começar com cargas externas (barra, halteres ou coletes com peso), mas isso é desestimulado de início se os esportistas não possuírem experiência com o treinamento em uma perna. À medida que os atletas evoluem no treinamento, qualquer exercício com uma perna pode ser acrescido ao programa contanto que não menos de cinco repetições sejam empregadas.

AGACHAMENTO A FUNDO (PASSADA)

LINHA DE BASE

O agachamento a fundo ou passada (ver Fig. 6.14) pode ser o melhor exercício para desenvolver a força em uma perna. Os agachamentos a fundo são fáceis de realizar e fáceis de aprender, assim são sempre o primeiro passo em nossa progressão para base unipodal. Temos regressões e progressões, mas nosso exercício de linha de base é o agachamento a fundo ou passada.

Para realizar este agachamento, assuma uma postura com os pés separados antero-posteriormente de modo que, ao agachar, a tíbia da perna frente fique a 90° em relação ao solo e separados lateralmente pela largura dos ombros ou mais estreito. Essa posição proporciona dois pontos estáveis em contato com o chão. Para agachamentos a fundo sem carga externa, aperte as mãos atrás da cabeça ou coloque-as sobre os quadris. A

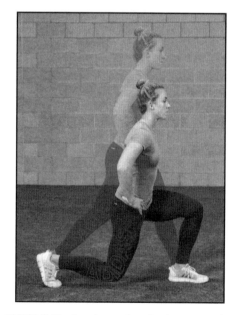

FIGURA 6.14 Agachamento a fundo ou passada.

partir dessa posição, abaixe o joelho da perna traseira até o solo (ou uma almofada Airex), enquanto mantém o peso sobre o calcanhar do pé à frente. É fundamental abaixar o joelho da perna traseira e colocar o peso sobre o calcanhar da frente. Você não quer um grande deslocamento de peso à frente sobre o antepé. O joelho pode se mover à frente sobre os dedos do pé contanto que o peso fique sobre o calcanhar do pé à frente.

Dica de ensino

O técnico de força e condicionamento de Tampa, Brad Kaczmarski, forneceu uma grande sugestão para ajudar a ensinar o agachamento a fundo. Kaczmarski sugere o uso de uma abordagem "de baixo para cima" e esta é uma das primeiras coisas que fazemos se um atleta tem dificuldades em aprender o movimento. Para ensinar o "de baixo para cima", apenas coloque o atleta em uma posição de alongamento de avanço ajoelhado e solicite que se impulsione a partir do calcanhar que está atrás. Dar essa dica rapidamente auxilia o atleta com dificuldades na posição de quadril ou no controle do core.

Por favor, observe que o agachamento a fundo não é um avanço. O exercício não envolve movimento do pé ou dar passadas. Agachamentos a fundo têm o benefício extra de desenvolver equilíbrio e flexibilidade dinâmica nos músculos flexores do quadril.

Pontos técnicos

- Concentre-se em abaixar o joelho da perna traseira até o chão com o peso sobre o calcanhar do pé à frente.
- Mantenha a cabeça e o tórax erguidos. A posição com as mãos atrás da cabeça funciona melhor para os iniciantes.
- Pense no pé da perna traseira como um ponto de equilíbrio. Não tente usar a perna traseira.
- Pense no sentido de baixo para cima se tiver dificuldade.
- O joelho da perna traseira deve estar levemente flexionado. Um *leve* alongamento do flexor do quadril será sentido embaixo quando o atleta estiver posicionado de forma correta.

Indicamos que a carga inicial para todos esses exercícios em base monopodal fique na posição Goblet previamente descrita. Coloque carga na posição Goblet até que o atleta lute para colocar o haltere no lugar (dois pontos de contato) e então troque para uma posição com carga lateral com dois halteres.

Observação: por vários anos, passamos rapidamente de agachamentos a fundo para agachamentos monopodais com o pé traseiro elevado. Em retrospecto, isso pode ter sido um erro. A rápida mudança foi feita porque os atletas queixavam-se da pressão sobre o grande artelho do pé da perna traseira à medida que carga ficava pesada. Assim, trocamos tudo e percebemos que devíamos ter continuado com o agachamento a fundo até o atleta queixar-se de desconforto no grande artelho em vez de simplesmente realizar o agachamento a fundo por três semanas e então logo trocar para uma variação mais avançada. Descobrimos que nossos atletas ficaram muito fortes no agachamento a fundo sem reclamações.

AGACHAMENTO A FUNDO COM O PÉ TRASEIRO ELEVADO

PROGRESSÃO 1

O agachamento a fundo com o pé traseiro elevado foi o principal exercício de força para membros inferiores em nosso programa pelos últimos cinco anos. Recomendamos agachamentos a fundos convencionais pelo menos nas primeiras seis semanas antes de trocar para a versão com o pé traseiro elevado.

Para o agachamento a fundo com o pé traseiro elevado (ver Fig. 6.15), assuma uma posição similar àquela do agachamento a fundo e, além disso, coloque o pé traseiro sobre um banco ou um suporte cilíndrico especial. O pé deve ficar com os cadarços virados para baixo. Não permita que os atletas coloquem os dedos do pé sobre o banco. Os atletas não conseguirão lidar com cargas pesadas no agachamento separado com o pé traseiro elevado se tentarem se equilibrar sobre os dedos do pé.

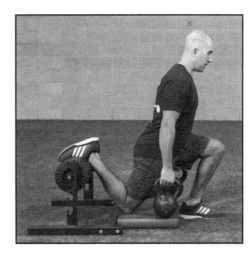

FIGURA 6.15 Agachamento a fundo com o pé traseiro elevado.

Nessa posição, há ainda um ponto estável de apoio no chão, mas há apenas um ponto levemente menos estável sobre o banco. Trata-se de um aumento razoável na dificuldade do agachamento a fundo porque a perna traseira agora fornece menos estabilidade e assistência (razão pela qual foi denominado, no Brasil, de agachamento monopodal, variação do agachamento a fundo). A partir dessa posição, desça até a coxa à frente ficar paralela ao chão e o joelho da perna de trás quase tocar o solo. Igual ao agachamento separado, este exercício é feito sem movimento do pé e também melhora a flexibilidade dinâmica dos músculos flexores do quadril.

Este exercício pode começar apenas com o peso do corpo, seguindo a progressão de 8-10-12 do peso do corpo descrita anteriormente, mas é mais bem usado como um exercício de força com halteres ou *kettlebells*. Comece com um haltere na posição Goblet. Continue desse modo desde que o atleta possa mover o haltere para o local (dois pontos de contato). Nossos atletas masculinos têm usado halteres de até 45 kg e nossas atletas femininas usam rotineiramente os halteres de 23 a 27 kg antes de trocar os estilos de carga. *Kettlebells* funcionam muito bem quanto à pegada e ao equilíbrio nos casos em que os atletas não podem mais usar carga na posição Goblet. Estabelecemos cinco repetições por perna por série (p. ex., três séries de cinco repetições por perna). Os atletas rapidamente tornam-se prontos para usar os *kettlebells* ou halteres mais pesados disponíveis. Coletes com peso podem servir de carga adicional se necessário. As cargas no agachamento a fundo com o pé traseiro elevado precisarão estar entre 13 e 18 kg menos que as cargas do agachamento a fundo precedente. Isso significa que a progressão na dificuldade do exercício resulta em uma regressão na carga.

Para proporcionar uma perspectiva na carga, temos atletas femininas que conseguem realizar 10 repetições com *kettlebells* de 36 kg e atletas masculinos que podem usar halteres de 55 kg em cada mão por 10 repetições.

AGACHAMENTO UNIPODAL

PROGRESSÃO 2

O agachamento unipodal (ver Fig. 6.16) é o rei da maioria dos exercícios em uma perna só. Pode ser o mais difícil, mas provavelmente também é o mais benéfico. Este agachamento requer o uso de apenas uma perna sem qualquer contribuição da perna oposta para o equilíbrio ou estabilidade. Diferentemente do efeito semelhante a um suporte do pé traseiro nas variações anteriores de agachamento a fundo, os músculos pélvicos devem trabalhar como estabilizadores sem o benefício da perna oposta tocar o chão ou um banco. A importância desse ponto não pode ser exagerada visto que há necessidade de estabilidade pélvica ou de quadril em todas as ações de velocidade. Na corrida, a perna de apoio deve produzir força sem qualquer assistência da perna em oscilação.

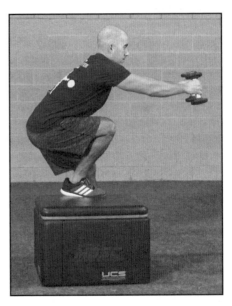

FIGURA 6.16 Agachamento em base monopodal em uma caixa pliométrica.

Alguns atletas não conseguem fazer este exercício de imediato e não devem ficar desestimulados. Muitos atletas sentem-se inseguros ou vacilantes nas primeiras tentativas e podem levar algumas sessões para se acostumarem. Um dos maiores benefícios dos agachamentos monopodais é o sentido de equilíbrio que desenvolvem.

Observação: agachamentos em base monopodal *não* devem ser confundidos com agachamentos pistola (*pistol squats*). Não fazemos nem endossamos agachamentos pistola por uma série de razões. Embora estes dois exercícios pareçam muito similares, não são intercambiáveis. No agachamento em base monopodal, há um estresse bem menor nos flexores do quadril e na região lombar do que no agachamento pistola. Trabalhar em uma caixa *versus* trabalhar no chão permite que a perna livre desça mais. Com frequência, os agachamentos pistola podem causar dor lombar devido ao uso excessivo dos flexores do quadril para manter a perna livre estendida e paralela ao chão. Além disso, o agachamento em base monopodal é feito para uma posição de coxa em paralelo. Nenhuma tentativa é feita para ir abaixo do paralelo. O agachamento abaixo do paralelo muitas vezes resulta em retroversão pélvica e pode levar os aspectos posteriores do menisco medial a comprimirem-se na linha articular. Durante a flexão do joelho, o menisco move-se à frente na articulação e o aspecto posterior do menisco (o chifre posterior) pode ser comprimido no agachamento abaixo do paralelo.

Pontos técnicos

- Fique em pé sobre uma caixa pliométrica ou banco segurando um par de halteres de 2,5 kg. Este é o segundo caso no qual uma carga torna o levantamento mais fácil. O contrabalanço de 2,5 kg em cada mão torna a realização do agachamento unipodal mais fácil do que se estivéssemos o fazendo sem pesos. Tente abaixar até a coxa ficar paralela ao chão. Embora os halteres possam não parecer uma boa ideia, o contrabalanço definitivamente torna o movimento mais fácil de aprender.
- Ao iniciar a descida no agachamento, eleve os halteres ao nível do ombro para facilitar o sentar no calcanhar.
- Concentre-se em manter o peso sobre o calcanhar para minimizar o movimento do tornozelo e impedir o joelho de mover-se além do grande artelho na posição abaixa-

da. Ficar em pé com o calcanhar em uma placa ou uma cunha especialmente confeccionada pode ser bastante útil.
- É fundamental iniciar flexionando o joelho, e não o tornozelo. Atente bem a esse detalhe.

A maioria dos atletas deve começar com três séries de cinco repetições com halteres de 2,25 kg. Avance aumentando as repetições ou o peso dos halteres de acordo com o estágio do ciclo de treinamento (p. ex., fase de força ou fase de acúmulo). Assim como no agachamento separado com o pé traseiro elevado, não faça menos que cinco repetições por perna.

AGACHAMENTO PARCIAL UNIPODAL

REGRESSÃO 1

O agachamento unipodal é um dos poucos exercícios que podem ser feitos com uma amplitude de movimento inferior à descrita. Embora os exercícios de alcance parcial sejam em geral evitados, o valor do exercício em relação à estabilidade no quadril e pelve é tão grande que vale a pena ensiná-lo a alunos ou atletas que não conseguem realizar o exercício tão profundamente quanto possível (até que a posição paralela seja atingida). Chamo isso de treinamento progressivo de amplitude de movimento. Em vez de resistência progressiva, a carga (o peso corporal mais 2,25 kg em cada mão) é mantida constante, enquanto o atleta ou aluno trabalha para atingir o alcance desejado. Em geral, colocamos almofadas Airex para aumentar ou diminuir a profundidade.

LEVANTAMENTO TERRA EM BASE UNIPODAL

REGRESSÃO 2

Na primeira edição de *Functional Training for Sports*, chamamos este exercício de agachamento em base unipodal do skatista. Usamos esse termo porque o exercício foi descrito como uma versão específica do hóquei do agachamento unipodal na caixa. Em vez de manter o tronco ereto e colocar a perna livre na frente, o tronco é trazido

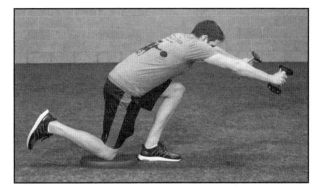

FIGURA 6.17 Levantamento terra em base unipodal.

para baixo para tocar a coxa (ver Fig. 6.17) e a perna livre é inclinada no joelho. A posição flexionada à frente simula a posição inicial do skatista. Contudo, à medida que nossa linha de raciocínio sobre agachamentos e levantamentos terra mudou, percebemos que este exercício possui um movimento profundo de quadril e deve ser classificado como levantamento terra. Na verdade, se observado de lado, os ângulos articulares são quase idênticos ao levantamento terra na *trap-bar*.

O levantamento terra unipodal é uma excelente alternativa para aqueles que não podem realizar o movimento devido a problemas lombares. Não é o levantamento terra em base unipodal com joelhos em extensão quase completa apresentado depois, embora os exercícios tenham partilhado o movimento do quadril e joelho. Este é o terceiro exercício que realmente parece melhor com a carga. Comece com halteres de 2,25 kg nas mãos igual ao levantamento terra com uma perna só.

Siga a progressão com o peso do corpo de 8-10-12 e então adicione carga com uma combinação de halteres e coletes com peso.

AVANÇO

PROGRESSÃO 2

O avanço (ver Fig. 6.18) é outro grande exercício em base unipodal. É erroneamente considerado por muitos uma fácil alternativa ao agachamento. Na verdade, o avanço é um grande causador de dores e não se situa na categoria fácil. O benefício-chave do avanço e a razão pela qual é um exercício avançado é que os músculos da região inferior do corpo trabalham para desacelerar o corpo à medida que se move à frente. O avanço é uma progressão avançada, pois o corpo deve ser bem preparado para o componente de desaceleração. Além disso, os avanços são um excelente movimento de alongamento dinâmico para a área do quadril e podem ser incluídos nas rotinas de treinamento de força e aquecimento somente por essa razão. Os atletas com problemas na virilha ou nos flexores do quadril acharão o avanço um exercício muito benéfico.

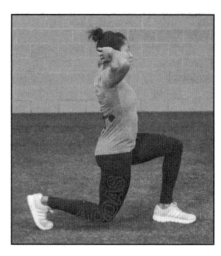

FIGURA 6.18   Avanço.

Pontos técnicos

- As costas devem ficar enrijecidas e levemente arqueadas e a região superior do corpo deve permanecer ereta.
- O movimento começa em pé com os pés unidos.
- O passo deve ser um pouco mais curto do que a altura do atleta. O passo deve ser longo o suficiente para levemente alongar os músculos flexores do quadril da perna traseira.
- O movimento é um passo à frente com uma ação de "impulso para trás" e termina com os pés de volta unidos.

Até 10 repetições em cada perna podem ser feitas para fins de resistência. Os avanços podem ser incluídos em circuitos para pernas com outros exercícios.

AVANÇO NA PRANCHA DE DESLIZAMENTO

PROGRESSÃO 3A

O avanço na prancha de deslizamento é um excelente exercício com uma perna só que combina força unipodal, flexibilidade dinâmica e instabilidade moderada. Este é um grande movimento para treinamento e reabilitação. Para evitar a monopolização das pranchas de deslizamento, este exercício pode ser feito em uma superfície revestida com um material de deslizamento de 1,2 m de comprimento em vez de na própria prancha de deslizamento ou em uma Valslide. Use um tênis de deslizar no pé traseiro e escorregue-o em um movimento

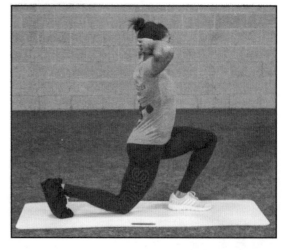

FIGURA 6.19   Avanço na prancha de deslizamento.

de avanço para trás (ver Fig. 6.19). O pé traseiro desliza para frente e para trás, enquanto o pé da frente realiza um agachamento em uma perna só. Coloque as mãos atrás da cabeça e mantenha o joelho da frente sobre o mediopé.

Este é um exercício muito interessante. Parece-se com um agachamento a fundo, mas a ação de tração da perna traseira provavelmente coloca-o na categoria de cadeia posterior o levantamento terra em base unipodal com joelhos em extensão quase completa. Um exercício de dominância do quadril que se parece com um de dominância do joelho é uma grande opção se você consegue fazer apenas um movimento na região inferior do corpo. Um problema do avanço na prancha de deslizamento é que não temos grandes experiências com cargas pesadas. A efetividade do exercício parece ser comprometida quando usado como exercício de força, assim, ele é mais bem feito nas fases iniciais da hipertrofia e adaptação anatômica.

Use uma progressão com o peso do corpo neste exercício devido ao alongamento adicional e ao componente de instabilidade.

AGACHAMENTO LATERAL

PROGRESSÃO 3B

O agachamento lateral com o peso do corpo pode ser usado como exercício de aquecimento e de força. É excelente para promover a flexibilidade dinâmica da musculatura dos adutores e para melhorar a força de atletas que se movem no plano frontal, como jogadores de beisebol ou de hóquei. Fique em pé com os pés a cerca de 1 m de distância e agache para um lado (ver Fig. 6.20). Mantenha o peso sobre o calcanhar à medida que você desce e mantenha o joelho sobre o dedo do pé. Quanto maior a amplitude, melhor o exercício. Os atletas com mais de 1,73 m de altura encontrarão dificuldades em realizar este exercício com seus pés separados a uma distância inferior a 1 m.

Use a progressão do peso corporal para o agachamento lateral.

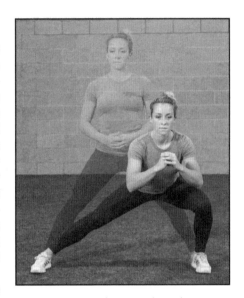

FIGURA 6.20 Agachamento lateral.

AVANÇO LATERAL

PROGRESSÃO 4

O avanço lateral é um exercício de desaceleração feito no plano frontal. Em outras palavras, o corpo move-se de lado a lado. Os atletas que dominarem o agachamento lateral avançarão progressivamente para o avanço lateral. Os avanços laterais e os agachamentos laterais podem ser usados como aquecimentos dinâmicos ou como exercícios de força.

MUITO CUIDADO COM AS SUBIDAS NAS CAIXAS

A subida na caixa pode ser uma alternativa ao agachamento, mas pode causar mais desconforto para os atletas com problemas de joelho do que qualquer um dos exercícios de uma perna só previamente mencionados devido à falta de uma contração excêntrica inicial. A subida na caixa não é um movimento unipodal preferido, pois os atletas podem trapacear com muita facilidade, dando um impulso com o pé que está no chão.

MELHORANDO A ESTABILIDADE EM BASE UNIPODAL

Os atletas com frequência realizam exercícios do tipo agachamento a fundo e agachamento unipodal em um banco razoavelmente bem, mas encontram dificuldades com agachamentos unipodais verdadeiros. Com frequência, estes são os mesmos atletas que sofrem com problemas de joelho, como condromalácia patelar (amolecimento da cartilagem do joelho), tendinite patelar ou outras síndromes patelofemorais. Segundo minha experiência, em geral, esses atletas partilham uma dificuldade comum na estabilização da extremidade inferior, enquanto se agacham devido a uma fraqueza na região lateral do quadril. O glúteo médio é muitas vezes um músculo negligenciado do quadril cuja função primária é estabilizar a extremidade inferior em movimentos com uma perna só, como corrida, salto e agachamento.

Em diversos atletas, esse músculo está muito fraco para realizar tal função ou não está neurologicamente "ligado". Como resultado, as estruturas de suporte do joelho são forçadas a proporcionar estabilidade em vez do glúteo médio. Isso pode significar dor na banda iliotibial, no tendão patelar ou sob a patela do joelho. Durante muitos anos, pensou-se que tais problemas eram por falta de força do quadríceps e os médicos e terapeutas prescreviam um exercício não funcional simples, como extensão de joelho, para solucionar o problema. Recentemente, os terapeutas e preparadores físicos começaram a reconhecer o papel desses glúteos laterais nos referidos problemas de joelho.

Encontramos duas maneiras de ativar esses músculos: passos laterais com baixa resistência e *cross body reaching*.

CAMINHADAS LATERAIS COM MINI BANDAS ELÁSTICAS

Caminhadas com resistência oferecida por mini bandas elásticas são uma maneira fácil de ativar os glúteos laterais. O atleta coloca uma banda elástica ao redor dos tornozelos para dar resistência e move-se lateralmente. Nessas caminhadas, ambos os quadris estão se abduzindo de forma concomitante, a perna de apoio está em cadeia fechada (pé em contato com o chão) e a outra está em abdução em cadeia aberta. Existem dois elementos-chave para esta manobra:

- Manter a tensão na banda. Os pés devem ser mantidos distantes o suficiente para manter a banda tensionada.
- Não oscile. Muitas vezes as pessoas com fraqueza na região glútea lateral oscilarão de lado a lado em vez de dar passadas laterais.

Para estimular o grupo rotador do quadril, coloque a banda elástica sobre os pés. Colocar a resistência sobre os pés, e não nos tornozelos, produz uma força de rotação interna e resulta em maior estímulo dos rotadores externos do quadril.

ALCANCE CROSS-BODY

O alcance *cross-body* pode ser usado em qualquer exercício com dominância de joelho e quadril para recrutar mais os glúteos. A extensão sobre a perna trabalhada aumenta a contribuição dos glúteos. A explanação anatômica complicada é que a pelve gira contra o fêmur fixo, resultando em rotação interna do quadril. Como os glúteos são os rotadores externos, são alongados e respondem com uma maior contribuição. Isso resultará em mais estabilidade do quadril. É interessante observar que muitos veem a estabilidade do quadril como estabilidade do joelho e descrevem instabilidade como o "ceder do joelho". Na realidade, o joelho valgo é adução do quadril e rotação interna, e não um problema no joelho.

EXTENSÕES DE QUADRIL E ISQUIOTIBIAIS SAUDÁVEIS

Conforme já mencionado, os músculos que estendem o quadril, primariamente o glúteo máximo e os isquiotibiais, ainda são negligenciados em muitos programas de treinamento. Muitos programas colocam ênfase excessiva sobre o agachamento e suas variações e negligenciam os extensores do quadril.

Na programação, é importante entender que os exercícios com dominância de joelho, como agachamentos e variações do agachamento em base unipodal, afetam os glúteos e isquiotibiais diferentemente do que os exercícios de dominância do quadril que John e Tsatsouline descrevem, em *Easy Strength*, como tendo movimento profundo no quadril com flexão mínima de joelho. Embora o nosso conceito de anatomia funcional nos diga que todos os músculos estão envolvidos em cada exercício para a região inferior do corpo, o grau de flexão dos quadris e joelhos pode determinar áreas de ênfase ou concentração. Para ativar de forma mais plena os glúteos e isquiotibiais, o movimento deve ser centrado no quadril, e não no joelho.

Para entender esse conceito, imagine um agachamento simples. O quadril move-se em uma amplitude de cerca de 90° junto com o joelho. Em geral, há 1° de movimento do quadril para cada grau de movimento no joelho. O foco do exercício é partilhado igualmente entre extensores do quadril e extensores do joelho e há um movimento profundo dos joelhos *e* quadris. Em um exercício como o levantamento terra com os joelhos em extensão quase completa, o quadril se move em uma amplitude de movimento de 90°, enquanto o joelho mantém uma leve flexão de 10 a 20°. Este é um movimento profundo dos quadris. Um programa bem projetado deve incluir um equilíbrio de exercícios de dominância do joelho e de dominância do quadril.

Progressões de dominância do quadril em base unipodal

Não há nada mais importante do que exercícios de dominância de quadril unilaterais para melhorar o desempenho e prevenir lesões nos isquiotibiais. Iria ainda mais adiante ao afirmar que exercícios como levantamento terra com joelhos em extensão quase completa em base unipodal e suas variações são os exercícios mais importantes no programa para a região inferior do corpo. A principal razão para isso pode ser o fato de a cadeia posterior ser tão negligenciada em programas de força convencionais. Você raras vezes ouve falar de um quadríceps distendido nos esportes, mas isquiotibiais estirados são muito comuns. Não negligencie essa área crucial ao montar um programa de força funcional.

LEVANTAMENTO TERRA COM JOELHOS EM EXTENSÃO QUASE COMPLETA EM BASE MONOPODAL

LINHA DE BASE

O levantamento terra com joelhos em extensão quase completa em base mopodal tornou-se o rei dos exercícios de cadeia posterior. Não apenas desenvolve toda a cadeia posterior (glúteos, isquiotibiais e adutores longos) como também melhora o equilíbrio. Este exercício é seguro, desafiador e extremamente benéfico e é a clássica ilustração do que já referimos como movimento de quadril profundo com mínimo movimento de joelho. O atual termo em voga que mais bem descreve o movimento desta manobra é o conceito de flexão do quadril. A dobradiça do quadril é a capacidade de mover-se a partir do quadril sem flexionar a coluna lombar. Os joelhos flexionam 10 a 20°, com todo o movimento restante provendo do quadril. A chave é zero de flexão na coluna lombar. Este movimento é frequentemente referido como "levantamento do golfista" porque a ação assemelha-se ao movimento usado para retirar um *tee* da grama.

Se eu tivesse que programar apenas dois exercícios para a parte inferior do corpo, seriam o agachamento separado e o levantamento terra com joelhos em extensão quase completa em uma perna só. Se fosse iniciar um novato no programa, começaria com esses dois. Em nosso programa, o levantamento terra com joelhos em extensão quase completa em uma perna só é considerado superior às versões em cadeia fechada com ambas as pernas. O trabalho em cadeia posterior em base monopodal é obviamente mais funcional que a versão com ambas as pernas e o trabalho em cadeia posterior em uma perna só que também desafia o equilíbrio e a propriocepção é mais benéfico. Um dos benefícios secundários desta versão de levantamento terra é o incrível trabalho proprioceptivo no tornozelo. Outros benefícios são a ausência de necessidade de cargas altas e a quase inexistente possibilidade de lesão nas costas.

Este é outro exercício, igual ao agachamento lateral, que pode e será usado como aquecimento com o peso corporal e exercício de força com carga. Nos dias em que não realizamos agachamentos a fundo e levantamentos terra com os joelhos em extensão quase completa em base monopodal com cargas para trabalho de força, nós os realizamos como exercícios com peso corporal para fins de mobilidade e aquecimento.

É importante observar que isto é projetado para, mais adiante, tornar-se um exercício de força. Temos feito os atletas usarem montantes de 100 kg no levantamento terra com os joelhos em extensão quase completa com uma perna só.

Pontos técnicos

- Um simples *kettlebell* ou haltere é preso pela mão oposta ao pé que está no chão (a preferência é por *kettlebells* porque são mais fáceis de segurar e criam uma força descendente importante). Incline-se à frente a partir do quadril, enquanto ergue a perna livre para trás alinhada com o tronco. Mova-se como uma única peça longa da cabeça aos pés (ver Fig. 6.21). Mantenha o tórax erguido e a região lombar plana.

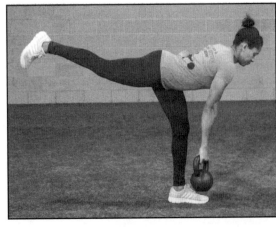

FIGURA 6.21 Levantamento terra com os joelhos em extensão quase completa em base monopodal.

- *Tente* colocar o *kettlebell* ou haltere no chão na parte interna do pé que está no solo.
- Alongue a perna traseira o máximo possível. Faça plantiflexão da perna que está atrás como se estivesse pressionando uma parede traseira imaginária.
- O objetivo do exercício não é levar o *kettlebell* ou haltere até o chão. O foco é a sensação de um alongamento dos isquiotibiais para reforçar a técnica apropriada.
- Dica valiosa: se o joelho ceder, tente se estender até a parte externa do pé. Essa ação rotacional gira a pelve contra o fêmur e alonga os glúteos.

Faça de duas a três séries de 10 repetições por perna, dependendo do nível de treinamento e fase de treinamento.

LEVANTAMENTO TERRA COM JOELHOS EM EXTENSÃO QUASE COMPLETA EM BASE MONOPODAL SÓ E ALCANCE DE BRAÇO

REGRESSÃO 1

A versão do levantamento terra com joelhos em extensão quase completa em base monopodal com alcance de braço (ver Fig. 6.22) é um excelente modo de regressar o movimento para os atletas com dificuldades em aprender o que é agora comumente referido como dobradiça do quadril. Muitos novatos encontrarão dificuldades em mover-se a partir do quadril e desejarão mover-se usando a coluna lombar. Muitos no início terão dificuldades com o equilíbrio.

A versão com extensão de braço começa sem pesos e é mais bem feita com um cone, que estimulará e reforçará a ação de alcance. A chave nesta versão é novamente alongar-se o máximo possível, mas

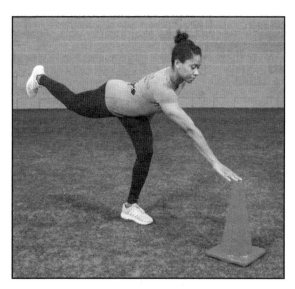

FIGURA 6.22 Levantamento terra com joelhos em extensão quase completa em base monopodal com alcancede braço.

desta vez a instrução é estender-se para trás, com o pé livre, enquanto se estende à frente com a mão. Este exercício está próximo de ser seguro porque a extensão da perna traseira ativa os glúteos e isquiotibiais da perna livre, enquanto o braço estendido à frente ativa os extensores torácicos e lombares. Os atletas e alunos podem avançar para *medicine balls* leves na mão, mas o domínio inicial requer apenas o peso do corpo. Este exercício pode se tornar a manobra de linha de base para alunos mais jovens (11 ou 12) ou mais velhos (acima de 30 anos).

Pontos técnicos

- Faça plantiflexão no tornozelo da perna de trás e leve as mãos à frente o máximo possível.
- Estenda-se o máximo que puder. Alongar-se é a grande dica e impedirá a flexão lombar e estimulará a dobradiça do quadril.
- A carga pode ser feita com uma *medicine ball* na mão. *Medicine balls* de fácil manuseio funcionam muito bem.

LEVANTAMENTO TERRA COM JOELHOS EM EXTENSÃO QUASE COMPLETA EM BASE MONOPODAL SÓ COM ALCANCE DE BRAÇOS CRUZADA

REGRESSÃO 2

Se a regressão com extensão não funcionar, provavelmente é porque o atleta ou aluno não consegue usar com propriedade os glúteos para estabilizar os quadris. Isso pode levar a vários erros de instabilidade e técnicos. Como solução, estimule o atleta ou aluno a novamente mover a pelve sobre o fêmur fixo, o que é descrito como extensão de braço cruzada na seção de estabilidade unipodal (ver Fig. 6.23) (Não tente explicar o movimento da pelve contra o fêmur, apenas oriente o atleta a estender-se). A extensão cruzada impulsiona a pelve e cria uma rotação interna da pelve sobre o fêmur fixo da perna de apoio. O resultado é um alongamento dos glúteos, aumento no recrutamento muscular e maior estabilidade na perna de apoio.

Para criar este movimento, alinhe o atleta em frente a um cone a 30 cm do pé que está no chão e peça para estender o braço para o lado oposto ereto. Este é um exercício mágico corretivo para um esportista vacilante, instável, pois resulta em um sujeito estável. Para adicionar carga, use uma *medicine ball* de fácil manuseio.

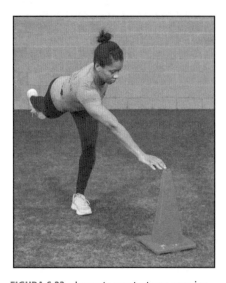

FIGURA 6.23 Levantamento terra com joelhos em extensão quase completa em base monopodal com alcance de braços cruzada.

LEVANTAMENTO TERRA COM JOELHOS EM EXTENSÃO QUASE COMPLETA EM BASE MONOPODAL COM CABOS

PROGRESSÃO 1

A versão com polia baixa do levantamento terra com joelhos em extensão quase completa em base monopodal (ver Fig. 6.24) pode ser usada como exercício de linha de base se houver plena disponibilidade de cabos de polia baixos. Em situações individuais, esta deve ser a melhor maneira de inicialmente ensinar e realizar o padrão de levantamento

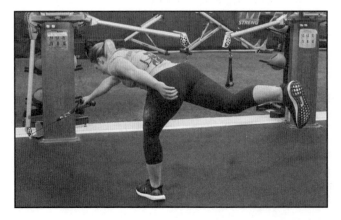

FIGURA 6.24 Levantamento terra com joelhos em extensão quase completa em base monopodal com cabos.

terra com joelhos em extensão quase completa em uma perna só. Contudo, para grupos maiores, ou equipes, esta pode não ser a melhor escolha prática. Este exercício pode ser, ao mesmo tempo, uma progressão de carga e uma grande ferramenta de ensino, pois parece conter um componente de autocorreção em si.

O elemento-chave é o vetor da resistência da carga. Em vez de levar a carga até o chão, o aluno é na realidade puxado pela carga. Isso muda a carga na cadeia posterior e cria um grande vetor de tração e extensão do quadril.

- Fique na frente de uma polia baixa com apenas uma alça.
- A mão que agarra a alça é a oposta ao pé de apoio.
- Novamente, busque deixar o "corpo estendido" e realizar uma ação de extensão do quadril muito intensa.
- A perna da frente permanece com inclinação de joelho de 10 a 20°.

LEVANTAMENTO TERRA COM JOELHOS EM EXTENSÃO QUASE COMPLETA EM BASE MONOPODAL COM RESISTÊNCIA

PROGRESSÃO 2

Este exercício é igual ao anterior, com exceção de que a carga é fornecida por um elástico em vez de uma polia baixa. As vantagens aqui são dobradas.

- Elásticos para exercícios como o *Perform Better Superbands* são mais baratos que um sistema de polia baixa.
- A resistência aumenta à medida que o quadril move-se em extensão.

Um dos benefícios (e possíveis obstáculos) do trabalho com elástico é que a resistência aumenta no alcance final à medida que o elástico é estendido. Isso é visto de modo positivo na carga da cadeia posterior porque os maiores esforços sobre os músculos estão no alcance final à medida que a fase de impulso da corrida se inicia.

- A execução do exercício não muda. A ênfase ainda está em obter uma extensão do corpo e uma dobradiça do quadril.
- A diferença é que o exercício é mais fácil na posição estendida e a carga aumenta conforme o comprimento do elástico aumenta, resultando em carga máxima na extensão do quadril.

FORÇA E POTÊNCIA NA REGIÃO INFERIOR DO CORPO
CASO DE ESTUDO: GOSDER CHERILUS

A posição de *tackle* (pode ser tanto de defesa quanto de ataque) no futebol americano é exercida por homens com altura de jogador de basquete, tamanho de jogador de futebol americano (em geral mais de 135 kg) e uma capacidade atlética impecável. O *tackle* de ataque do Tampa Bay Buccaneer, Gosder Cherilus, encaixa-se neste perfil, com 1,96 cm de altura e 143 kg. Muitas vezes a altura desses atletas torna exercícios como o agachamento e o levantamento terra difíceis. Os atletas mais altos com frequência têm dificuldades com a técnica de levantamentos bilaterais e sentem dores nas costas. Contudo, exercícios como agachamento em base monopodal, agachamentos a fundo e levantamentos terra com joelhos em extensão quase completa em base monopodal permitem que tais gigantes treinem duro e fiquem saudáveis. Gosder usou estes exercícios funcionais para se manter saudável na NFL pelos últimos cinco anos. O trabalho unilateral pode ser ótimo para qualquer atleta, mas é de valor especial para atletas maiores que procuram evitar lesões à medida que envelhecem.

O fator mais interessante sobre homens grandes e trabalho unilateral é que seu peso corporal é automaticamente parte da carga. Um agachamento em uma perna só ou agachamento separado feito com 5 kg cria uma carga de 147 kg. O resultado é que jogadores maiores obtêm um benefício extra no treinamento funcional devido ao seu grande peso corporal. Um exercício como o agachamento unipodal pode ser um grande desafio para um atleta maior que demonstra excelente força com o haltere, mas carece de força funcional relativa.

Progressões de ponte: aprendendo a flexão de pernas

Os exercícios com dominância de quadril podem ser divididos naqueles que trabalham os glúteos e naqueles que trabalham os isquiotibiais. Pontes e pontes unipodais são exercícios para o *core* que inicialmente podem ser usados para trabalhar os glúteos e então avançados para variações de flexão de joelho que trabalham os isquiotibiais.

Para tornar as coisas mais difíceis, os músculos que ajudam a estender o quadril, em especial os isquiotibiais, ainda são erroneamente trabalhados como flexores de joelho. Em muitos programas de força ultrapassados, alguns grupos musculares ainda são trabalhados de acordo com compreensões antiquadas de sua tradicional função por profissionais que ainda baseiam-se no que já descrevemos como anatomia de origem-inserção.

Embora alguns textos sobre anatomia ainda os descrevam como flexores de joelho, os isquiotibiais são na realidade poderosos extensores de quadril e estabilizadores de joelho. Os isquiotibiais servem como flexores de joelho apenas em cenários não funcionais. Na corrida, salto e *skate*, a função dos mesmos não é flexionar o joelho, mas estender o quadril.

Como resultado, exercícios como flexão de pernas deitado ou em pé são perda de tempo. A flexão de pernas no aparelho exercita os isquiotibiais em um padrão e modo que nunca são empregados no esporte e na vida. O fato de treinarmos ou reabilitarmos os isquiotibiais nesses padrões não funcionais pode explicar a frequência recorrente de estiramentos nesses músculos em atletas que se reabilitam com exercícios do tipo flexão de joelhos.

Observação: flexões de joelho na bola suíça e na prancha de deslizamento, que são ilustradas mais adiante neste capítulo, são uma exceção, pois esses exercícios específicos usam um movimento de cadeia fechada (pé em contato com uma superfície de apoio) e também ativam os glúteos quando feitos de forma correta.

O treinamento dos glúteos e isquiotibiais como extensores de quadril em vez de flexores de joelho contribui muito para eliminar o estiramento nos isquiotibiais observado com tanta frequência no esporte. Os atletas e treinadores devem refletir sobre a real função dos músculos, não a descrição de um livro de anatomia. Esqueça os isquiotibiais como flexores do joelho, veja-os como poderosos extensores do quadril e como músculos que desaceleram excentricamente a extensão do joelho na corrida. Lembre-se também de trabalhar os isquiotibiais e glúteos com os joelhos flexionados e estendidos. Essa pode ser uma grande mudança de pensamento para algumas pessoas, mas resultará em isquiotibiais saudáveis.

Existe uma série de nomes para pontes e progressões de pontes. Também são chamadas de levantamentos ou elevações de quadril. Não gosto do nome *impulso de quadril* e prefiro o termo *levantamento de quadril*. Para mim, *impulso* denota uma ação poderosa que carece do controle necessário a este exercício. A ponte é o ponto de cruzamento entre treinamento do *core* e treinamento da região inferior do corpo. Em geral, os estágios iniciais da ponte são feitos na porção de mobilidade e ativação do programa à medida que o atleta ou aluno emprega uma difícil tarefa de aprendizado motor que separa a extensão do quadril e a função dos glúteos da extensão lombar. Contudo, a mesma ação avança em pontes simples ou elevações de quadril em base unipodal e em pontes de ombro elevado e levantamentos de quadril. Por fim, realizar ponte forma o início da flexão de joelhos na prancha de deslizamento ou na bola suíça.

PONTE COM BASE UNIPODAL OU LEVANTAMENTO DO QUADRIL DE COOK

LINHA DE BASE

O renomado fisioterapeuta Gray Cook popularizou este exercício para ensinar os atletas como separar, de forma rápida e fácil, a função dos extensores do quadril dos extensores lombares. Muitos atletas só percebem que possuem pouca amplitude de movimento na articulação do quadril quando a amplitude de movimento na coluna lombar é intencionalmente limitada. O grande lance sobre realizar de modo apropriado pontes ou levantamentos de quadril é que você tem um exercício para o *core*, um exercício de alongamento ativo e um exercício de força para os glúteos, todos reunidos em um simples movimento.

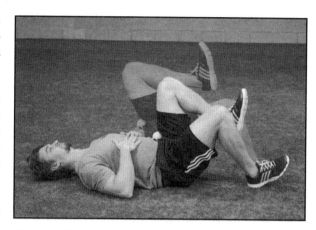

FIGURA 6.25 Ponte em base unipodal ou elevação de quadril de Cook.

Para realizar a ponte, fique em decúbito dorsal com os pés no chão (posição enganchada). Coloque então uma bola de tênis logo abaixo das últimas costelas e puxe o joelho para o tórax com força suficiente para manter a bola no lugar. A partir dessa posição, empurre o chão com o pé e estenda o quadril, enquanto mantém a bola de tênis firme contra as costelas com a perna oposta (ver Fig. 6.25). A amplitude de movimento neste exercício é apenas de 5 a 8 cm. A amplitude de movimento pode ser significativamente aumentada relaxando-se a pegada no joelho oposto, mas isso estraga o propósito principal. Ao relaxar a pegada na perna, você substitui a extensão na coluna lombar por extensão do quadril.

Este exercício possui três benefícios distintos:

1. Usa os glúteos como extensores primários do quadril, enquanto diminui a contribuição dos isquiotibiais como extensores do quadril.
2. Ensina ao atleta como distinguir a extensão de quadril da extensão da coluna lombar.
3. O treinador ou preparador físico pode avaliar a rigidez no grupo flexor de quadril que pode estar limitando a extensão de quadril e contribuindo para dor lombar.

Se o atleta sentir cãibras nos isquiotibiais, os glúteos não estão trabalhando de forma adequada. O fisioterapeuta Mike Clark da *Nationalk Academy of Sports Medicine* (NASM) usa este exemplo de dominância sinergística, no qual os isquiotibiais são forçados a compensar um glúteo máximo fraco.

LEVANTAMENTO DE QUADRIL COM O OMBRO ELEVADO

PROGRESSÃO 1

O levantamento de quadril com o ombro elevado é uma excelente progressão do levantamento de quadril de Cook. Os ombros são elevados em um banco de exercício padrão para aumentar a dificuldade do movimento.

Para todos esses exercícios de levantamento de quadril, use a progressão de peso corporal de 8-10-12.

FLEXÃO DE JOELHOS NA BOLA SUÍÇA

PROGRESSÃO 2

A flexão de joelhos na bola suíça é um exercício avançado, pois requer o uso dos glúteos e eretores da espinha para estabilizar o tronco e dos isquiotibiais para realizar uma flexão de joelhos em cadeia fechada. Este exercício desenvolve a estabilidade no tronco, enquanto também fortalece os isquiotibiais. As flexões de joelhos na bola de estabilidade e na prancha de deslizamento são os únicos movimentos de flexão de joelho que recomendo.

Pontos técnicos

- Os calcanhares são colocados sobre a bola e o corpo é mantido com os quadris erguidos do chão.
- Usando os calcanhares, traz-se a bola para mais perto de si, enquanto o corpo é mantido reto (ver Fig. 6.26).

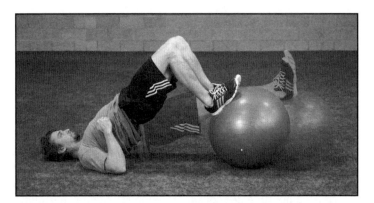

FIGURA 6.26 Flexão de joelhos na bola suíça.

FLEXÃO DE JOELHOS NA PRANCHA DE DESLIZAMENTO

PROGRESSÃO 3

A flexão de joelhos na prancha de deslizamento é idêntica à versão na bola suíça, com exceção do uso de uma prancha, miniprancha ou Valslides. A ação é idêntica. Flexões de joelhos na prancha de deslizamento são mais difíceis que na bola de estabilidade uma vez que a bola cria uma inclinação descendente.

Este capítulo descreve a base de um programa de força apropriado para a região inferior do corpo. Aprender o agachamento e a realizar exercícios com base unipodal são duas etapas fundamentais para desenvolver força e velocidade. Siga as progressões e orientações oferecidas. Não procure por uma saída fácil preferindo o treinamento em um aparelho para a região inferior do corpo. Um atleta não pode desenvolver equilíbrio, flexibilidade e força enquanto está sentado ou deitado. Com frequência, o caminho difícil é o melhor.

REFERÊNCIAS

John, D., and P. Tsatsouline. 2011. *Easy Strength*. St. Paul, MN: Dragon Door.

Klein, K., and F. Allman. 1971. *The Knee in Sports*. Austin, TX: Jenkins.

Kuruganti, U., T. Murphy, and T. Pardy. 2011. Bilateral deficit phenomenon and the role of antagonist muscle activity during maximal isometric knee extensions in young, athletic men. *European Journal of Applied Physiology*. 111 (7): 1533-1539. doi: 10.1007/s00421-010-1752-8.

CAPÍTULO 7

Treinamento do *core*

Um dos objetivos deste livro é fornecer ideias que você possa imediatamente colocar em prática. A informação neste capítulo pode ser usada para melhorar a saúde e a função do *core* de um atleta e será, de particular interesse, para treinadores e atletas de esportes que envolvam movimentos de rebatida, como beisebol, golfe, tênis, hóquei de campo e gelo e críquete.

Os exercícios do *core* aqui apresentados são projetados para desenvolver um tronco mais estável durante os gestos de rebater ou arremessar um objeto. Além disso, os programas do *core* ajudam qualquer atleta que sofre de dores lombares. Os exercícios com a *medicine ball* melhoram a força e a coordenação de todos os grupos musculares usados em habilidades de rebatida e arremesso. O treinamento do *core* é necessário para desenvolver a potência para rebater mais longe uma bola de beisebol ou golfe ou um disco de hóquei ou uma bola de tênis com mais força e rapidez. Além disso, trabalhar os músculos do *core* pode ser um elemento-chave para uma carreira esportiva mais longa e saudável.

Qualquer treinamento que trabalhe os abdominais, quadris e mesmo os estabilizadores escapulotorácicos pode ser visto como treinamento de *core*. Na verdade, os melhores exercícios funcionais para o *core* podem ser muitos daqueles de dominância de joelho ou quadril unilaterais abordados na seção anterior deste livro.

A palavra *core* é intencionalmente ampla e inclui todos os músculos na seção média do corpo. Os músculos do *core* incluem:

- reto do abdome (músculo abdominal)
- transverso do abdome (músculo abdominal)
- músculos multífidos (músculos das costas)
- oblíquos interno e externo (músculos abdominais)
- quadrado lombar (um músculo da região lombar)
- eretores da espinha (músculos das costas)
- glúteo, isquiotibiais e rotadores do quadril (que atravessam a articulação do quadril) – em alguma extensão.

Esses músculos são o elo vital entre força na região superior do corpo e força na região inferior do corpo. Apesar de seu papel fundamental, muitas vezes são treinados de uma forma não inteligente, sem embasamento científico e sem real consideração pelas verdadeiras funções dos músculos envolvidos. Além disso, diversos exercícios para o *core* comumente usados e prescritos podem exacerbar as dores nas costas em vez de preveni-las ou aliviá-las.

No passado, o treinamento do *core* consistia, principalmente, nos exercícios de flexão-extensão para os músculos do reto do abdome, como abdominais, e a necessidade de um elo estável e poderoso a partir da região inferior do corpo para a superior do corpo nunca foi abordada. O treinamento do *core* é feito de forma deficiente, em especial porque sempre foi feito desse modo. Isso nos leva de volta à ideia de Lee Cockrell, de *Criando Mágica*, o qual questiona: "E se o modo como sempre fizemos estiver errado?".

FUNÇÃO DO *CORE*

Para entender o treinamento do *core*, lembre-se da informação sobre anatomia funcional no Capítulo 1 *(A função dos músculos que compõem o core é de estabilização do tronco, não motora)*. Mesmo se fossem motores, pergunte a si mesmo quantos esportes ou atividades esportivas envolvem flexão e extensão do tronco. A resposta, se você conhece bem esportes, é: poucos. O esporte requer a estabilização do *core* e a rotação do quadril. Os músculos do *core* são, na realidade, flexores ou rotadores do tronco?

A anatomia funcional tem demonstrado que o propósito primário da musculatura do *core* é a prevenção do movimento. A renomada fisioterapeuta Shirley Sahrmann, em seu trabalho referência *Diagnóstico e Tratamento das Síndromes de Dano ao Movimento*, afirma: "Durante a maioria das atividades, o papel primário dos músculos abdominais é fornecer apoio isométrico e *limitar* o grau de rotação do tronco" (2002, 70). De forma muito semelhante, os renomados pesquisadores da região lombar, James Porterfield e Carl DeRosa afirmam: "Em vez de considerar os abdominais como flexores e rotadores do tronco – movimentos para os quais certamente têm capacidade – sua função poderia ser mais bem observada como *antirrotadores e flexores antilaterais* do tronco" (1998, 99). Essas duas ideias relativamente simples mudaram por completo meu ponto de vista sobre treinamento do *core* à medida que comecei a ver os músculos do *core* a partir do que eles realmente eram, em vez do que me tinha sido ensinado nas aulas de anatomia na década de 1980. Em vez de ver os músculos como flexores do tronco e flexores laterais e prescrever exercícios como abdominais e flexões laterais, eu agora os vejo como antiextensores e flexores antilaterais e, mais importante ainda, posso agora visualizar um conceito que se denomina antirrotação. O treinamento do *core* é sobre prevenção do movimento, e não execução.

Nas duas últimas décadas, o treinamento de força e condicionamento evoluiu de uma orientação em plano sagital para uma ênfase no treinamento unilateral e multiplanar. Parte desse processo, em particular para os atletas, incluiu um esforço inadequado em desenvolver mobilidade espinal em rotação. Qualquer atleta de esporte que exigisse rotação, como beisebol, hóquei e golfe, era com frequência cegamente impelido a desenvolver mais amplitude de movimento na rotação.

Assim como vários outros técnicos de força e condicionamento, inicialmente me senti vítima dessa mesma premissa falha. Era um dos profissionais sem personalidade que tanto odeio, seguindo cegamente as recomendações de outros e usando exercícios que agora considero questionáveis ou perigosos. Inclusive como alguém que sofria de dores nas costas, apenas considerava meu desconforto como consequência da idade e continuava a realizar alongamentos rotatórios e exercícios de aquecimento dinâmico rotatórios.

A mencionada Shirley Sahrmann e outros como Stuart McGull e Phillip Beach me fizeram reconsiderar minha posição e, por fim, eliminar alguns alongamentos e exercícios de aquecimento dinâmico que uma vez foram pilares de nossos programas. Sahrmann afirmou em seu livro: "Uma grande percentagem de problemas lombares ocorre porque os músculos abdominais não estão mantendo um firme controle sobre a rotação entre a pelve e a coluna no nível L5-S1" (71). A amplitude de movimento lombar que muitos *personal trainers* e treinadores tentaram criar pode não ser desejável e, na realidade, é potencialmente nociva.*

---

*N. de R.T.: os alongamentos passivos, tão rotineiramente executados nas academias, têm o potencial de ser mais prejudiciais do que benéficos. Um alongamento é uma intervenção de saúde. Necessita de clara indicação clínica e de execução por um profissional qualificado.

A capacidade de resistir e prevenir a rotação pode ser mais importante do que a capacidade de criá-la. Alunos ou atletas devem conseguir evitar a rotação antes que possamos permitir que a produzam.

Sahrmann segue observando um fator-chave que acredito ter sido negligenciado no campo da *performance*. "A amplitude total de rotação lombar é. . . aproximadamente 13°. A rotação entre cada segmento de T10 a L5 é de 2°. A maior amplitude rotacional é entre L5 e S1, que é de 5°. . . A coluna torácica, não a coluna lombar, deve ser o local da maior quantidade de rotação do tronco". Quando uma pessoa pratica exercícios rotacionais, deve ser instruída a "pensar sobre o movimento ocorrendo na área do tórax" (61-62).

Sahrmann encerra o assunto com perfeição na seguinte forma: "A rotação da coluna lombar é mais nociva do que benéfica e a rotação da pelve e das extremidades inferiores para um lado enquanto o tronco permanece estável ou é rotado para o outro lado é particularmente perigosa" (72; ver Figs. 7.1 e 7.2).

É interessante observar que Sahrmann concorda com as conclusões do renomado treinador de velocidade Barry Ross. Este recomenda, primariamente, o treinamento abdominal isométrico para seus velocistas. Sahrmann concorda: "Durante a maioria das atividades, o papel primário dos músculos abdominais é fornecer suporte isométrico e limitar o grau de rotação do tronco que, como discutido, é limitado na coluna lombar" (70).

O que tudo isso significa? Significa que precisamos eliminar alongamentos e exercícios que busquem aumentar a amplitude de movimento lombar. Isso inclui alongamentos rotacionais de tronco na posição sentada (Fig. 7.1) e deitada. Devemos também

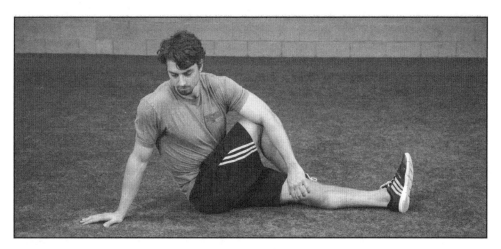

FIGURA 7.1   Alongamento rotacional do tronco sentado.

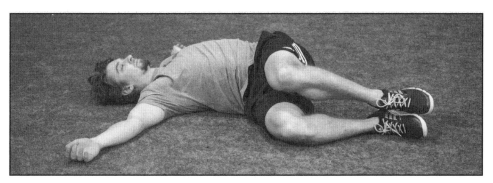

FIGURA 7.2   Rotação dinâmica de tronco com perna flexionada.

eliminar exercícios dinâmicos projetados para aumentar a amplitude de movimento do tronco como a rotação de tronco, com perna flexionada dinâmica (Fig. 7.2), a rotação de tronco com perna estendida dinâmica (Fig. 7.3) e o escorpião (Fig. 7.4).

A maioria das pessoas não precisa de amplitude de movimento adicional do tronco na coluna lombar. O que realmente precisamos é sermos capazes de controlar a amplitude que possuímos. Temos observado uma diminuição significativa nas queixas de dores lombares desde a eliminação dos exercícios recém ilustrados. Agora enfatizamos o desenvolvimento da amplitude de movimento do quadril em rotação interna e externa.

No futuro, veremos treinadores trabalhando com a estabilidade do *core* e mobilidade do quadril em vez de trabalharem contra si próprios, simultaneamente, tentando desenvolver amplitude de movimento do *core* e estabilidade do *core*.

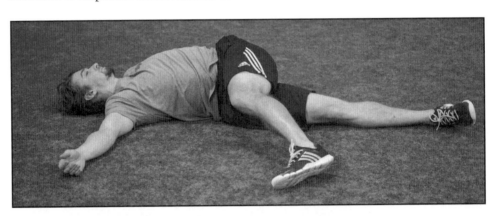

FIGURA 7.3 Rotação de tronco dinâmica com perna estendida.

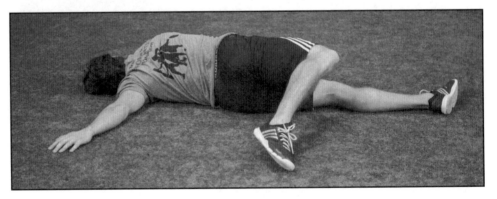

FIGURA 7.4 O escorpião.

TREINAMENTO DO *CORE* NO PROGRAMA

A questão sobre quando realizar o trabalho do *core* no programa é com frequência alvo de debates. Aqueles a favor do trabalho do *core* no final do programa de treinamento citam a possibilidade de cansar músculos importantes para a estabilidade antes da série. Alguns são a favor de realizar o trabalho do *core* antes do treinamento, ao menos de modo parcial, para mostrar sua importância. A ideia é que colocar o trabalho do *core* no início da série estabiliza o *core* como área-chave para o treinamento esportivo, uma abordagem do tipo *as prioridades vêm em primeiro lugar*. No passado, essa era nossa opção de abordagem. A nossa abordagem atual é colocar os exercícios do *core* durante toda a série, quase como um componente de repouso ativo.

O principal é que o trabalho do *core* seja tornado uma prioridade e colocado de modo inteligente na série, no momento apropriado. Outro importante ponto a se perceber é que o trabalho do *core* não é igual ao trabalho de força máximo. Muitos exercícios do *core* são de natureza isométrica e provavelmente irão mais ativar e regular os músculos do que cansá-los. Gosto de pensar que esses exercícios ativam ou regulam os músculos como o uso de um interruptor com regulação de intensidade para uma luz. Você está apenas aumentando a potência para músculos que já devem estar (e estão) trabalhando.

O objetivo do treinamento do *core* não é trabalhar os músculos superficiais como os trabalhados em um supino ou em uma flexão de joelho, mas é um elemento importante para a redução de lesões e melhora do desempenho esportivo. Lembre-se de que um *core* forte não tem nada a ver com baixo índice de gordura. A definição abdominal é o resultado da dieta, não o trabalho do *core*. O atleta pode treinar os músculos do *core* para ajudá-lo a rebater com mais força, arremessar mais longe ou ficar mais saudável por mais tempo, mas para os músculos que desenvolveram ficarem visíveis, precisa estar atento ao que come.

Categorias de exercício do *core*

Existem três classes básicas de exercícios do *core*.

1. A *antiextensão* é a função primária dos músculos do *core* anterior e deve ser abordada nas primeiras duas ou três fases de todos os programas. Durante décadas, desenvolvemos o *core* anterior via flexão (levando os ombros em direção aos quadris, como no exercício abdominal, ou os quadris aos ombros, como na flexão de joelho e quadril ou abdominal invertido). Agora percebemos que esses músculos são estabilizadores projetados para manter a pelve estável sob uma caixa torácica estável e devem ser treinados como estabilizadores, não como flexores do tronco.
2. A *flexão antilateral* desenvolve o quadrado lombar, bem como os oblíquos como estabilizadores da pelve e quadris, não como flexores laterais do tronco. Similar ao conceito de antiextensão, desafios isométricos variados são empregados para trabalhar os estabilizadores laterais.
3. A *antirrotação* pode ser a chave para o treinamento do *core*. A força da antirrotação é desenvolvida com progressões de exercícios de antiextensão e com o uso de padrões diagonais e forças de rotação. O programa não contém exercícios rotacionais como rotações de tronco, *russian twists* ou abdominais com giros laterais.

Respiração e treinamento do *core*

A primeira edição deste livro baseou-se em duas fontes quando tratou das orientações para o treinamento do *core*: Paul Hodges e os fisioterapeutas australianos que, de início, proporcionaram muitos conceitos de estabilização e Mike Clark da NASM, que popularizou o conceito de *drawing in*.* Desde então, tem ocorrido um debate prolongado de "quem tem razão" sobre trabalho do *core*, estabilização do *core* e conceitos de *bracing* (contração isométrica de todos os músculos abdominais que ativam sua função primária) e *drawing in*. Em vez de ficar preso àquele debate, adotei uma abordagem do tipo "qualquer coisa que funcione, contanto que fique firme" e deixei os especialistas competirem para provar suas teorias particulares.

Então, em 2014, tive a sorte de conhecer um assistente de fisioterapia, Michael Mullin, que foi treinado por um grupo de Lincoln, Nebraska, chamado de *Postural Restoration Institute*. A abordagem de Mullin ofereceu uma explicação simples de respiração, o processo de respiração e como este se relaciona com os conceitos de treinamento e estabilidade do *core*. Isso mudou a forma como ensinamos nossos exercícios do *core*. A chave para entender o treinamento do *core* é perceber que o processo de respiração não é passivo, mas, sim, ativo.

---

*N. de R.T.: manobra realizada com os músculos do abdome que "encolhem" a barriga, mas não ativa sua função primária, que é de prevenir o movimento.

O primeiro ponto a se entender sobre o treinamento do *core* é que o diafragma, na verdade, é um músculo e que esse músculo possui seus antagonistas, os abdominais profundos, os quais procuramos ativar em nosso treinamento do *core*. Na inspiração, o diafragma em formato de cúpula contrai-se concentricamente e achata-se, de modo muito parecido a um grupo de crianças em um acampamento, puxando para baixo um paraquedas. Na expiração, especificamente no fim da expiração máxima, os abdominais profundos contraem-se de modo concêntrico, pressionando o diafragma de volta a seu formato de cúpula. Com a respiração apropriada, temos uma interação de contrações excêntricas e concêntricas do diafragma e abdominais profundos.

Mullin reforçou esse conceito em um artigo intitulado *O Valor de Assoprar um Balão* (Boyle, Olinick e Lewis, 2010). O artigo descreve a ação de assoprar um balão sem tirá-lo da boca. O que ocorre é um processo de inspiração nasal e expiração agressiva pela boca. Como em cada expiração, os abdominais profundos são forçados a trabalhar cada vez mais contra a energia elástica do balão, no momento em que o balão está prestes a estourar, a conexão entre os abdominais e a exalação foi bem reforçada. O que costumávamos chamar de *draw-in* pode ser visto como a porção de contração concêntrica máxima da expiração máxima apropriada.

Então, respirar é agora uma parte integral do nosso treinamento do *core*. Na realidade, cada exercício do *core* gira em torno da respiração. Eliminamos tempo e contagens de respirações em uma tentativa de fazer atletas e alunos estenderem a inspiração e expiração para obter a sinergia muscular adequada.

PROGRESSÃO DO TREINAMENTO DO *CORE* NO PROGRAMA SEMANAL

O trabalho progressivo de *core* é simples. Três séries de 8 a 12 repetições são inicialmente feitas para exercícios que usam pesos. Em geral, os exercícios de estabilização começam com três séries de 25 segundos feitas em cinco séries de manutenções de 5 segundos. O fisioterapeuta Al Visnick apresentou-me seu conceito com a afirmação: "Se você deseja treinar os estabilizadores, deve dar a eles tempo para se estabilizarem". Manutenções de 1 segundo não trabalham os estabilizadores de modo tão efetivo quanto as contrações de 5 segundos. Você pode usar tempo em vez de repetições para determinar a duração de uma série; cinco repetições levam cerca de 30 a 60 segundos. Essas são diretrizes gerais e podem ser ajustadas com base na idade e experiência do atleta.

Para qualquer exercício que empregue o peso corporal, avance por um período de três semanas do seguinte modo:

Semana 1: 3 × 8
Semana 2: 3 × 10
Semana 3: 3 × 12

Após a semana 3, avance para uma versão um pouco mais difícil do exercício (em geral denotada como progressão 1), reduza o número de repetições e novamente siga a mesma progressão.

Lembre-se de que o trabalho do *core* deve ser ensinado e executado como qualquer outra parte de um programa. Apenas realizar o trabalho do *core* no início do programa de força em vez de mantê-lo até o final não é o suficiente. Os treinadores devem ensinar essa prática tão bem ou melhor que qualquer outra parte do programa. Um treinamento de *core* adequadamente ensinado ajuda na redução de lesões, melhora da força e melhora da velocidade com o aumento da capacidade de manter a posição do tronco em exercícios de força, saltos e tiros rápidos. Além disso, um programa adequado de tronco pode melhorar muito o desempenho em esportes de rebatidas. Esses benefícios são importantíssimos e não devem ser esquecidos.

Progressão de antiextensão

O desenvolvimento da capacidade do *core* anterior de prevenir a extensão da coluna lombar (e a inclinação pélvica anterior resultante) pode ser a porção mais crucial do treinamento do *core* e certamente deve ser o ponto de partida para o programa do *core*. Na inclinação pélvica anterior e síndrome inferior cruzada, os músculos do *core* anterior são incapazes de controlar a extensão da coluna e a rotação anterior da pelve. No passado, uma combinação de alongamento e fortalecimento era com frequência recomendada, mas o passo óbvio de trabalhar os abdominais anteriores para prevenir a extensão da coluna lombar e a inclinação anterior não foi reconhecido. Os conceitos atuais nos dizem para treinar esses músculos de modo a prevenir a extensão e estabilizar a pelve. Gosto de ensinar a prancha e as extensões com bola suíça na fase 1 para os atletas, em virtude disso, as designações 1A e 1B nos exercícios.

PRANCHA FRONTAL

LINHA DE BASE 1A

Todo atleta deve aprender a manter uma prancha perfeita (ver Fig. 7.5) por 30 segundos (não sou fã de pranchas de mais de 30 segundos, pois considero a longa duração desnecessária e enfadonha nestes casos).

1. Comece sobre os cotovelos e antebraços e com manutenções de 15 segundos, imaginando uma expiração longa de 15 segundos. Isso realmente ativará os músculos abdominais profundos (não se surpreenda se expirações de 10 segundos forem difíceis).
2. Lembre-se de que uma prancha perfeita se parece com uma pessoa que está em pé, e não um abdominal isométrico em prono. A pelve deve estar neutra ou normal. Em outras palavras, não se mova em uma grande inclinação posterior por meio de uma grande contração do reto do abdome.
3. Contraia tudo. Pressione o chão com os antebraços, contraia os glúteos e tensione o quadríceps e abdominais profundos.

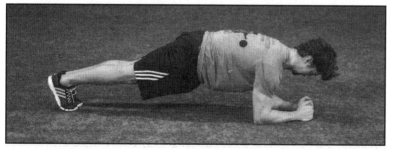

FIGURA 7.5 Prancha frontal.

PRANCHA FRONTAL COM O TRONCO ELEVADO

REGRESSÃO 1

Se seus atletas ou alunos não conseguem manter uma boa prancha frontal, use a física para seu proveito e reduza o peso relativo inclinando-os. Tente começar com os cotovelos e antebraços sobre um banco de exercícios padrão.

ROLL OUT NA BOLA SUÍÇA

LINHA DE BASE 1B

O *roll out* na bola suíça (ver Fig. 7.6) é realmente uma prancha (ajoelhado) de alavanca curta na qual o braço de alavanca é alongado e encurtado rolando a bola. Visualize a bola de estabilidade como um grande disco abdominal. Quanto mais fraco for o atleta, maior deve ser a bola. As bolas suíças vêm em diferentes tamanhos; bolas de 65 e 75 cm são boas para iniciantes. É essencial que *todos* comecem a progressão antiextensão combinando extensões na bola suíça com pranchas frontais. Mesmo atletas com abdominais fortes (ou que acham que têm) devem fazer a extensão na bola suíça duas vezes por semana pelas primeiras três semanas. Começar com uma roda aumenta a chance de forçar os abdominais ou machucar as costas.

1. Comece ajoelhando-se com os glúteos e abdominais tensos. As mãos ficam sobre a bola.
2. Expire enquanto rola à frente, movendo a bola das mãos para os cotovelos. Fique na posição ajoelhada, firme do topo da cabeça até os joelhos.
3. Contraia os glúteos para manter os quadris estendidos e expire para enrijecer o *core* e manter a coluna estável. É importante que o *core* (a coluna dos quadris à cabeça) não se mova em extensão.

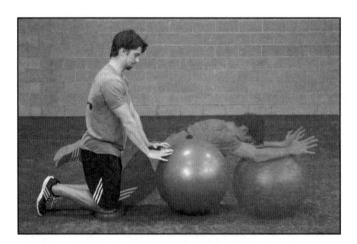

FIGURA 7.6 *Roll out* na bola suíça.

SERRA

PROGRESSÃO 2

A serra (ver Fig. 7.7) é similar à extensão com a bola suíça quanto ao aspecto de realizar-se uma prancha com alongamento e encurtamento do braço alavanca. Na serra, o atleta começa em uma posição de prancha com os pés em uma superfície de deslizamento ou em duas *Valslides*. Em vez de fazer pressão contra o chão, a ação é semelhante a uma serra, com um movimento para frente e para trás proveniente dos ombros. À medida que os ombros movem-se em flexão, o braço de alavanca é alongado e o esforço no *core* anterior aumenta.

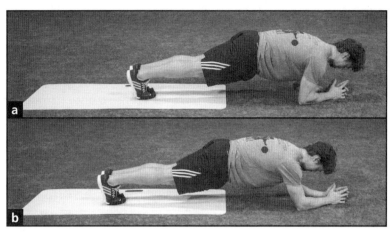

FIGURA 7.7 Serra.

1. Imagine a serra como uma prancha com movimento. O corpo deve permanecer rígido da cabeça até os calcanhares.
2. Estenda-se até o necessário para sentir um aumento no esforço sobre o *core* anterior. Se for sentido nas costas, a amplitude de movimento está muito grande.
3. A chave para adicionar movimento é acrescer um maior desafio à estabilidade do *core*. Não se trata de até onde o atleta pode ir, mas, sim, até onde ele precisa ir para aumentar o desafio do *core*.

AB DOLLEY

PROGRESSÃO 3

Eu sei, um equipamento de propaganda televisiva. Os *Ab Dollies* são um pouco caros, mas tornam a transição da bola de estabilidade para o abdominal em uma roda muito mais fácil. É física. O *Ab Dolley* permite que o aluno fique primeiro apoiado sobre os cotovelos para obter uma versão reduzida da extensão no disco (ver Fig. 7.8).

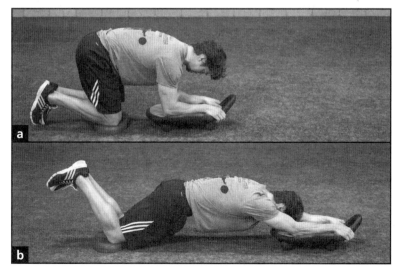

FIGURA 7.8 *Ab Dolley*.

EXTENSÃO ROLL OUT NO DISCO *AB WHEEL*

PROGRESSÃO 4

Um *Ab Dolly* pode ser substituído por um disco neste exercício. Agarre as hastes laterais do *Ab Dolly* com as mãos para estender a alavanca. Prefiro o disco porque você obtém melhores diagonais quando avança mais no exercício, mas para a fase 3 isso realmente não importa. O importante é que a peça de movimentação está agora na extensão completa dos braços. O disco *Ab Wheel* (ver Fig. 7.9) é um exercício para o *core* avançado. Iniciar com extensões no *Ab Wheel* pode causar distensão e dores nas costas, portanto, siga a sequência de progressão.

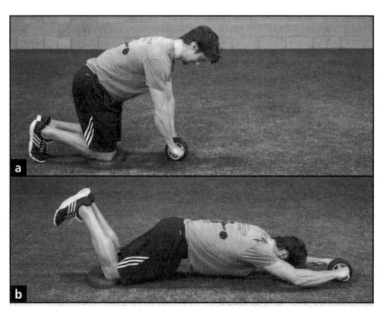

FIGURA 7.9   *Roll out* no disco *Ab wheel*.

VALSLIDES OU EXTENSÕES NA PRANCHA DE DESLIZAMENTO

PROGRESSÃO 5

A *Valslide* ou prancha de deslizamento adiciona um componente de fricção. Em vez do disco de rolagem, o peso do corpo cria um freio. Isso torna o exercício mais difícil, em especial a porção concêntrica, ou de retorno. O atleta tem que fazer um movimento de recuo.

Exercícios de antirrotação

A antirrotação é a nova tendência no treinamento do *core*. Quando você pensar em antirrotação, imagine uma força que tenta causar rotação do tronco e a tarefa do atleta é impedir isso de ocorrer. Como mencionado anteriormente, esse é o real papel dos músculos rotatórios do *core*.

Existem duas categorias de exercícios de antirrotação. O primeiro grupo é composto das progressões na prancha que começam em posição de quatro apoios (dois cotovelos ou duas mãos e dois pés) e movem para uma posição de três apoios (em geral, um cotovelo ou mão e dois pés). Essas são as versões de três apoios da prancha. A segunda categoria de exercícios de antirrotação é mais bem descrita como padrões diagonais. As forças são introduzidas em vários ângulos e os músculos do *core* devem contrapor tais forças em sua função antirrotatória. Essa categoria de antirrotação inclui exercícios como *chops* (diagonal de cima para baixo), *lifts* (diagonal de baixo para cima), *press-outs* e *push-pulls*, os quais trabalham a estabilidade. As primeiras tentativas de exercícios de rotação incluíram atividades equivocadas como movimentos de cortar lenha. Muitas tentativas iniciais de trabalho rotacional de *core* eram completamente sem base e eram simplesmente padrões de flexão de quadril feitos em diagonal.

Progressões antirrotacionais na prancha

Sempre que um braço ou perna move-se, uma prancha frontal passa de um exercício antiextensão para um antirrotação. Por isso as progressões na prancha situam-se na categoria antirrotação. Observe: todas as nossas progressões de antirrotação na prancha são flexões de ombro ou movimentos de braços. Não sou fã de levantamentos de pernas em progressões de prancha, pois acredito que o peso significativo dos membros inferiores torna esses movimentos de difícil execução com segurança.

ALCANCE TIPO PRANCHA

PROGRESSÃO 1

O alcance tipo prancha (ver Fig. 7.10) é a progressão mais simples a partir da prancha frontal antiextensão para a categoria antirrotação. No alcance tipo prancha, o atleta deve se estender para alcançar um objeto à sua frente. Em geral, usamos um cone colocado a cerca de 30 cm de distância. O atleta fica imóvel sobre seus antebraços e cotovelos. A chave da extensão tipo prancha é manter a estabilidade do *core*. O atleta deve continuar a manter uma perfeita posição na prancha enquanto se estende. Tudo deve parecer igual à prancha à medida que o atleta passa de um apoio em quatro pontos para um apoio em três pontos. A posição de apoio em três pontos produz uma força diagonal sobre o *core*, que deve ser contida para impedir o movimento.

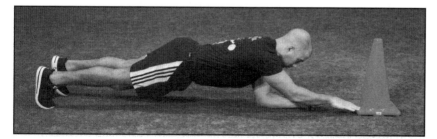

FIGURA 7.10 Alcance tipo prancha.

PRANCHA RELÓGIO

PROGRESSÃO 2

A prancha relógio é similar à extensão tipo prancha, mas o atleta está apoiado sobre as mãos, e não sobre os cotovelos (ver Fig. 7.11). Em vez de estender-se à frente, o atleta move a mão direita para a posição de 12h do relógio e então a mão esquerda para a posição de 12h. Em seguida, a mão direita move-se para a posição de 13h, enquanto a esquerda vai para a posição de 11h. Isso prossegue ao redor de um relógio imaginário, com as mãos fazendo sete toques a cada lado. As pranchas relógios podem ser feitas de diversas formas, usando 12 a 6 como 1 série ou fazendo 12 a 6 a 12 para aumentar a dificuldade. Novamente, a chave é o *core* e a estabilidade escapular na presença de forças diagonais de rotação.

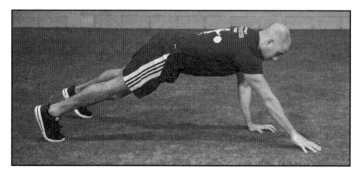

FIGURA 7.11   Prancha relógio.

PRANCHA REMADA

PROGRESSÃO 3

Na prancha remada (ver Fig. 7.12), o atleta novamente está em uma posição de cotovelos estendidos, mas tem halteres nas mãos. A ação muda de extensão para remada. Pranchas remadas têm numerosos nomes ou variações, mas todos parecem ser exercícios de *core* de antirrotação, não exercícios de força ou um ato circense. Minha recomendação é usar halteres com pontas hexagonais que não rolem e nunca usar *kettlebells*. O risco de lesão no punho supera muito qualquer potencial benefício.

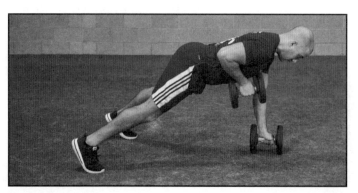

FIGURA 7.12   Prancha remada.

Flexão antilateral

Do mesmo modo que desejamos ver o *core* anterior assumir o papel de antiextensão, queremos ver os músculos laterais assumirem o papel de estabilizadores. No passado, exercícios como inclinações laterais foram usados para treinar a capacidade de flexão lateral do *core*. Contudo, agora vemos que todos os músculos do *core* mais previnem o movimento que o executam. Os flexores laterais (oblíquos primários e quadrado lombar) agem para prevenir o *core* de entrar em colapso em flexão lateral.

PRANCHA LATERAL

LINHA DE BASE

Esta é a versão lateral da prancha frontal e é o melhor lugar para começar a incorporar a ideia de flexão antilateral. Todos os seus atletas e alunos devem aprender a manter uma perfeita prancha lateral por 30 segundos.

1. Inicie de cotovelos com as escápulas em posterodepressão. Comece com manutenções de 15 segundos, pensando em uma grande e lenta expiração de 15 segundos. Isso realmente ativará seus músculos abdominais profundos (não se surpreenda se expirações de 10 segundos forem difíceis).
2. Na prancha lateral perfeita, parece que a pessoa está sendo disparada de um canhão. Mantenha-se alongado e simples. Gosto de estender e segurar o braço oposto.
3. Contraia tudo. Tensione os glúteos e enrijeça o quadríceps e abdominais profundos.

PRANCHA LATERAL DE ALAVANÇA CURTA

REGRESSÃO 1

Para regredir na prancha lateral, tudo o que você precisa é encurtar a alavanca dobrando os joelhos.

REMADA NA PRANCHA LATERAL

PROGRESSÃO 1

Um modo simples de avançar a prancha lateral é adicionar uma remada com um elástico ou um cabo em um aparelho. Isso acresce um esforço no plano transverso ao que inicialmente é a estabilidade no plano frontal. Pense na remada como um exercício bem leve, incluído para aumentar a concentração necessária na prancha. Em vez de controlar o tempo, faça agora repetições da remada, seguindo nossa progressão de 8-10-12.

CARREGAR A PASTA

PROGRESSÃO 2

O carregar a pasta é basicamente uma caminhada segurando um haltere ou *kettlebell* simples em uma mão. Este exercício é uma versão dinâmica com carga da prancha lateral. Lembro-me de estar assistindo a uma palestra de Stuart McGill e ter um "clique" de um exercício que não tinha compreendido se tornando um exercício que entendi e reconheci. Lembro-me de ver muitas pastas pesadas usadas em eventos de *Strongman* e de considerar aquilo bobagem. Agora, vejo-me como um bobo. A progressão aqui pode ser a distância percorrida, a carga ou qualquer combinação das duas.

CAMINHADA DO FAZENDEIRO

PROGRESSÃO 3

A caminhada do fazendeiro é uma progressão do carregar a pasta, no entanto, muda de um exercício de *core* para um exercício de quadril. A adição de uma carga equilibrada reduz seu perfil de exercício de flexão antilateral e aumenta o desafio para os estabilizadores do quadril. McGill também observou em suas palestras que as maiores cargas no quadril de que recordava haviam sido nos eventos de caminhada com carga de *Strongman*, como o *Yoke Walk*. Em qualquer caso, todas as caminhadas com carga se situam na categoria de treinamento do *core*.

Padrões e progressões de *chop* e *lift*

O fisioterapeuta Gray Cook foi o primeiro a introduzir os padrões de *chop* e *lift* no final da década de 1990, baseando-os nos conceitos diagonais de facilitação neuromuscular proprioceptiva (FNP) de Knott e Voss. O artigo de Cook *Treinamento Funcional para o Tronco* (1997) pegou esses conceitos diagonais provenientes do mundo da reabilitação e desenvolveu uma classificação inteiramente nova de exercícios.

Cook defendeu os padrões diagonais de alto a baixo (*chop*) e de baixo a alto (*lift*) para desenvolver a estabilidade do *core* contra as forças dinâmicas. Nas variações de *chop* e *lift*, os braços transferem força sobre um plano diagonal através de um tronco relativamente estável. Os exercícios apresentados aqui foram modificados dos conceitos originais de Cook. Qualquer rotação nestes exercícios deve vir do giro dos ombros.

Para todos os exercícios de *chop* e *lift*, faça três séries de 10 e aumente o peso na semana 2 ou use um peso estabelecido e uma progressão de 8-10-12.

CHOP ESTÁVEL ALINHADO NA POSIÇÃO SEMIAJOELHADA

PROGRESSÃO 1A

A progressão 1A começa na posição semiajoelhada com os pés alinhados. Isso significa deixar o pé da frente, joelho de trás e pé de trás todos em linha reta. Essa base de apoio estreita força o atleta a aprender a mecânica apropriada e é feita intencionalmente para requerer o uso de cargas leves. Usamos pequenas barras elásticas de equilíbrio para criar nossa posição alinhada, mas uma prancha de 5 por 10 cm pode funcionar bem. A barra ou prancha deve ser posicionada a cerca de 6 a 9 m de distância do cabo para criar uma diagonal apropriada.

Na MBSC, usamos uma alça presa a um cabo para tríceps mantida em uma empunhadura com os polegares para cima para os *chops* e *lifts*. Ensinamos o *chop* como uma tração para o tórax seguida por uma pressão para fora dele. O

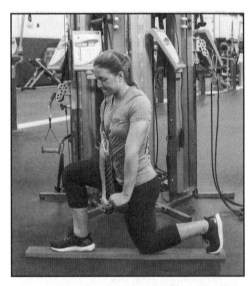

FIGURA 7.13 *Chop* estável alinhado na posição semiajoelhada.

movimento se apresenta como um exercício de barra combinado com um exercício para tríceps feito em uma diagonal sobre o corpo (ver Fig. 7.13). Ensine isso como uma ação de duas etapas distintas, uma tração e uma pressão. É também importante que os olhos sigam as mãos nos padrões diagonais. Olhar para as mãos cria uma quantidade ideal de controle sobre a rotação torácica.

Existem duas questões importantes para o *chop* na posição semiajoelhada. A primeira é a estabilidade e equilíbrio do *core* necessários para mover diagonalmente a carga de cima para baixo. A segunda é a força antirrotacional para resistir à força de tração em direção à pilha de pesos na porção excêntrica do levantamento. O atleta deve possuir estabilidade no plano sagital na trave, enquanto controla uma força proveniente do plano frontal. Além disso, deve se estabilizar nos planos transverso e frontal. A ação-chave aqui é ativar os glúteos na perna de baixo (de fora) para estabilizar o quadril e o *core*. O conceito de antirrotação é baseado na estabilização contra as forças de rotação em vez da produção de rotação. Sahrmann (2002) afirma: "Durante a maioria das atividades diárias, o papel dos músculos abdominais é fornecer apoio isométrico e limitar o grau de rotação do tronco... uma grande percentagem de problemas lombares ocorre porque os músculos abdominais não estão mantendo um firme controle sobre a pelve e a coluna no nível L5-S1" (71). A antirrotação fornece o firme controle ao qual Sahrmann se refere.

O fundador da EXOS, Mark Verstegen, provavelmente merece crédito por levar as ideias de reabilitação de Cook ao mundo da *performance* e tornar o treinamento rotatório uma parte do vocabulário de preparo físico nos esportes.

1. O joelho de dentro está para cima. O joelho de fora, para baixo.
2. Pé à frente, quadril traseiro e pé atrás estão alinhados.
3. A ação é de tração para o tórax seguida por uma pressão.

LIFT ESTÁVEL ALINHADO NA POSIÇÃO SEMIAJOELHADA

PROGRESSÃO 1B

Pense no *lift* como o oposto do *chop*. Os padrões de *lift* são diagonais de baixo para cima e avançam de um modo parecido aos *chops*. A progressão 1B usa a mesma posição alinhada que o *chop*, com exceção do padrão de *lift*, no qual o joelho de fora está erguido e o de dentro está embaixo (ver Fig. 7.14). O movimento é uma tração até o tórax seguido por uma ação de pressão diagonal. A mesma estrutura de corda para tríceps é usada no padrão de *chop*.

1. O joelho de dentro está embaixo. O joelho de fora está para cima.
2. Pés, quadril e joelhos estão alinhados.
3. A ação é de tração até o tórax seguida por uma pressão diagonal.

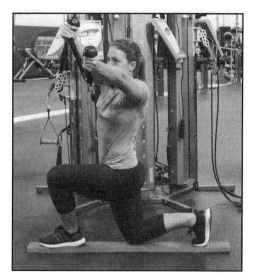

FIGURA 7.14 *Lift* estável alinhado na posição semiajoelhada.

CHOP NA POSIÇÃO DE AVANÇO

PROGRESSÃO 2A

A segunda progressão é uma mudança simples, ainda que difícil. O joelho de trás é erguido do chão e o atleta deve manter uma postura de avanço estática, enquanto realiza a ação de *chop* (ver Fig. 7.15). Novamente, as cargas são leves e o exercício é um movimento controlado de tração-pressão. Assemelha-se muito a um exercício de estabilidade para o *core*.

Estas progressões são baseadas nos conceitos de Cook de movimentação de uma posição ajoelhada para uma postura separada (avanço), para uma em pé e, por fim, para uma posição unipodal. Também, têm base na observação de Cook de que o melhor modo de simplificar um exercício é limitar o número de articulações envolvidas. Na posição ajoelhada, é muito fácil atentar aos quadris e ao *core*

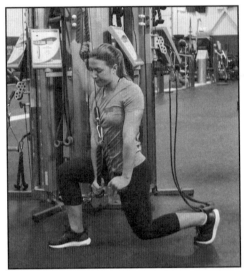

FIGURA 7.15 *Chop* na posição de avanço.

porque os joelhos estão fora do foco do exercício. A posição de avanço aumenta o desafio da estabilidade a partir da posição semiajoelhada inicial por diminuir o número de pontos estáveis em contato com o chão, indo de três (pé, joelho, pé) para dois pontos. A eliminação da articulação do joelho como ponto de estabilidade fornece um desafio de estabilidade adicional ao *core*.

1. O joelho de trás fica a 2,5 a 5 cm erguido do chão.
2. O joelho de dentro está erguido, o joelho de fora está embaixo em uma posição de agachamento separado.
3. A ação da parte superior do corpo permanece inalterada e ainda apresenta um movimento controlado de tração-impulsão ou tração-pressão.

LIFT NA POSIÇÃO DE AVANÇO

PROGRESSÃO 2B

Este exercício é idêntico à versão alinhada, com exceção do joelho de trás, que está erguido do chão ou trave. Todos os outros aspectos permanecem os mesmos.

1. O joelho de dentro está embaixo, o de fora está para cima igual à posição de agachamento separado.
2. A ação da parte superior do corpo é uma tração controlada até o tórax com uma pressão.

CHOP EM PÉ

PROGRESSÃO 3A

O *chop* em pé (ver Fig. 7.16) é um exercício bem diferente. A pressão-tração torna-se um único movimento suave, fluido, explosivo. Diferentemente das duas versões anteriores, a posição do pé passa de uma posição separada para uma com os pés paralelos um ao outro. Na fase 3, os padrões diagonais não são mais exercícios de estabilidade e tornam-se exercícios de potência rotacionais dinâmicos. Gosto de fazer os atletas visualizarem o movimento de agarrar um objeto e arremessá-lo para o chão de forma agressiva com o mesmo padrão de tração-pressão usado nas versões alinhada e na posição de avanço. Na verdade, passamos da antirrotação para a rotação explosiva.

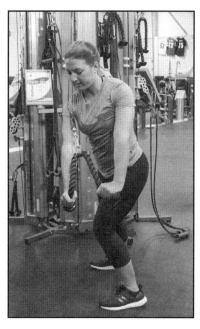

FIGURA 7.16 *Chop* em pé.

LIFT EM PÉ

PROGRESSÃO 3B

O padrão de *lift* em pé (ver Fig. 7.17) é o que Mark Verstegen, presidente da EXOS, uma vez descreveu como uma tração-pressão diagonal. O movimento explosivo que cruza o corpo vai da postura de agachamento para em pé com os braços estendidos no lado oposto ao cabo. Não ensinamos rotação, mas, sim, um agachamento para um movimento na posição em pé. A rotação ocorre de forma natural devido à combinação da colocação do pé em paralelo e da posição da carga.

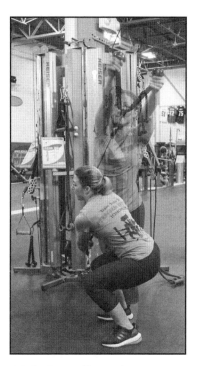

FIGURA 7.17 *Lift* em pé.

CHOP TRANSVERSAL EM PÉ

PROGRESSÃO 3C

O *chop* transversal (ver Fig. 7.18) é um grande exercício para atletas de golpes e rebatidas e é algo que adicionamos ao nosso menu de exercícios nos últimos anos. É feito em um padrão de tração-pressão e a partir de uma postura paralela como nos dois exercícios anteriores. O cabo de tríceps é mantido com os polegares virados na direção do aparelho. Isso é extremamente importante para tornar o exercício suave e tirar a pressão dos punhos.

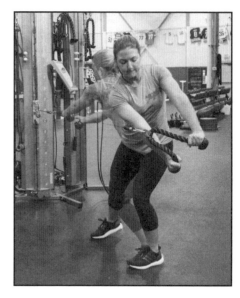

FIGURA 7.18 *Chop* transversal em pé.

LIFT NO STEP

PROGRESSÃO 4

O *lift* no *step* (ver Fig. 7.19) pode ser o mais funcional dos padrões diagonais, pois trabalha a região inferior do corpo unilateralmente com ações multiplanares de região superior do corpo. No *lift* no *step*, o pé de dentro é colocado sobre um banco pliométrico de 30 cm e, em vez de passar de uma postura de agachamento para em pé, um passo para cima para um padrão em pé é usado. Todos os movimentos da região superior do corpo permanecem os mesmos, mas o padrão inferior torna-se agora um suporte unilateral na posição estendida. Este exercício cria uma grande conexão diagonal entre os glúteos, estabilizadores pélvicos e músculos da região superior do corpo.

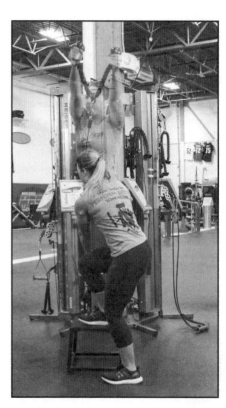

FIGURA 7.19 *Lift* no *step*.

COMPONDO SEU CAMINHO PARA ISQUIOTIBIAIS SAUDÁVEIS

Os exercícios de ponte constam no capítulo do *core*, mas poderiam também aparecer na seção de ativação ou mobilidade. Os exercícios de ponte e na posição de quatro apoios podem ser vistos como exercícios do *core*, de controle motor ou de ativação. Em todos os casos, inicialmente, devem ser feitos como parte do aquecimento e depois serem transformados em exercícios como as flexões de joelho na prancha de deslizamento.

LEVANTAMENTO DE QUADRIL DE COOK

LINHA DE BASE 1

Este exercício básico coloca ênfase dupla nos glúteos e músculos do *core*. O levantamento de quadril de Cook (ver Fig. 7.20) desenvolve força nos glúteos e isquiotibiais, mas, principalmente, ensina a diferença fundamental entre movimento do quadril e movimento da coluna lombar – um importante objetivo para todos os exercícios de ponte e na posição de quatro apoios. Em muitos movimentos

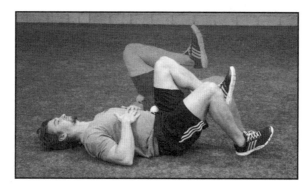

FIGURA 7.20 Levantamento de quadril de Cook.

que trabalham os isquiotibiais e glúteos, é muito fácil utilizar, equivocadamente, mais amplitude na coluna lombar do que no quadril. Este movimento ensina o atleta a arquear as costas em vez de estender o quadril.

Para realizar o levantamento de quadril de Cook, fique na posição de decúbito dorsal com ambos os pés apoiados no chão. A partir da posição inicial, leve um joelho com firmeza até o tórax com ambos os braços para limitar o movimento na coluna lombar. Para garantir que o joelho fique firme contra o tórax, coloque uma bola de tênis na parte inferior da caixa torácica e mantenha a coxa elevada para manter a bola no lugar. A bola não deve cair durante a série. O joelho oposto está flexionado a 90° e o pé no chão está em dorsiflexão. Estenda o quadril pressionando o calcanhar contra o chão. A pressão exercida pelo quadril estimula o uso da cadeia posterior e impede o atleta de exercer pressão com o quadríceps. Mantenha os dedos do pé erguidos. O último conselho é realizar uma grande expiração na contração concêntrica. Inspire pelo nariz e expire pela boca durante toda manutenção isométrica de 5 segundos.

Não se surpreenda se a amplitude de movimento estiver inicialmente limitada a alguns graus. Este exercício tem dois propósitos:

1. Ensina a diferença entre amplitude de movimento do quadril e amplitude de movimento da coluna lombar.
2. Desenvolve flexibilidade adicional no psoas devido à natureza recíproca do exercício. É impossível contrair os glúteos e isquiotibiais em um lado sem relaxar o psoas no lado oposto.

Execute cinco manutenções de 5 segundos em cada lado e avance adicionando uma manutenção por semana.

LEVANTAMENTO DE QUADRIL DE COOK SEM AS MÃOS

PROGRESSÃO 1

A primeira progressão é usar os flexores do quadril no lado do quadril flexionado para segurar a bola de tênis. Isso acresce complexidade ao exercício porque o atleta agora tem os flexores contraídos em um lado e os extensores no outro.

Fique no mesmo formato de cinco manutenções de 5 segundos.

PONTE COM AS DUAS PERNAS

LINHA DE BASE 2

Este é outro exercício de linha de base no qual o atleta precisa aplicar o conhecimento adquirido sobre amplitude de movimento do quadril no levantamento de quadril de Cook. Comece novamente na posição pré--ponte (*hook-lying*) com ambos os calcanhares para baixo e os dedos do pé para cima (tornozelo em dorsiflexão) e erga os quadris para criar uma linha reta do joelho até o quadril em direção ao ombro (ver Fig. 7.21). Execute e mantenha essa postura usando os glúteos e isquiotibiais, não estendendo a coluna lombar. Qualquer queda nos quadris reduz drasticamente a efetividade do exercício. No ponto máximo, expire o máximo possível para ativar os abdominais. Mantenha essa posição máxima por uma expiração de 5 segundos.

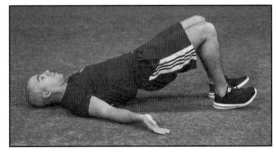

FIGURA 7.21 Ponte com duas pernas.

Antes de tentar este exercício, é importante aprender a diferença entre movimento do quadril e movimento da coluna lombar com um exercício como o levantamento de quadril de Cook. Em geral, os atletas que não entendem essa distinção arqueiam suas costas tentando estender os quadris.

Faça cinco manutenções de 5 segundos para completar uma série. Adicione mais uma repetição por semana.

PONTE COM MARCHA ALTERNADA

PROGRESSÃO 1

O próximo passo na progressão é acrescentar uma pequena marcha alternada à ponte isométrica. Apenas alterne erguer um pé do chão e depois o outro. Não deixe o quadril oposto cair quando o pé é erguido. Esta progressão visa aos rotadores de quadril e multífidos devido ao esforço de rotação aplicado à coluna espinal como resultado de sair de quatro pontos de apoio (ombros e pés) para três pontos (ombros e um pé). Empurre o chão com o calcanhar e ative os glúteos no mesmo lado no pé de apoio. Veja a Figura 7.22.

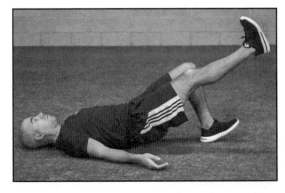

FIGURA 7.22 Ponte com marcha alternada.

Para as marchas, faça séries de 8-10-12 em cada lado.

Progressão na posição de quatro apoios

Em geral, os exercícios na posição de quatro apoios são vistos como reabilitadores e foram ignorados pelos técnicos de força e condicionamento e preparadores físicos, possivelmente devido à velha teoria de que abdominais fortes são iguais a costas fortes. Assim como a progressão na posição de supino, os exercícios na posição de quatro apoios podem, à primeira vista, não fazer sentido, mas apenas porque são com frequência feitos de forma incorreta. Em muitos casos, o resultado destes exercícios é o oposto do que era pretendido.

Os exercícios na posição de quatro apoios deveriam ensinar os atletas a recrutar os glúteos e isquiotibiais, enquanto mantêm um tronco estável. No entanto, com frequência os atletas aprendem que podem reproduzir a extensão de quadril estendendo (ou hiperestendendo) a coluna lombar. O propósito da progressão na posição de quatro apoios é ensinar o atleta a estabilizar o *core* com os músculos abdominais profundos e multífidos e usar simultaneamente os extensores do quadril para estender o quadril. Grande parte dos casos de dor lombar está relacionada à função deficiente do quadril, que acaba sendo compensada pela extensão ou rotação lombar.

EXTENSÃO DE QUADRIL NA POSIÇÃO DE QUATRO APOIOS SOBRE OS COTOVELOS

LINHA DE BASE

O ponto inicial da progressão na posição quadrúpede é orientar o atleta a apoiar-se sobre os cotovelos e joelhos em vez de mãos e joelhos (ver Fig. 7.23). Isso automaticamente cria maior flexão do quadril, reduzindo o ângulo entre o quadril e o tronco de 90° para 45°. O resultado é a menor capacidade de estender a coluna lombar. O atleta é forçado a usar os extensores do quadril em um grau maior.

Neste exercício, o quadril é estendido com o joelho dobrado. A posição de joelho flexionado cria uma relação de comprimento-tensão desfavorável para os isquiotibiais e novamente força os glúteos a serem

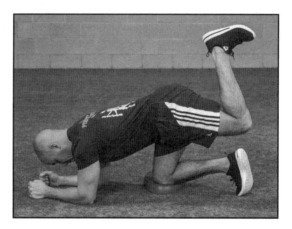

FIGURA 7.23 Extensão de quadril na posição de quatro apoios sobre os cotovelos.

extensores primários do quadril. Ao corrigir o posicionamento, diminuímos a capacidade da coluna lombar de estender-se e agir como um extensor do quadril e diminuímos a capacidade dos isquiotibiais de compensarem um glúteo fraco ou sem ação.

Faça 5 × 5 segundos, com uma longa expiração na contração concêntrica. Avance para 6 × 5 segundos e 7 × 5 segundos.

EXTENSÃO DE QUADRIL NA POSIÇÃO QUADRÚPEDE

PROGRESSÃO 1

Avance do apoio sobre os cotovelos para o apoio sobre as mãos com os cotovelos estendidos. Este exercício pode ser feito com as pernas dobradas ou como uma extensão de quadril e joelho. Para a versão com a perna estendida, é fundamental que os dedos do pé permaneçam em dorsiflexão e o pé não suba acima da linha das nádegas. A extensão do quadril deve ser uma ação direta de "calcanhar na parede". Em geral, esta versão é feita com excesso de movimento lombar. Lembre-se da estabilidade no *core*. Se o calcanhar permanecer nivelado com as nádegas, as costas não podem se estender.

Faça 5 × 5 segundos, com uma longa expiração na contração concêntrica. Avance para 6 × 5 segundos e 7 × 5 segundos.

ELEVAÇÃO ALTERNADA DE BRAÇO E PERNA NA POSIÇÃO DE QUATRO APOIOS

PROGRESSÃO 2

Agora, adicione uma ação de alternância de braço e perna à extensão do quadril na posição de quatro apoios (ver Fig. 7.24). Este é um exercício avançado que é muitas vezes feito com deficiência pelos iniciantes. Lembre que, quando estes exercícios são feitos de modo incorreto, são potencialmente nocivos porque reforçam o padrão de extensão lombar para extensão do quadril que estamos tentando eliminar.

Faça 5 × 5 segundos, com uma grande exalação na contração concêntrica. Avance para 6 × 5 segundos e 7 × 5 segundos.

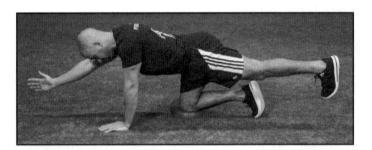

FIGURA 7.24 Elevação alternada de braço e perna na posição quadrúpede.

Levantamento Turco (*Turkish Get Up* -TGU) e *Sit Ups*

Embora tenhamos enfatizado os exercícios para o *core* primariamente para estabilidade, existem dois exercícios que praticamos e que podem ser considerados na categoria mais convencional: o levantamento turco e os abdominais com perna estendida (*sit ups*). Ambos os exercícios envolvem algum elemento de flexão do tronco, mas as baixas repetições os tornam benéficos e relativamente seguros. Alertamos para os perigos dos abdominais e a versão convencional com as pernas flexionadas, mas ainda praticamos o levantamento turco e o abdominal com a perna estendida.

ABDOMINAIS COM AS PERNAS ESTENDIDAS (*SIT UPS*)

Os abdominais com as pernas estendidas (ver Fig. 7.25) são exatamente o que dizem ser. Trata-se de um exercício do *core* muito difícil que é mais bem executado com poucas repetições. Nunca excedemos séries de 10. Os abdominais com as pernas estendidas envolvem uma pequena quantidade de flexão do tronco e uma grande quantidade de flexão dos quadris. Algumas lendas do condicionamento alertam contra esse tipo de abdominais, mas não há uma boa razão para evitá-lo.* A questão-chave é executar uma lenta

---

*N. de R.T.: a questão-chave a responder para saber se a pessoa está ou não apta a realizar este exercício é se ela consegue realizar uma boa dissociação lombo-pélvica. Caso a pelve não se dissocie do quadril, ocorrerá flexão na região lombar com todos os riscos inerentes a esta situação. O mais prudente é realizar o *sit up* com os joelhos flexionados.

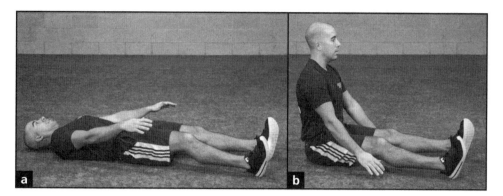

FIGURA 7.25 Abdominais com as pernas estendidas.

subida e uma lenta descida. Se um impulso for necessário para completar uma repetição, então o atleta não está pronto para este exercício.

A progressão é muito simples. Comece com os braços ao lado do corpo para controlar o comprimento do braço de alavanca. Pense em esprema-los e abaixá-los. Não deve haver oscilação ou impulso. Para a progressão, mova as mãos sobre o tórax e, por fim, acrescente uma anilha nos braços estendidos. Faça duas a três séries de 10 repetições.

LEVANTAMENTO TURCO

Há cinco anos, teria lhe dito que este exercício é bobo. Como as coisas mudam. Um velho ditado diz que "quando o estudante está pronto, o professor aparece". Sei que isso se aplica a mim. Os professores, no meu caso, foram um aluno e Gray Cook.

Ouvi Gray Cook elogiar os levantamentos turcos durante alguns anos e não compreendia porque tinha se tornado um entusiasta de *kettlebells*. A epifania não veio por meio de Gray Cook, mas, sim, de um aluno de 60 anos. Este meu aluno tinha dificuldades em erguer-se do chão. O processo muitas vezes parecia doloroso e sem coordenação. Com frequência, eu ficava tentado a ajudá-lo, mas resistia, visto que parecia necessário para ele aprender. Um dia enquanto alongávamos, pensei em minhas ações e nas dele. Meu aluno tinha dificuldades em levantar de posições quadrúpedes, algumas vezes saindo de um agachamento profundo. Eu, por outro lado, parecia um saltador. Tentava explicar a ele como fazia isto e dizia: "Role sobre seu cotovelo, então sobre sua mão e suba sobre um joelho". Subitamente percebi que estava lhe ensinando um "levantamento turco". Em um piscar de olhos, o levantamento turco passou de um bobo vídeo no YouTube para um padrão motor primário. O levantamento, em sua forma mais simples, é como nos levantamos do chão. Oh, como eu odeio esses momentos de "clique" que me fazem sentir tolo. Hoje em dia, todos trabalham em levantamentos turcos do mesmo modo que fazem em agachamentos.

Realizamos levantamentos turcos de forma progressiva, pois é necessário algum tempo para dominá-los. Embora os puristas fiquem horrorizados, o levantamento é basicamente uma variação com carga dos abdominais com as pernas estendidas e envolve alguns dos elementos do fenômeno de rolagem tão popular nestes dias.

A preparação para o levantamento Turco

Há muita informação escrita e visual disponível sobre como fazer um levantamento Turco. Em termos simples, o atleta deita na posição de decúbito dorsal com o *kettlebell* na extremidade de um braço estendido, com o joelho ipsilateral flexionado e com o pé de apoio no solo. A perna oposta está estendida e abduzida em cerca de 20 a 30°.

UM QUARTO DE LEVANTAMENTO TURCO

LINHA DE BASE

Um quarto de levantamento (ver Fig. 7.26a) é simplesmente rolar para o cotovelo oposto ao *kettlebell*. Os cotovelos apoiam-se no chão à medida que o *kettlebell* é levado na direção do teto. É como em um abdominal com rotação. Na fase 1, isso é tudo o que fazemos por três ou quatro repetições por série.

MEIO LEVANTAMENTO TURCO

PROGRESSÃO 1

No meio levantamento Turco (ver Fig. 7.26b), o atleta move-se do cotovelo para a mão e depois para uma ponte. A ação é uma ponte com os joelhos quase estendidos, oposta ao *kettlebell*, e uma ponte de perna dobrada ou levantamento de quadril no mesmo lado do *kettlebell*.

LEVANTAMENTO TURCO COMPLETO

PROGRESSÃO 2

A partir da ponte, o atleta move-se para uma posição semiajoelhada e então ergue-se (ver Fig. 7.26c). Para voltar, o processo apenas é invertido. O DVD *Kettlebells From the Ground Up* (Cook e Jones, 2010) é uma grande fonte de ensino para o levantamento.

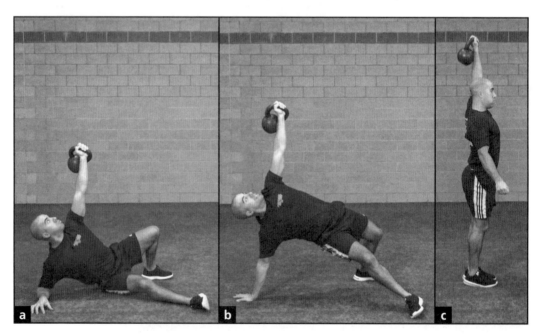

FIGURA 7.26 (a) Um quarto, (b) meio e (c) levantamento.

TREINAMENTO COM A *MEDICINE BALL*

A *medicine ball* pode ser a ferramenta mais simples e mais segura para desenvolver potência corporal total, potência de rotação e potência na região anterior do *core*. Tornou-se um marco em todo programa de treinamento funcional.

A chave para o treinamento com a *medicine ball* é a capacidade de desenvolver potência em rotação interna e externa do quadril e mover essa potência do chão até o *core*. Muitos treinadores erroneamente tentaram desenvolver potência no *core* com pesos por meio de exercícios que focam a rotação lombar. Esse é um erro bastante perigoso que pode levar à lesão nas costas. A potência da rotação se situa nos quadris, e não no *core*. Como discutido previamente, a rotação lombar é potencialmente perigosa e pouco funcional. A rotação do quadril, por outro lado, não apenas é funcional, como é segura.

Diversos atletas enganam-se ao pensar que a potência rotatória significa rotação lombar e devem ser informados de que muitos dos movimentos previamente vistos como rotação lombar são, na realidade, rotações do quadril. Movimentos como o *swing* no golfe, o *swing* no beisebol e qualquer habilidade de rebatida ou arremesso são realizados com movimentos do quadril e uma coluna lombar relativamente estável.

Muitas dessas manobras com a *medicine ball* podem apresentar vários propósitos e ser multifuncionais. Arremessos por cima da cabeça podem ser usados para treinar o *core* anterior para potência, mas também são vitais para atletas de arremesso para trabalhar a capacidade de desaceleração da musculatura da região posterior do ombro. O arremesso rotacional desenvolve a potência no quadril necessária para acertar objetos, enquanto arremessos de peito desenvolvem potência nos músculos que empurram horizontalmente.

A *medicine ball* é segura, adaptável e efetiva para o desenvolvimento da potência no quadril e *core*. O treinamento com a *medicine ball* é mais bem visto do mesmo modo que o levantamento olímpico e os pliométricos são considerados para o *core* e quadris. A maior parte dos exercícios do *core* descritos neste capítulo aborda a estabilidade e força do *core*. O treinamento com *medicine ball* converte toda a força e estabilidade desenvolvidas com outros exercícios do *core* em potência utilizável. É importante salientar que as progressões apropriadas com *medicine ball* desenvolvem potência explosiva de modo seguro e efetivo.

Novamente, o crédito de muitos desses conceitos deve ir para Mark Verstegen, da EXOS, que fortemente influenciou meu pensamento sobre o assunto da *medicine ball* no início da década de 1990. Antes de encontrar Mark e observar seus atletas treinando, nunca tinha visualizado a necessidade de uma parede de concreto sólida contra a qual se arremessa a *medicine ball* em uma academia. Agora, quase 20 anos depois, não consigo pensar em uma academia que não inclua uma parede para *medicine ball*.

O treinamento com essas bolas é bem superior quando feito contra a parede. Um parceiro é um substituto ruim, pois o atleta não pode arremessar com a potência máxima. Em qualquer caso, um espaço de parede de alvenaria é agora um requisito básico para um programa com *medicine ball* em uma academia bem equipada.

Os arremessos com tais bolas são cruciais para todos os alunos, mas podem ser mais importantes para os alunos adultos, pois perdem potência a uma razão de quase 1,5 × a razão de perda de força. Em outras palavras, um aluno que perde 10% de sua força, perde 15% de sua potência.

Uma boa série de arremessos para reproduzir a fluidez de uma boa série de "tiros" na pista ou *swings* com *kettlebell*, é a que possui contrações concêntricas explosivas. Para arremessos em pé, os atletas devem se posicionar na distância do comprimento de um corpo da parede e arremessar como se quisessem detonar a parede e a bola. Os atletas podem se aproximar ou se afastar da parede, dependendo de sua produção de potência.

A seleção da bola apropriada é fundamental. A maioria dos atletas de força acredita que, quanto mais pesado, melhor. Com a *medicine ball,* esse certamente não é o caso.

TABELA 7.1 Orientações para a seleção da *medicine ball*

Peso do atleta	Tamanho da bola (rotação)	Tamanho da bola (acima da cabeça)
45-61 kg	2 kg	1 kg
61-79 kg	3 kg	2 kg
79-90 kg	4 kg	3 kg
90-113 kg	5 kg	4 kg

Sempre que um atleta tiver dificuldades em arremessar uma *medicine ball*, a bola ou é muito pesada, ou muito grande. As orientações para o peso da *medicine ball* na Tabela 7.1 são baseadas em nossa experiência com centenas de atletas. Para os iniciantes, uma bola mais leve funciona melhor. Para atletas menores, um diâmetro menor é mais adequado. Se você tiver qualquer dúvida sobre o peso da bola, diminua 1 kg. De início, todas as *medicine balls* estavam disponíveis apenas em quilogramas; contudo, a rápida aceitação das mesmas nos Estados Unidos resultou em bolas sendo fabricadas tanto em libras quanto em quilogramas.

Para arremessos acima da cabeça realizados por jogadores de beisebol, usamos uma de 2 kg.

Um elemento importante para o treinamento com *medicine ball* é a velocidade. Enfatize a velocidade de movimento, não o peso da bola. E lembre-se sempre desta regra simples: se parecer muito pesado, provavelmente é.

Vantagens do treinamento com a *medicine ball*

- A *medicine ball* permite ao usuário trabalhar em uma posição ou padrão esportivo geral. Esses padrões são similares ao *swing* do golfe, *swing* do tênis, *swing* do beisebol e numerosas outras habilidades de rebatidas.
- As *medicine balls* preenchem o espaço dos exercícios de força e resistência convencionais para o *core* ao trazer novos movimentos para potência do *core*. Pense no trabalho com a *medicine ball* como pliométricos para os estabilizadores do *core* e rotadores do quadril. A *medicine ball* permite que os músculos contraiam em velocidades similares àquelas encontradas nos esportes.
- A *medicine ball* ensina a soma da força, do chão, das pernas, do *core* e por fim dos braços. Esse processo de transferência é a essência da função do *core*. O atleta aprende a transferir força do chão para a bola, com o *core* agindo como elo vital.
- O treinamento na *medicine ball* pode ser feito sozinho se uma parede de concreto estiver disponível.
- Trabalhar com a *medicine ball* também produz um efeito de condicionamento corporal total.

Desvantagens do treinamento com a *medicine ball*

- O atleta não sente diretamente o trabalho da mesma forma que sente os outros treinamentos. Como o atleta não fica dolorido no outro dia, pode pensar que o trabalho não é eficiente.
- Você precisa de espaço. Ocupa-se uma grande quantidade de espaço e é necessário o arremesso da bola contra paredes de concreto.
- Você precisa de várias *medicine balls* em uma variedade de tamanhos.

USO DE *MEDICINE BALLS* QUE NÃO QUICAM

Amo *medicine balls* que não quicam, mas não posso dizer que sempre gostei. Você sabe às quais me refiro – parecem velhas bolas de couro que seu avô usava nas aulas de educação física. Elas vêm agora revestidas em vinil ou Kevlar (ou algum couro sintético), mas ainda são as mesmas. Tais bolas são relativamente macias e não quicam com facilidade.

Há cerca de 10 anos, comprei algumas dessas bolas pesadas, revestidas em vinil que não quicam para exercícios pliométricos para a região superior do corpo. Primariamente usamos essas bolas para manobras de supino. Um parceiro deixa cair uma bola de 8 a 9 kg para um atleta deitado com os braços estendidos e o outro atleta arremessa a bola de volta. Aprecio este exercício para potência na região superior do corpo porque não força os ombros como os de flexão de braços pliométricos. A razão pela qual usamos as *medicine balls* que não quicam é que são mais macias e mais fáceis de manusear quando caem.

Anos atrás, alguém da minha equipe encomendou algumas bolas que não quicam mais leves para os atletas jovens que treinamos. As bolas ficaram no armário e me perguntava se um dia as usaria. Um dia tirei todas do armário. Tínhamos pago uma boa quantia por elas e eu precisava encontrar um bom uso. Apenas pelo prazer, atirei uma delas contra a parede em um arremesso com giro lateral. Normalmente, esse arremesso é nosso exercício pliométrico e de *core* rotacional padrão, mas o arremesso sempre tinha sido feito com uma *medicine ball* de borracha mais convencional para obter um efeito pliométrico.

Minha primeira reação foi pensar: "Estas bolas são uma porcaria. Não ricocheteiam". Em resposta, atirei a bola o mais forte que pude para fazê-la quicar. Ela quicou, mas não muito. Subitamente tive um clique. O que antes havia percebido como um problema da bola que não quica tornou-se algo muito positivo. Pense assim. Inicialmente tínhamos usado arremessos rotacionais com a *medicine ball* para um exercício explosivo para o *core*, um pliométrico para o *core*, se você desejar. O fato de as bolas ricochetearem nos permitiu empregar uma cadência rítmica e um efeito pliométrico. A bola ricocheteando da parede nos forçou a usar o *core* não apenas para acelerá-la, mas também para produzir uma desaceleração e um efeito de mudança. Durante anos achei que isso era uma grande ideia.

Quando atirei a bola leve que não quica, perguntei-me de imediato: "Para que estamos fazendo exercícios de potência rotacional?". A resposta veio na hora. O objetivo era arremessar ou rebater com mais força em esportes como o beisebol, hóquei no gelo, hóquei no campo e golfe. A próxima questão que me fiz foi: "O componente excêntrico da bola vinda da parede é importante?". A resposta parecia ser não. A habilidade de rebater parecia ser um movimento 1 RM, que era bem poderoso, mas não se repetia várias vezes.

De repente, essas bolas leves não eram um erro, e sim, uma ótima nova ferramenta. Na realidade, usamos tais bolas para mais arremessos do que as bolas de borracha. Acredito que enterradas e arremessos laterais com a *medicine ball* são bem melhores com as bolas que não quicam do que com aquelas de borracha que quicam. A exceção à regra podem ser os arremessos acima da cabeça. Aqui ainda nos focamos nas *medicine balls* de borracha leves. Ficamos um pouco mais distantes da parede e agarramos a bola após um quique.

Se você dispõe de uma *medicine ball* e gosta de praticar arremessos com ela em seu programa de potência para o *core*, encomende algumas bolas que não quicam. Prefiro a bola de 4 kg para a maioria dos atletas. As bolas agora vêm em dois diâmetros para acomodar atletas menores. Para as crianças, minibolas de 3 kg funcionam muito bem.

Além disso, a bola mais macia poupa os dedos. Há casos de torções e até fraturas com nossos arremessos de *medicine ball*. Sim, as bolas que não quicam são mais caras, mas boas ferramentas são dispendiosas. Tente usá-las, acredito que você vai gostar.

Arremessos rotacionais

Os arremessos rotacionais são a melhor técnica para desenvolver potência nos músculos do *core* e quadril. Esses exercícios funcionam bem para hóquei, golfe, tênis, beisebol e qualquer outro esporte que requeira ação de rotação explosiva. Os arremessos da *medicine ball* desenvolvem potência no quadril, ensinando o atleta a usar melhor a rotação interna e externa do quadril para extrair potência do chão. O objetivo não é a rotação do tronco, mas, sim, uma rotação poderosa do quadril. O objetivo é aprender a transferir as forças terrenas até um *core* relativamente rígido e estável.

Muito semelhante a outros exercícios que usamos para o *core*, avançamos de posições ajoelhadas ou semiajoelhadas para arremessos em pé e, por fim, para arremessos no *step*. A posição de avanço é difícil para esses arremessos, desse modo, com frequência progredimos de uma variação ajoelhada diretamente para a posição em pé ereta, pulando a posição de avanço.

Progressões de arremesso lateral

O arremesso lateral reproduz uma série de habilidades esportivas. Essas manobras desenvolvem a força rotacional explosiva no tronco, a qual é tão necessária para esportes como tênis, hóquei no campo, hóquei no gelo, *lacrosse* e beisebol. Nos arremessos laterais, a ênfase deve estar no arremesso a partir dos quadris.

Um bom arremesso lateral deve se parecer com uma boa oscilação ou um bom lançamento. Lute para desenvolver um estilo de arremesso que tenha a aparência da habilidade sendo melhorada. Para um jogador de hóquei, por exemplo, o arremesso lateral deve se parecer com uma tacada direta; para o tenista, deve se parecer com um bom golpe de revés. Ao ensinar, familiarize o atleta ou aluno com o esporte.

Realize 10 arremessos com o lado direito (ver Fig. 7.27) e então 10 arremessos com o esquerdo. Faça três séries de 10 arremessos em cada lado durante três semanas. Não tente aumentar o volume; arremesse com mais força e arremesse melhor. Essa é a progressão para todo trabalho rotacional com a *medicine ball*.

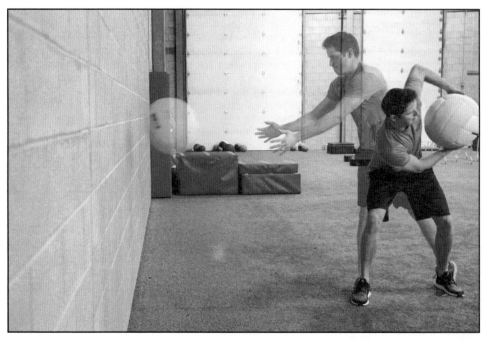

 FIGURA 7.27 Arremesso lateral com a *medicine ball*.

Se as medicine balls trabalham potência, porque devemos fazer 10 repetições? Cabe a mim lidar com essa questão de imediato. Aqueles fascinados com a ciência observarão os arremessos com a *medicine ball*, as séries de 10 repetições e dirão: "Este não é um exercício de potência". Minha resposta é que a ciência concorda com você, mas o empirismo não. Tentamos seguir a ciência e fazer séries de cinco ou seis repetições, mas honestamente falando, não parece ser suficiente. A carga (peso da bola) é leve o suficiente para que 10 repetições sejam feitas sem perda de potência ou velocidade.

ARREMESSO COM GIRO LATERAL NA POSIÇÃO SEMIAJOELHADA

PROGRESSÃO 1

Igual às outras progressões do *core*, para a maioria dos iniciantes, começamos com uma versão semiajoelhada do arremesso com giro lateral (ver Fig. 7.28). Esta será a fase 1 na maioria de nossos programas. Como mencionado antes, o fisioterapeuta Gray Cook popularizou a ideia de eliminar articulações para fins didáticos. A posição semiajoelhada ensina a rotação do quadril nos arremessos efetivamente tirando (do movimento) joelhos e tornozelos. Ao erguer o joelho de dentro (mais próximo da parede), o atleta ou aluno é forçado a usar os quadris e o glúteo da perna ajoelhada (posterior).

Ensinamos um arremesso com um braço estendido, de alavanca longa, com a mão de dentro sob a bola e a mão de fora atrás da bola. Assegure-se de que esta seja uma rotação de alavanca longa, e não um impulso. Estimule a associação mental a um lançamento ou giro para ensinar o uso de um braço de alavanca longa e cuide para que os atletas não retrocedam para um impulso. Além disso, auxilie os alunos a terem consciência de que o movimento pode parecer estranho em seu lado não dominante.

1. Comece na posição semiajoelhada de avanço curto, 6 a 9 m de distância da parede; ombros estão perpendiculares à parede.
2. Os braços estão estendidos, com a mão à frente sob a bola e a traseira atrás da bola.
3. Pense em arremessar a partir do joelho e quadril de trás com algum "estalido" do quadril.

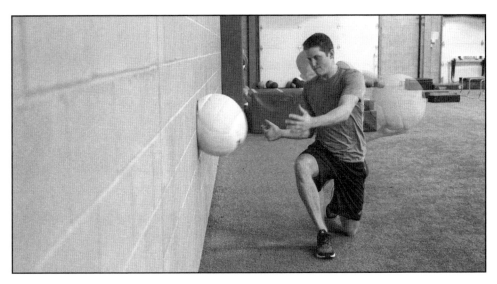

FIGURA 7.28 Arremesso de *medicine ball* com giro lateral na posição semiajoelhada.

ARREMESSO COM GIRO LATERAL EM PÉ

PROGRESSÃO 2

Como mencionado antes, pulamos a posição de avanço por uma razão logística muito simples. Nossos atletas e alunos lutam para manter a posição de avanço e para concentrar-se no próprio arremesso, desse modo agora pulamos para a posição em pé. Em determinados casos, iniciamos atletas ou alunos mais jovens ou mais velhos imediatamente na posição em pé (ver Fig. 7.29). Para atletas escolares e universitários, ficamos com uma progressão de semiajoelhada, para em pé e para *step*, mas, com crianças em idade escolar e adultos, começamos em pé e apenas dizemos: "Arremesse a bola o mais forte que puder". Essa ênfase em um padrão motor amplo muitas vezes sobrepõe algumas barreiras técnicas. De forma muito semelhante, alunos mais velhos podem apresentar excesso de rigidez nos quadris e *core* para obterem os benefícios da posição semiajoelhada e devem começar em pé. Lembre-se de que as progressões são sugestões flexíveis, não regras rígidas.

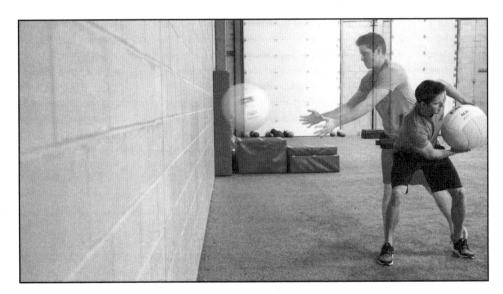

FIGURA 7.29 Arremesso de *medicine ball* com giro lateral na posição em pé.

ARREMESSO COM GIRO LATERAL COM PASSO

PROGRESSÃO 3

A próxima etapa na progressão é adicionar movimento ao arremesso. Na progressão 3, dê um passo na direção da parede com o pé à frente para aumentar a força gerada no pé traseiro. A ênfase está no deslocamento de peso do pé traseiro para o da frente. Todos os outros aspectos do arremesso lateral permanecem os mesmos.

ARREMESSO COM GIRO LATERAL COM DOIS PASSOS

PROGRESSÃO 4

Na nossa quarta progressão, o atleta dá dois passos na direção da parede. Obviamente, o aluno ou atleta precisa agora estar mais distante da parede. O arremesso com dois passos é mais agressivo e violento e realmente reproduz as ações de lançamento em movimento. O arremesso com dois passos também coloca mais esforço no pé e quadril da frente.

Variações de arremesso lateral

Aqui seguem algumas variações de arremesso lateral que os atletas podem trabalhar em suas progressões.

ARREMESSO COM GIRO FRONTAL

PROGRESSÃO 4

O arremesso com giro frontal (ver Fig. 7.30) é outro ótimo exercício rotacional para o *core*. Pode inicialmente ser feito em um lado de cada vez. Repita a orientação ao atleta ou aluno para arremessar a partir dos quadris e pés e depois do tronco. Arremesse a partir do chão com as mãos como ponto final. Olhe para a parede com o corpo paralelo a ela. Essa posição defensiva básica de joelhos flexionados e quadris abaixados e para trás é uma postura esportiva geral e um ponto de partida inicial simples para qualquer atleta. Arremessos com giro frontal são excelentes para tenistas, que com frequência rebatem a partir de uma posição perpendicular, e para jogadores de hóquei no gelo, que em geral arremessam de uma distância similar. Não limite os arremessos a apenas esses atletas, entretanto; a manobra pode ser benéfica para qualquer aluno.

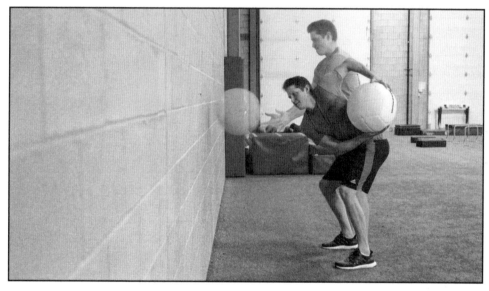

FIGURA 7.30 Arremesso de *medicine ball* com giro frontal.

ARREMESSO COM GIRO FRONTAL ALTERNADO

PROGRESSÃO 5

No arremesso com giro frontal alternado, em vez de realizar 10 arremessos de um lado e 10 do outro, o atleta alterna os lados para 20 arremessos. O movimento de lado a lado deve ser flexível e atlético. Este exercício demanda um pouco mais de coordenação e atletismo.

ARREMESSO COM GIRO FRONTAL NA POSIÇÃO UNIPODAL

PROGRESSÃO 6

Este exercício avançado acrescenta dificuldade bem como um grande estímulo proprioceptivo para o tornozelo, joelho e quadril. Requer um nível mais alto de equilíbrio e coordenação e envolve a musculatura dos rotadores de quadril da perna de apoio (ver Fig. 7.31). Execute o arremesso com giro frontal descrito anteriormente a partir de uma posição unipodal. Se for arremessar do lado esquerdo, fique em pé apoiado na perna direita. O arremesso começa com o pé esquerdo fora do chão e à frente do corpo, com a bola atrás do quadril. À medida que o arremesso é executado, os quadris giram, os braços avançam e a perna move-se para trás. Após treinos, o movimento torna-se suave e coordenado.

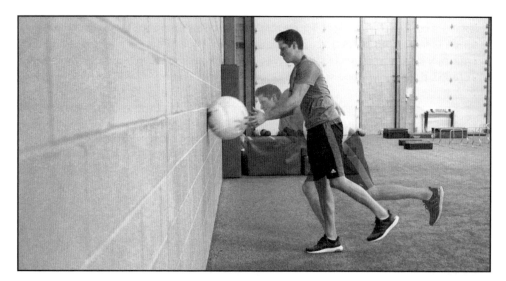

FIGURA 7.31 Arremesso da *medicine ball* com giro frontal na posição unipodal.

Arremessos acima da cabeça

Os arremessos acima da cabeça visam à musculatura da região anterior do *core* e também proporcionam treinamento para o manguito rotator e região posterior do ombro. Não fazemos versões semiajoelhadas, ajoelhadas ou na posição de avanço. A resposta é novamente encontrada no empirismo e praticabilidade – estas versões não são fáceis de ensinar e realizar. Também não usamos as bolas que não quicam para a maioria dos arremessos acima da cabeça, e sim, as versões de borracha. Não recomendo arremessos com um braço só porque o esforço de agarrar a bola com um braço é muito pesado para o ombro. Faça três séries de 10 repetições para estes arremessos.

ARREMESSO ACIMA DA CABEÇA EM PÉ

PROGRESSÃO 1

O arremesso acima da cabeça em pé (ver Fig. 7.32) é o ponto de partida para todas as variações de arremesso acima da cabeça. A manobra é similar a uma cobrança de lateral no futebol, mas com os pés na linha dos ombros e não espaçados. Use o tronco mais do que os braços para arremessar a bola. Esta é uma excelente manobra para qualquer atleta de arremesso. Fique a uma boa distância da parede de modo que a bola retorne com um quique. Não pegue a bola.

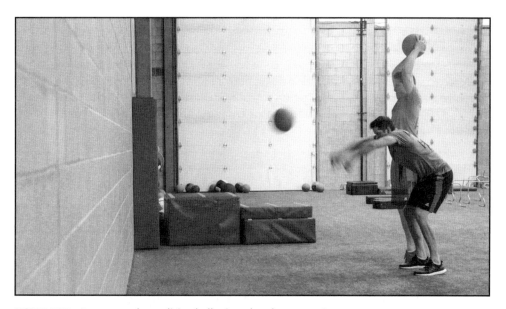

FIGURA 7.32 Arremesso da *medicine ball* acima da cabeça em pé.

ARREMESSO ACIMA DA CABEÇA EM PÉ COM OS PÉS AFASTADOS

PROGRESSÃO 2

A próxima progressão do arremesso acima da cabeça em pé é uma postura de pés afastados. Isso torna o exercício mais específico para o esporte e fornece um maior envolvimento da perna, aumento na velocidade e maior carga diagonal sobre o *core*. Não avance para o arremesso acima da cabeça em pé com os pés afastados antes de a habilidade do arremesso com o tronco ser dominada.

Faça três séries de 10 com o pé direito e, depois, três séries de 10 com o pé esquerdo na frente.

ARREMESSO ACIMA DA CABEÇA COM UMA PASSADA

PROGRESSÃO 3

Este arremesso é igual ao arremesso acima da cabeça em pé com os pés afastados, com exceção de que, em vez de uma postura estática, afastada, você agora dá um passo no arremesso. Nesta versão, a velocidade aumenta, bem como o esforço sobre a região posterior do ombro. Dar um passo e arremessar tem mais similaridade com qualquer esporte que envolva arremesso acima da cabeça ou rebatidas.

Arremessos de peito

Na realidade, arremessos de peito não são exercícios para o *core*, mas são incluídos no trabalho com a *medicine ball*. Desenvolvem a potência dos músculos de impulso e que empurram horizontalmente. Um elemento importante para os arremessos de peito é que se utilizam da força desenvolvida em exercícios como o supino e criam uma transferência para muitas habilidades de esportes de contato que envolvem empurrar e pressionar um oponente. Arremessos de peito são, basicamente, nossos exercícios pliométricos para a região superior do corpo. Observe que não usamos exercícios como flexões de braço pliométricas, porque se mostraram difíceis para os ombros e punhos.

ARREMESSO DE PEITO AJOELHADO

PROGRESSÃO 1

A primeira progressão de arremesso de peito começa na posição ajoelhada (ver Fig. 7.33). Este exercício pode ser feito a partir de uma posição ajoelhada para enfatizar a potência na região superior do corpo, mas temos a tendência de deixar que os atletas abaixem o quadril e façam o movimento explosivo para ensinar a ligação dos quadris com as mãos. Faça três séries de 10 arremessos.

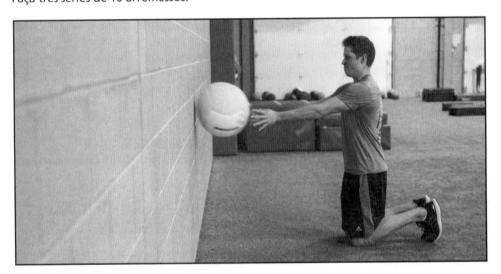

FIGURA 7.33 Arremesso de peito da *medicine ball* ajoelhado.

ARREMESSO DE PEITO EM PÉ

PROGRESSÃO 2

A progressão 2 passa para a posição em pé paralela. Aqui, estimulamos o atleta a usar os quadris e fazer o movimento explosivo. Começam em uma postura atlética, com os pés levemente mais abertos que a linha dos ombros, e os quadris e joelhos levemente flexionados. Faça três séries de 10 arremessos.

ARREMESSOS DE PEITO COM PASSO

PROGRESSÃO 3

A progressão 3 começa em uma postura de pés afastados com o pé direito atrás. O atleta movimenta o pé esquerdo e dá um passo em direção à parede. Faça cinco repetições em cada lado.

ARREMESSO DE PEITO ROTACIONAL COM UM BRAÇO SÓ

PROGRESSÃO 4

A progressão 4 combina um arremesso rotacional com um arremesso de peito. O arremesso de peito é feito com um braço só a partir da mesma postura de pés afastados adotada previamente. A ênfase está em adicionar um componente de rotação de tronco a um arremesso com a região superior do corpo unilateral.

Faça três séries de 10 repetições com cada braço.

TRABALHO DE POSTURA ESPECÍFICO DO FUTEBOL AMERICANO

PROGRESSÃO 5

Para os jogadores de futebol americano, fazemos arremessos em uma postura de três pontos de apoio e uma postura baixa de dois pontos dependendo da posição. *Linemen* defensivos começam com uma postura de três pontos de apoio e arremessam a partir de ambos os lados, esquerdo e direito, movendo-se em direção à parede, ligando quadris e mãos.

Linemen ofensivos realizam a versão anterior, bem como a versão com passo em queda que reproduz a proteção ao passe.

Observação: em geral, agrupamos nossos exercícios de potência e alternamos séries de arremessos com séries de pliométricos para a região inferior do corpo. Isso permite um "período de potência" pré-série que trabalha a potência da região inferior e superior do corpo e potência do *core*. Emparelhar saltos e arremessos permite um repouso maior do que se estes exercícios fossem feitos isolados.

O treinamento do *core* pode ser a área do treinamento funcional que sofreu mudança mais significativa. Um programa de *core* bem projetado pode ser uma influência positiva sobre a saúde e todas as áreas da *performance*. Monte seu programa de *core* para incluir exercícios antirrotação, exercícios de flexão unilateral, padrões diagonais e arremessos com *medicine balls*. O programa do *core* deve ser bem montado e projetado para atingir todas as áreas-chave.

ESTUDO DE CASO: READQUIRINDO SAÚDE E VELOCIDADE

Craig Beslow, um lançador do Red Sox e graduado em Yale, é conhecido como o homem mais inteligente no beisebol. Craig treinou na *Mike Boyle Strength and Conditioning* na preparação para a temporada de 2015 da Major League Baseball. O objetivo de Breslow era recuperar-se, após um ano difícil, lidando com problemas no ombro. Uma grande quantidade do treinamento de Breslow envolveu trabalho com *medicine ball* para desenvolver a potência corporal total tão importante para um lançamento bem-sucedido. Ele usou a *medicine ball* em todas as sessões, trabalhando em todas as progressões para obter produção de potência a partir do chão para suas mãos. O resultado foi uma temporada saudável com uma média de corridas merecidas (do inglês, *earned run average* – ERA) de 0,00 e um aumento na velocidade.

REFERÊNCIAS

Boyle, K.L, J. Olinick, and C. Lewis. 2010. The value of blowing up a balloon. *North American Journal of Sports Physical Therapy*. 5 (3): 179-188.

Cook, G. 1997. Functional Training for the Torso. *Strength and Conditioning*. 19 (2): 14-19.

Cook, G., and B. Jones. *Kettlebells From the Ground Up* (DVD). Functional Movement Systems.

Porterfield, J., and C. DeRosa. 1998. *Mechanical Low Back Pain*. Philadelphia: Saunders.

Sahrmann, S. 2002. *Diagnosis and Treatment of Movement Impairment Syndromes*. St. Louis: Mosby.

CAPÍTULO 8

Treinamento para a região superior do corpo

Muitos livros e artigos detalham como realizar exercícios de força para os membros superiores. Infelizmente, apesar de todos os avisos, os atletas ainda colocam excessiva ênfase no desenvolvimento dos "músculos superficiais" que aparecem no espelho, como o tórax e braços que contribuem para a criação de uma aparência muscular. Este capítulo reforça a necessidade de um equilíbrio entre empurrar e puxar e enfatiza o uso de barras, remadas e variações para prevenir as lesões no ombro.

O exercício funcional para membros superiores pode ser primariamente dividido entre empurrar e puxar. Outros movimentos que envolvem apenas uma articulação podem não ser verdadeiramente funcionais por trabalharem os músculos apenas de forma isolada. Embora os movimentos de uma articulação possam ser necessários em exercícios corretivos ou de estabilização, a chave para o treinamento funcional da região superior do corpo é o equilíbrio entre empurrar e puxar.

PUXAR PARA A PREVENÇÃO DE LESÕES

A maioria dos treinamentos de força coloca pouca ênfase em movimentos de puxar, como flexões de braço na barra fixa em pegada supina (*chin ups*) ou flexões na barra em pegada neutra (*pull ups*), além das remadas. Embora diversos artigos redigidos nos últimos 50 anos citem que as flexões de braço na barra fixa sejam fundamentais para o desenvolvimento da região superior das costas, a maioria dos atletas ignora esses exercícios por uma simples razão: flexões na barra fixa são muito difíceis. No lugar destes, a maioria realiza a puxada na polia alta pela frente para os músculos dorsais sob a presunção errada que isso é tudo o que se precisa e ignora por completo os movimentos de remada. Esse tipo de programação desequilibrada leva, com frequência, ao desenvolvimento excessivo dos músculos que realizam pressão (peitorais), problemas posturais e lesões no ombro.

O objetivo essencial de um sólido programa para a região superior do corpo é enfatizar por igual todos os principais padrões de movimento da região superior do corpo. Infelizmente, poucos atletas valorizam o desenvolvimento da musculatura das costas.

TABELA 8.1 Determinando 1 repetição máxima

100%	95,00%	92,50%	90,00%	87,50%	85,00%	82,50%	80,00%	77,50%	75,00%	72,50%	70,00%
1 RM	2 RM	3 RM	4 RM	5 RM	6 RM	7 RM	8 RM	9 RM	10 RM	11 RM	12 RM
120	114	111	108	105	102	99	96	93	90	87	84
125	119	116	113	109	106	103	100	97	94	91	88
130	124	120	117	114	111	107	104	101	98	94	91
135	128	125	122	118	115	111	108	105	101	98	95
140	133	130	126	123	119	116	112	109	105	102	98
145	138	134	131	127	123	120	116	112	109	105	102
150	143	139	135	131	128	124	120	116	113	109	105
155	147	143	140	136	132	128	124	120	116	112	109
160	152	148	144	140	136	132	128	124	120	116	112
165	157	153	149	144	140	136	132	128	124	120	116
170	162	157	153	149	145	140	136	132	128	123	119
175	166	162	158	153	149	144	140	136	131	127	123
180	171	167	162	158	153	149	144	140	135	131	126
185	176	171	167	162	157	153	148	143	139	134	130
190	181	186	171	166	162	157	152	147	143	138	133
195	185	180	176	171	166	161	156	151	146	141	137
200	190	185	180	175	170	165	160	155	150	145	140
205	195	190	185	179	174	169	164	159	154	149	144
210	200	194	189	184	179	173	168	163	158	152	147
215	204	199	194	188	183	177	172	167	161	156	151
220	209	204	198	193	187	182	176	171	165	160	154
225	214	208	203	197	191	186	180	174	196	163	158
230	219	213	207	201	196	190	184	178	173	167	161

Preferem trabalhar os músculos do tórax, uma preferência que reflete os limites de sua (e talvez de seus treinadores) educação influenciada por revistas de musculação.

Um bom programa para a parte superior do corpo deve incluir um número proporcional de séries de puxada horizontal (remada), puxada vertical (flexões de braço na barra), pressão acima da cabeça e exercícios de pressão na posição de supino (empurrar na horizontal). Em termos simples, deve haver uma série de exercício de puxar para cada série de exercício de empurrar. Na maioria dos programas de força, esse não é o caso. Em geral, a maioria dos programas convencionais oferece dúzias de exercícios para empurrar e poucos para puxar.

Essa ênfase excessiva nos movimentos de empurrar e pressionar pode levar a problemas posturais devido ao desenvolvimento exagerado dos peitorais e ao subdesenvolvimento dos retratores escapulares. Mais importante, um programa que não forneça um número igual de movimentos de empurrar predispõe o atleta a lesões no ombro por uso excessivo, especialmente problemas no manguito rotador.

A incidência de problemas no manguito rotador entre atletas que priorizam o exercício de supino é extremamente alta. Em minha opinião, isso ocorre mais devido a uma carência de número equivalente de exercícios de tração e não tanto em razão do próprio supino.

Para uma boa estimativa da razão entre força de puxar contra a força de empurrar, compara-se a capacidade máxima de flexões de braço na barra fixa do atleta com seu peso máximo no supino. Deve-se considerar o peso do corpo, mas os atletas capazes de

TABELA 8.1 Determinando 1 repetição máxima *(continuação)*

100%	95,00%	92,50%	90,00%	87,50%	85,00%	82,50%	80,00%	77,50%	75,00%	72,50%	70,00%
1 RM	2 RM	3 RM	4 RM	5 RM	6 RM	7 RM	8 RM	9 RM	10 RM	11 RM	12 RM
235	223	217	212	206	200	194	188	182	176	170	165
240	228	222	216	210	204	198	192	186	180	174	168
245	233	227	221	214	208	202	196	190	184	178	172
250	238	231	225	219	213	206	200	194	188	181	175
255	242	236	230	223	217	210	204	198	191	185	179
260	247	241	234	228	221	215	208	202	195	189	182
265	252	245	239	232	225	219	212	205	199	192	186
270	257	250	243	236	230	223	216	209	203	196	189
275	261	254	248	241	234	227	220	213	206	199	193
280	266	259	252	245	238	231	224	217	210	203	196
285	271	264	257	249	242	235	228	221	214	207	200
290	276	268	261	254	247	239	232	225	218	210	203
295	280	273	266	258	251	243	236	229	221	214	207
300	285	278	270	263	255	248	240	233	225	218	210
305	290	282	275	267	259	252	244	236	229	221	214
310	295	287	279	271	264	256	248	240	233	225	217
315	299	291	284	276	268	260	252	244	236	228	221
320	304	296	288	280	272	264	256	248	240	232	224
325	309	301	293	284	276	268	260	252	244	236	228
330	314	305	297	289	281	272	264	256	248	239	231
335	318	310	302	293	285	276	268	260	251	243	235
340	323	315	306	298	289	281	272	264	255	247	238
345	328	319	311	302	293	285	276	267	259	250	242
350	333	324	315	306	298	289	280	271	263	254	245

realizar o supino com um peso muito acima do seu corporal também devem conseguir tracionar o peso do seu corpo mais uma carga externa adicional, independentemente de seu tamanho. Na verdade, estimamos a capacidade de 1 RM de flexão na barra fixa adicionando a carga utilizada na flexão na barra fixa máxima ao peso do corpo. Por exemplo, se o atleta pesa 90 kg e realiza 5 RM com 20 kg adicionados, significa que o seu valord e 1 RM na barra fixa deveria ser 110 kg. O uso da tabela 8.1 correlaciona a força de puxar com empurrar. No exemplo dado, selecione na coluna de 5 RM a carga 110 kg e olhe para a esquerda até a coluna de 1 RM. Neste caso, o valor encontrado é de 126 kg. Isto significa que se o atleta for capaz de realizar um supino com mais de 126 kg ele estará correndo risco de lesões nos ombros.

Use a tabela 8.1 para rapidamente calcular sua razão de empurra/puxar. Encontre o número máximo de repetições de flexões na barra fixa e adicione seu peso corporal e então vá bem à esquerda para encontrar o número de 1 RM. Depois, repita a ação para o supino. Lembre-se de que a flexão na barra fixa é o peso do corpo mais o peso no cinto, enquanto que o supino é somente o peso da barra.

Um programa de força adequadamente montado para um atleta deve incluir pelo menos três séries de variações de flexões na barra fixa em pegada supina *(chin ups)* por semana bem como um mínimo de três séries de dois movimentos de remada por semana. Veja a Tabela 8.2.

TABELA 8.2 Flexões na barra fixa em pegada supina (*chin ups*) de grupos selecionados (cotovelos em extensão máxima)

Elite masculina (National Hockey League)	=20 kg × 10 REPETIÇÕES
Lineman da NFL (PC>145 kg)	PC × 7 OU MAIS REPETIÇÕES
Posição de habilidade da NFL	20 kg × 10
Masculino universitário (Divisão 1)	20 kg × 5-10
Elite feminina (medalhista de ouro olímpica, 69 kg)	10 kg × 10
Feminino universitário (Divisão 1)	PC × 10 REPETIÇÕES
Abreviação: PC, peso do corpo.	

Estes números não são médias, mas exemplos dos atletas de elite. Eles são fornecidos apenas para indicar o que é possível em um programa com a montagem e *design* apropriados.

Um importante princípio no *design* do programa é usar numerosas variações do mesmo tipo de movimento. Deve-se mudar o tipo específico de puxada na vertical e na horizontal a cada três semanas ou o número de repetições a cada três semanas; em alguns casos, os dois.

PADRÕES DE FORÇA

Amo a ideia de padrões. O padrão de força de Dan John é simples:

Supino = agachamento frontal = *Clean* (1º tempo de arremesso)
Não fazemos mais agachamento frontal, então podemos alterar para:
Supino = agachamento separado = *Clean* = flexão na barra

Muitos leitores se ofenderão com isso, mas se você treina atletas isso não poderia ser mais verdade. A realidade é que, se um atleta consegue levantar 136 kg no supino, também pode fazer oito repetições do agachamento separado com halteres de 55 kg e um *clean* com 120 kg (com base na Tab. 8.1, tudo projetado para um limite máximo de 136 kg). Se não conseguir, a razão é simples: não está treinando o suficiente.

Dan fornece o seguinte padrão para jogadores de futebol americano escolares:

Clean: 93 kg
Supino: 93 kg
Agachamento: 116 kg
Arremesso *Clean & Jerk*: 75 kg

Não são números muito expressivos, mas são válidos para um bom atleta que passou um bom tempo na sala de musculação trabalhando duro.

Aqui, temos outra perspectiva sobre os padrões:

Supino 5 RM = (*Hang Clean*) Arremesso em suspensão 5 RM = agachamento monopodal com o pé traseiro elevado 5 RM = flexão na barra fixa 5 RM

A flexão na barra fixa 5 RM pode vir da Tabela 8.1, mas ainda precisa ser igual ao supino 5 RM.

Se meus atletas conseguirem fazer isso, sei que estão trabalhando duro em todas as áreas. Se puderem exceder suas 5 RM no supino no arremesso em suspensão (*hang clean*) e agachamento a fundo com o pé traseiro elevado, melhor. Sempre digo aos meus atletas, "Se você for ruim em um levantamento, seja no supino. É o menos importante".

Esses padrões também se aplicam às mulheres. Uma mulher que consegue levantar 61 kg no supino certamente excederá o padrão na flexão na barra, mas também deve conseguir fazer o arremesso em suspensão com 61 kg e agachamentos a fundo com halteres de 25 kg por oito repetições (isto são 50 kg na Tab. 8.1; 110 × 8 = 135 1 RM).

MOVIMENTOS DE PUXAR NA VERTICAL

A variação é crucial para um ganho contínuo em força. É importante variar o tipo de exercício ou o padrão de carga a cada três semanas.

FLEXÃO NA BARRA FIXA EM PEGADA SUPINA

PROGRESSÃO 1A

A flexão na barra fixa é o mais fácil dos movimentos de puxar na vertical com o peso do corpo devido à pegada supinada (as palmas viradas na direção do corpo) e ao auxílio do bíceps. Use uma pegada com largura de 30 a 36 cm de distância de um braço para o outro. As técnicas essenciais para todos os movimentos de puxar na vertical são iniciar com a extensão completa dos cotovelos e permitir que as escápulas fiquem levemente elevadas. Os atletas não devem trapacear. Uma flexão na barra fixa com balanço é trapacear e não deixe ninguém lhe dizer o contrário. O balanço só é bom para inflar o ego.

Durante as primeiras oito semanas, não se preocupe com variedade. Os iniciantes precisam de menos variedade que os atletas experientes.

As flexões na barra fixa e suas variações funcionam melhor em um circuito de força para corresponder com os outros principais exercícios (arremesso em suspensão (*hang clean*), agachamento a fundo, supino). Faça três séries de 8 a 10 barras fixas, três a cinco séries de 5 e três a cinco de 3.

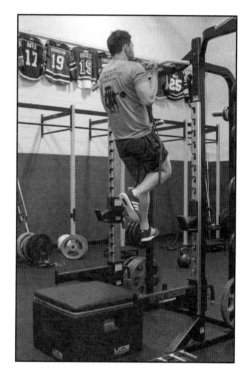

FIGURA 8.1   Flexão na barra fixa com assistência.

Embora os aparelhos estejam à disposição para ajudar com as flexões na barra fixa, você pode montar um sistema mais simples por menos custos. Enrole um elástico de grande resistência (como aqueles feitos pela *Perform Better*, que são bem construídos e vêm em resistências fortes, médias e leves) sobre a barra.

O atleta coloca um joelho no elástico e abaixa-se para a posição inicial. A energia elástica da resistência ajuda na subida. O sujeito pode trabalhar, progressivamente, aplicando elásticos de resistência forte à leve e então para o peso corporal total sem assistência. Atletas mais fortes ou mais fracos também podem se posicionar em pé com o pé no elástico para obter um melhor benefício da energia elástica. Também podem se posicionar sobre um elástico colocado sobre uma trave nos *J hooks* usados no supino. Prefiro a posição em pé sobre o elástico (ver Fig. 8.1), mas a configuração para mais de um atleta pode ser difícil.

Progressão da flexão de braços na barra fixa em oito semanas

Este programa deve ser feito apenas duas vezes por semana. Assim que o atleta conseguir realizar uma flexão de braços na barra fixa sem assistência, pode usar o programa de oito semanas da Tabela 8.3. Não é incomum para os atletas avançarem de uma flexão de braços na barra fixa para cinco após esta progressão de oito semanas.

Os atletas que conseguem realizar mais de 10 flexões usam um cinto com corrente para adicionar peso. Nós nos afastamos dos testes de flexões de braços na barra fixa com mais repetições e desenvolvemos um sistema no qual os atletas são levados a se tornarem mais fortes. Se o indivíduo puder fazer 10 flexões na barra fixa, o próximo teste será com um cinto com corrente de 11 kg.

O uso desses cintos permite que o atleta periodize os movimentos de puxada reta vertical, enquanto realiza os outros levantamentos maiores. Quando o programa pedir três repetições, aumente o peso e realize séries de três repetições. Não é incomum, para nossos atletas masculinos, usar 41 kg ou mais em séries de três e, para nossas atletas femininas, usar 11 a 20 kg.

Um sujeito saudável que consegue realizar cinco flexões assistidas com um elástico forte nunca deve fazer a puxada pela frente na polia alta. Apenas atletas com sobrepeso extremo ou com uma razão de força deficiente relativamente ao peso corporal devem realizar a puxada pela frente na polia alta. Crianças e adultos mais velhos também podem se beneficiar da puxada pela frente na polia alta. Contudo, não há motivos racionais para o uso da polia alta por atletas saudáveis que são capazes de realizar flexões na barra fixa ou flexões assistidas. A puxada pela frente na polia alta é apenas um modo fácil para pessoas que não querem ou não podem fazer as flexões de braços na barra fixa.

TABELA 8.3 Programa de flexões de braços na barra fixa sem ajuda de oito semanas

Semana 1	4 × 1 (isto significa 4 repetições simples, com uma contração excêntrica de 3 a 5 s, no final de cada repetição)
Semana 2	1 × 2, 3 × 1
Semana 3	2 × 2, 2 × 1
Semana 4	3 × 2, 1 × 1
Semana 5	4 × 2
Semana 6	1 × 3, 3 × 2
Semana 7	2 × 3, 2 × 2
Semana 8	3 × 3, 1 × 2

FLEXÃO DE BRAÇO NA BARRA FIXA COM PEGADA PARALELA (*PULL UP*)

PROGRESSÃO 1B

Este excelente exercício para a região superior do corpo é similar ao anterior, mas trabalha o antebraço e os flexores do cotovelo (bíceps braquial e braquiorradial) devido à posição da mão neutra. As flexões com pegada paralela podem ser feitas em uma barra fixa equipada com uma alça em V ou alças paralelas (ver Fig. 8.2). A execução é a mesma da flexão de braços na barra fixa, apenas a posição da mão difere. A flexão de braços na barra fixa com pegada paralela é similar em dificuldade à versão anterior devido ao aumento na contribuição dos flexores do antebraço. Os atletas com problemas no ombro ou punho podem achar a versão com a pegada paralela mais confortável do que a versão com a pegada pronada ou supinada (*pull ups ou chin ups*).

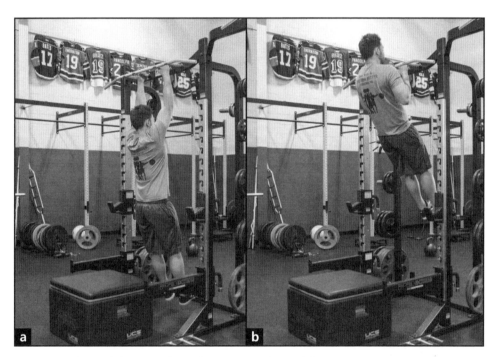

FIGURA 8.2 Flexão de braços na barra fixa com pegada paralela.

FLEXÕES DE BRAÇOS NA BARRA FIXA COM PALMAS PRONADAS

PROGRESSÃO 2

As flexões na barra fixa com palmas pronadas são um exercício mais difícil que as versões anteriores. Nesta versão, as mãos estão pronadas (palmas viradas à frente). Há menos assistência dos músculos da região superior do braço e menos esforço sobre os músculos das costas, o que significativamente aumenta a dificuldade. A flexão com as palmas pronadas deve ser o terceiro exercício feito no programa para a região superior do corpo, após um mínimo de três semanas de flexões de braços na barra fixa e flexões com pegada paralela. Esta flexão de braços na barra fixa é também a versão menos amigável para o ombro devido à posição abduzida e externamente girada do ombro. Evite-a se houver quaisquer problemas no ombro.

FLEXÃO DE BRAÇOS NA BARRA FIXA TOCANDO NO PEITO

PROGRESSÃO 3

A flexão de braços na barra fixa tocando no peito é uma difícil variação mesmo para atletas avançados. Para fazer esta versão, eleve o esterno até a barra em vez de elevar o queixo acima da barra (ver Fig. 8.3). Isso requer maior ativação dos retratores escapulares e aumenta a amplitude de movimento em 8 a 10 cm.

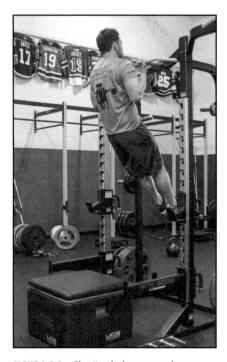

FIGURA 8.3 Flexão de braços na barra fixa tocando no peito.

VARIAÇÕES DAS PUXADAS PELA FRENTE NA POLIA ALTA

REGRESSÃO 1

Nunca pensei que fosse incluir puxadas pela frente na polia alta neste livro. Sempre defendi as versões de flexões de braços em pronação ou supinação como opções superiores. Mas, como sempre, o tempo muda. Se você me perguntar hoje o que fazer para o padrão de puxar na vertical, poderia lhe dizer para fazer remadas com o peso do corpo no TRX ou anéis (conforme destacado na seção seguinte em tração horizontal) e então prosseguir para uma das variações da puxada pela frente que você está prestes a ler, especialmente se tiver problemas no ombro.

Pense nas remadas em suspensão como uma versão mais exigente de puxada na horizontal do que as puxadas pela frente na polia alta e como uma variação mais leve do que os padrões de *pull ups ou chin ups* descritos anteriormente. Na verdade, a partir daqui, chamaremos estes últimos apenas de *puxadas pela frente*, pois são exercícios que trabalham bem mais que os dorsais. Trabalham os dorsais, o trapézio inferior e médio, os romboides e o serrátil, entre outros músculos. E, a propósito, nunca mais os chame de puxada lateral. *Lat* é a abreviação para *latissimus* (*latissimus dorsi*, grande dorsal), e não *lateral*.

Por que a mudança de orientação? Algumas pessoas (em especial, atletas mais jovens e atletas femininas) simplesmente não conseguem realizar as puxadas verticais como as flexões de braços na barra fixa em supinação e pronação. Por mais que goste deles como atletas de elite, sou culpado por ocasionalmente forçar um pino quadrado em um orifício redondo. Além disso, alunos mais velhos ou aqueles com problemas no ombro encontram dificuldades nas puxadas verticais com o peso do corpo, como nas flexões pronadas, mas em geral não têm problemas com puxada horizontais exigentes. A realidade é que um exercício de suspensão como o TRX, ou a remada com anéis, é bem mais ajustável que a flexão de braços na barra fixa em pronação. Eu sei, podemos usar elásticos, podemos fazer isométricos, podemos fazer excêntricos, mas nem todos podem fazer esses exercícios bem. Temos que aceitar a ideia de que, para algumas pessoas, as puxadas pela frente na polia alta podem ser uma aceitável alternativa.

O que vemos em nossa academia são pessoas usando em excesso seus trapézios superiores e bíceps em exercícios de puxada na vertical, como as flexões de braço na barra supinada e pronada. Não vejo isso nas remadas em suspensão. O TRX e a remada com anel são exercícios ajustáveis que você pode avançar ou regredir com facilidade, aspecto bem mais difícil de ser feito com as flexões na barra pronada ou supinada.

Outra razão pela qual gosto das puxadas pela frente na polia alta, novamente, é a invenção do treinador funcional.* Não, não estou me referindo ao indivíduo em pé na BOSU, e sim, ao aparelho com dois braços articulados.

Reflita sobre isto. Por que costumávamos fazer todas nossas puxadas pela frente com ambas as mãos em uma barra fixa? Porque todos os outros assim o faziam e, na realidade, não tínhamos outra escolha. Durante anos, a barra da puxada ou a barra com alça V ou qualquer outra alça determinou como o ombro deveria funcionar no exercício da puxada pela frente. Subitamente, companhias como o *FreeMotion* e *Keiser* desenvolveram unidades chamadas de treinadores funcionais com dois braços independentes e duas alças independentes. No processo, um grupo novo de bons exercícios para o ombro surgiu. Podemos agora selecionar a melhor posição da mão em vez de ter a posição de mão selecionada para nós e podemos usar ambos os braços ao mesmo tempo, ou separadamente. O treinador funcional tornou-se como um haltere para os ombros nos padrões de puxar ou empurrar.

Por que isto importa? Bem, quantos atletas você conhece com problemas no ombro? Vários, certo? Você sabia que uma das causas primárias de problemas no ombro é a constante fricção dos tendões do manguito rotator sob o arco acromial? A fricção leva ao atrito do tendão do manguito rotator, muito semelhante a mexer uma corda para frente e para trás sobre uma rocha. Se você fizer com uma barra fixa, você fricciona a mesma porção do tendão sob o acrômio.

Agora, pegue as alças de um treinador funcional. O que é engraçado é que a maioria das pessoas tenta reproduzir a posição de uma barra reta. Isto é bobagem. Nossas instruções são explícitas: comece com os polegares para baixo (internamente rotados no ombro) e termine com os polegares para cima (externamente rotados no ombro). Se eu passar de uma posição de polegares para baixo para uma de polegares para cima, qual ação acresci à minha puxada? Rotação externa! Fiz o ombro mover-se em um padrão diagonal, espiral, extremamente agradável à articulação e adicionei um leve giro ao manguito rotator. Este exercício passou de insignificante a herói em meu livro.

Outro grande ponto de ensino é cortesia do meu bom amigo Michol Dalcourt. Diga a seus alunos para pressionarem o tórax na direção do aparelho. Adivinhe? Você os fez retrair suas escápulas do modo como queria que fizessem, mas não precisou alertá-los para aproximar as escápulas. Dalcourt fez uma grande observação anos atrás em um seminário. Você não pode levar seu tórax à frente e encolher os ombros ao mesmo tempo. Levar o tórax à frente é retração. Encolher os ombros é elevação. Deseja eliminar o encolhimento no topo da puxada? A dica é tórax na barra, e não barra no tórax. Não existem músculos que movem o tórax à frente, apenas músculos que movem os ombros para trás. Contudo, o resultado das duas dicas (ombros para trás *versus* tórax à frente) pode ser totalmente diferente. Tente. Funciona sempre.

---

*N. de R.T.: trata-se de uma estação com cabos de múltiplo uso cujos dois braços podem ser ajustados para que as polias possam ser posicionadas em qualquer altura. Possui longo cabeamento, o que possibilita amplos movimentos.

PUXADA PELA FRENTE EM X

LINHA DE BASE

Usamos o termo *puxada pela frente em X* porque os braços começam cruzados (ver Fig. 8.4). Com as alças independentes do treinador funcional, você pode aduzir e deprimir as escápulas, estender os ombros e incluir um pouco de rotação externa. Isto acresce um componente de plano frontal e transverso ao que era basicamente um exercício sagital.

Observação: se você não possuir um treinador funcional, mas quiser os benefícios, faça suas puxadas pela frente com um braço de cada vez em um cabo. Além disso, se você necessitar de mais carga do que seu peso corporal na puxada, talvez seja melhor fazer flexões de braço na barra fixa.

Como já mencionado, comece com os braços cruzados e os polegares para baixo.

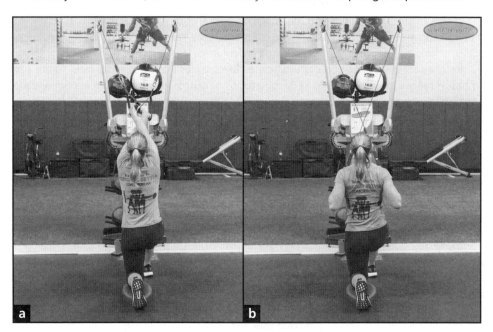

FIGURA 8.4 Puxada pela frente em X.

PUXADA PELA FRENTE EM X ALTERNADA

PROGRESSÃO 1

Quer acrescentar um componente de estabilidade escapular? Manter um braço na posição abaixada resulta em maior ativação do trapézio inferior e romboide (pense no W das séries Y-T-W apresentadas mais adiante no capítulo), enquanto o lado contralateral é solicitado em retração, depressão, adução horizontal e rotação externa. Vale a pena. As puxadas pela frente alternadas combinam exercício de estabilidade escapular com um exercício de puxada vertical.

Deseja variar um pouco? Tente alternar sem a pegada cruzada. Estas três variações fornecem uma seleção de exercícios bons para o ombro para todos os atletas e alunos.

Isto significa que não faremos mais flexões de braço na barra pronada ou supinada? Não. O que significa é que adaptamos o exercício certo ao atleta certo. Se tivermos atletas jovens capazes de fazer flexões pronadas e supinadas, pode apostar que as farão. Se tivermos alunos com mais idade com problemas do pescoço e cervicais ou alunos mais jovens com problemas de força, você orientará uma combinação de remada em suspensão e remada pela frente.

MOVIMENTOS DE PUXER NA HORIZONTAL

Os movimentos de puxar na horizontal, ou movimentos de remada, são extremamente importantes e devem ser incluídos e priorizados no programa para a parte superior do corpo. Remadas são uma prioridade porque são um real movimento antagonista ao supino. Embora as flexões de braço na barra fixa em pegada supinada e suas variações sejam importantes, os movimentos de remada trabalham músculos e padrões de movimento que se opõem diretamente àqueles treinados no supino (e, com frequência, treinados em excesso). Apesar de sua importância, as remadas são frequentemente omitidas dos programas de força ou são feitas com objetivo limitado.

Os movimentos de remada no treinamento funcional estão passando por uma grande mudança. Recentes avanços no treinamento esportivo e na fisioterapia têm ilustrado que o corpo está posteriormente ligado em um padrão diagonal (subsistemas do *core*: oblíquo anterior e posterior). A força é transmitida do chão para a perna, para o quadril e então cruza a articulação SI (sacroilíaca) no grande dorsal oposto (o músculo mais superficial das costas) e complexo do ombro. São elementos importantes nesse sistema de ligação cruzada o glúteo médio e quadrado lombar, que estabilizam a pelve, e o grupo rotador de quadril, que estabiliza o quadril

O grupo rotador de quadril é de particular importância porque toda força originada no chão, seja um *swing* no golfe ou um *home run*, deve ser transferida de um quadril forte, flexível e estável para a região superior do corpo. Até recentemente, esse grupo vital foi ignorado. Os rotadores de quadril são o manguito rotador da região inferior do corpo, mas não têm o respeito e a atenção que os músculos do manguito do ombro recebem. Os rotadores de quadril devem receber atenção especial na montagem do programa. Os movimentos de remada feitos com um cabo podem ajudar a fortalecer essa área ignorada.

REMADA COM HALTERE

PROGRESSÃO 1

A remada com haltere é o movimento de remada mais simples e pode ajudar os iniciantes a aprender a posição adequada das costas, uma habilidade que pode se transferir para uma série de levantamentos. Apesar de ser um movimento relativamente simples, a remada com haltere pode ser um dos exercícios mais difíceis de ensinar.

Comece com uma postura do tipo agachamento de base alargada, com os joelhos para fora sobre os pés. Incline-se à frente e coloque uma mão sobre o banco para estabilizar o tronco e tirar o esforço da região lombar. As costas ficam levemente arqueadas e os abdominais permanecem firmes. Concentre-se primeiro em mover a escápula e depois o cotovelo para levar o haltere de volta até o quadril (ver Fig. 8.5). Este movimento é ótimo para os iniciantes, mas não trabalha o grupo dos roteadores do quadril devido à posição de apoio em duas pernas. Faça três séries de 5 a 10 repetições, dependendo da fase de treinamento.

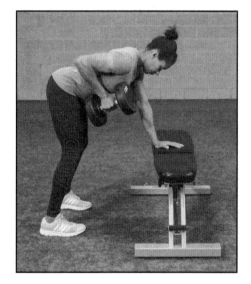

FIGURA 8.5 Remada com haltere.

GATO-VACA

REGRESSÃO 1

Temos desenvolvido algumas regressões para ajudar na remada com haltere. Uma das maiores falhas da remada com haltere é a incapacidade de manter um leve arco nas costas. Gato-vaca (ver Fig. 8.6) é uma posição de ioga projetada para ensinar os atletas a mover a coluna em flexão e extensão. Nós a usamos como uma manobra de consciência para ensinar o atleta a manter um leve arco nas costas durante a remada. O atleta começa na posição de quatro apoios e, alternadamente, cria uma corcunda, como um gato irritado e em seguida a inverte para um arco substancial. Ensinar o movimento espinal sem movimento do quadril reforça a posição inicial para a remada com haltere. Em geral, uma ou duas séries de duas ou três repetições são suficientes para criar a consciência necessária.

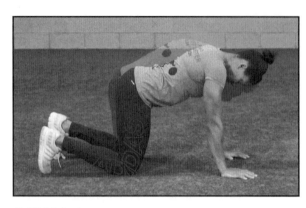

FIGURA 8.6 Gato-vaca.

REMADA APOIADA EM UM BANCO COM OS PÉS SEPARADOS

REGRESSÃO 2

Outra falha na remada com haltere é a incapacidade de manter os joelhos bem distantes um do outro em uma postura de agachamento. Fazer o atleta apoiar-se em um banco com uma perna de cada lado pode reforçar a posição de joelhos afastados. Se a remada está sendo feita com a mão direita, o atleta fica paralelo ao banco com a mão esquerda sobre ele e a perna esquerda no lado oposto, a parte interna do joelho tocando de leve o banco (ver Fig. 8.7). Nessa posição, o joelho esquerdo não consegue desmoronar e uma melhor posição corporal é mantida. A combinação de repetições de gato-vaca e uma posição de pernas afastadas é, com frequência, o suficiente para melhorar a técnica da remada com haltere.

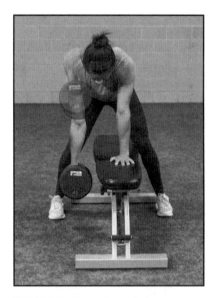

FIGURA 8.7 Remada apoiada em um banco com os pés separados.

REMADA INVERTIDA EM SUSPENSÃO

PROGRESSÃO 2

A remada invertida em suspensão pode ser o melhor exercício sem uma base estável. As remadas invertidas são um movimento bastante simples, ainda que desafiador, que ensina a estabilização do tronco e produz força nos retratores escapulares e deltoide posterior. Embora o movimento pareça simples, com frequência a remada invertida é um exercício humilhante até para os atletas mais experientes. Os atletas com fortes músculos de pressão são muitas vezes surpreendidos por sua dificuldade em executar as remadas invertidas.

O advento dos dispositivos para suspensão, como o TRX ou anéis, tornou a remada invertida fácil de ser realizada em qualquer local que tenha um *power rack* ou suporte de parede. A capacidade de alongar ou encurtar as alças facilitou a gradação do exercício para qualquer atleta de qualquer nível de força. Na primeira edição deste livro, a remada invertida era um exercício humilhante que nem sempre se encaixava bem no programa com base no equipamento disponível. As alças de suspensão mudaram tudo. Não mais recomendamos a versão na barra e usamos apenas a versão no TRX ou com anéis. Além da facilidade de adaptar os anéis ou TRX a qualquer nível de força, os treinadores em suspensão também permitem que os ombros movam-se de rotação interna à externa, começando em uma posição de polegares para baixo e terminando em uma de polegares para cima. Trata-se de um grande benefício para a saúde do ombro.

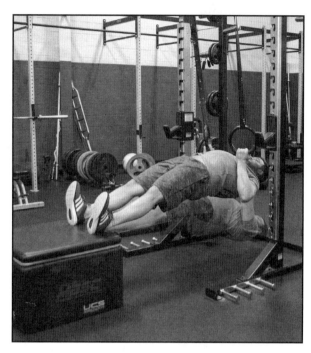

FIGURA 8.8 Remada invertida no dispositivo de suspensão.

Para realizar a remada invertida, ajuste o dispositivo de suspensão com as alças na linha da cintura. Deve-se imaginar o ângulo do corpo que será o melhor desafio. Devido à capacidade de ajuste dos dispositivos de treinadores em suspensão, o corpo pode ser posicionado em qualquer ângulo. A dificuldade máxima é obtida com o corpo paralelo ao chão e os pés sobre um banco colocados a cerca de ¾ do comprimento do corpo. Com os pés sobre o banco e as mãos nas alças, o tronco fica perfeitamente reto. Os dedos dos pés apontam para cima e os pés ficam unidos. A partir dessa posição, erga o tórax até as alças (ver Fig. 8.8). A maioria dos atletas não consegue tocar o tórax com as alças após as primeiras repetições devido à fraqueza nos retratores escapulares e deltoide posterior. Este exercício trabalha não apenas a região superior das costas, mas também todo o tronco. Para aumentar a sobrecarga funcional dos músculos do tronco, atletas experientes podem realizá-lo adicionando um colete com peso.

Faça três séries de 8 a 10 repetições e tente diminuir o ângulo (medido a partir do chão) a cada semana até que os pés estejam no banco.

REMADA NA POSIÇÃO UNIPODAL COM UM BRAÇO SÓ (QUADRIS ESTÁTICOS)

LINHA DE BASE

A remada na posição unipodal com um braço só é o primeiro exercício na progressão de remada que trabalha os rotadores de quadril como estabilizadores. Requer um cabo ajustável colocado próximo à linha da cintura. Para fazer este exercício, fique em uma posição unipodal para executar a remada com a mão oposta (ver Fig. 8.9).

A postura unipodal eleva a remada a um exercício complexo que desenvolve propriocepção, força e estabilidade no tornozelo, joelho e quadril. A remada na posição unipodal com um braço só deve inicialmente enfatizar a estabilização. Tente estabilizar o tornozelo, joelho e quadril, enquanto rema em uma posição próxima à caixa torácica, logo abaixo do tórax. Assim como nos movimentos de remada com cabo, o trabalho do manguito rotador do ombro pode ser adicionado iniciando com o polegar para baixo e terminando com o polegar para cima. O manguito rotador é ativado na remada à medida que a posição de ombro muda. Faça três séries de 5 a 10 repetições, dependendo da fase de treinamento.

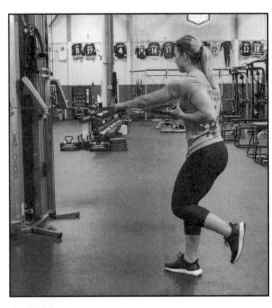

FIGURA 8.9 Remada na posição unipodal com um braço só.

REMADA NA POSIÇÃO UNIPODAL COM UM BRAÇO SÓ (QUADRIS DINÂMICOS)

PROGRESSÃO 1

A única diferença entre as versões dinâmica e estática é que o atleta pode se estender até o cabo na versão dinâmica. A extensão envolve rotação de tronco e rotação interna do quadril e uma carga é aplicada sobre os rotadores laterais do quadril (externos) à medida que o movimento de remada é concluído. Este movimento trabalha dinamicamente o corpo, do tornozelo até o ombro. De certo modo, o atleta pode "trapacear" aumentando o movimento do quadril. Faça três séries de 5 a 10 repetições, dependendo da fase de treinamento.

REMADA ROTACIONAL NA POSIÇÃO BIPODAL COM UM BRAÇO SÓ

PROGRESSÃO 2

A remada rotacional na posição bipodal com um braço só originou-se da equipe EXOS do especialista em alto rendimento Mark Verstegen. É um movimento bastante dinâmico, que inclui extensão de pernas, rotação interna de quadril e rotação de tronco em um exercício de remada para todo o corpo.

Este exercício funcional e integrativo é mais bem descrito como uma mistura de agachamento e remada. Acredito que este exercício relativamente novo logo será fundamental em todos os programas de treinamento funcional. O melhor aspecto da remada rotacional na posição bipodal com um braço só é que reproduz as mecânicas de mudança de direção.

Para ensiná-lo, muitas vezes digo a nossos atletas para visualizarem as mecânicas de parar e iniciar de um *shuffle* lateral. Fique em uma posição com os ombros alinhados com a linha de tração do cabo ou polia baixa. Estenda o corpo para agarrar a alça e tracione-a na direção do quadril enquanto ergue o corpo (ver Fig. 8.10).

Os músculos de agachamento são usados junto com os músculos de remada para, simultaneamente, estender as pernas, rotar o tronco e estender o ombro. Os únicos músculos não trabalhados neste exercício são os músculos de pressão. Tente visualizar as forças necessárias para interromper e mudar de direção e o exercício terá uma relevância toda nova. Faça três séries de 5 a 10 repetições, dependendo da fase de treinamento.

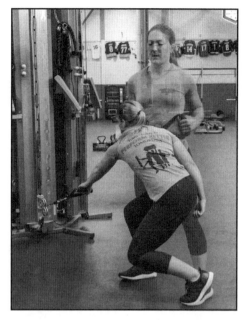

FIGURA 8.10 Remada rotacional na posição bipodal com um braço só.

EXERCÍCIOS DE EMPURRAR PARA A REGIÃO SUPERIOR DO CORPO

Esta seção foca a força funcional da região superior do corpo em vez do supino. Quero deixar claro que os atletas que treinamos realizam supino, supino com halteres e inúmeras variações de movimentos de supino. Não sou contra o supino, mas minha filosofia é direcionada a um treinamento equilibrado no qual a *performance* em um levantamento de pouca importância não é muito enfatizada. No treinamento funcional, é importante que a combinação de supino e movimento acima da cabeça não leve mais de 30 minutos, duas vezes por semana. Qualquer tempo adicional gasto nos movimentos de pressão diminui o treinamento de outros grupos musculares e interrompe o equilíbrio do programa.

A Tabela 8.4 apresenta uma série de orientações úteis ao *design* do programa e avaliação da força. As orientações são fornecidas para ajudar técnicos, preparadores físicos e atletas a obterem um maior equilíbrio entre os diferentes exercícios de supino. Você pode melhorar sua evolução no supino aumentando outros levantamentos relacionados. Batalhe por uma força de pressão equilibrada na qual a força seja desenvolvida em uma variedade de ângulos (incluindo acima da cabeça) junto com a estabilidade (usando halteres). Um ângulo ou uma ação não devem se tornar dominantes. Todo o trabalho para a região superior do corpo com halteres é prescrito com estas orientações em mente. Os iniciantes precisam aumentar lentamente os pesos para desenvolver o equilíbrio e estabilidade necessários para levantar cargas maiores.

TABELA 8.4 Relação de força apropriada nas pressões para a região superior do corpo

Supino (exemplo), 136 kg máximo	Supino inclinado 109 kg; 80% do máximo no supino plano	Supino com halteres, 95 kg x 5 (70% do máximo no supino plano / 2 para obter o peso do halteres)	Supino inclinado com halteres, 77 kg x 5 (56% do máximo no supino plano)

Este gráfico mostra a quantidade de peso que um atleta pode levantar após um adequado programa de treinamento para desenvolver a força equilibrada de pressão na região superior do corpo.

FLEXÕES DE BRAÇO

LINHA DE BASE

Um dos exercícios mais subestimados no programa para a região superior do corpo, as flexões de braço, são movimentos de empurrar na horizontal que não requerem equipamento e oferecem inúmeras variações. A flexão de braço é excelente para atletas maiores que precisam melhorar sua relação força/peso corporal. Por isso, as flexões de braço isoladas são um grande exercício nos programas de treinamento de futebol americano. Outra grande vantagem é que combinam treinamento para a região superior do corpo com desenvolvimento do *core*. Muitos atletas mais fortes ou com um *core* fraco encontram dificuldades em manter a posição corporal apropriada para uma flexão de braços. Além disso, as flexões trabalham a área da escápula de um modo que o supino não consegue.*

FLEXÕES DE BRAÇOS COM OS PÉS ELEVADOS

PROGRESSÃO 1

Realizar as flexões de braços com os pés elevados (ver Fig. 8.11) é o modo mais simples de aumentar a dificuldade. Os atletas que consideram as flexões de braços fáceis podem elevar os pés a uma altura de 30 a 60 cm para aumentar a dificuldade sem adicionar qualquer resistência externa. A partir daqui, podem avançar para as flexões no BOSU ou colocar um colete com peso ou uma placa nas costas.

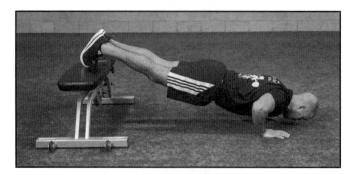

FIGURA 8.11 Flexões de braços com pés elevados.

FLEXÕES DE BRAÇOS NA BOLA BOSU

PROGRESSÃO 2

As flexões de braços na bola BOSU (ver Fig. 8.12) podem ser feitas em uma versão de pés elevados ou com um colete com peso. Elas desenvolvem a propriocepção na região superior do corpo e tronco e colocam as mãos em uma posição muito mais semelhante à posição esportiva geral. Faça três séries de 5 a 10 repetições, dependendo da fase

---

*N. de R.T.: como nas flexões de braço, o atleta se encontra em cadeia cinética fechada, os mecanotransdutores articulares são estimulados de uma forma que o supino plano (cadeia aberta) não consegue. Além disso, existe a ativação do serrátil anterior, que, no supino plano, não ocorre da mesma maneira.

de treinamento. Mais repetições das flexões de braço podem ser feitas nas fases de resistência.

A progressão apropriada para as flexões é ilustrada na Figura 8.13.

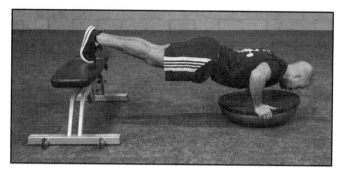

FIGURA 8.12 Flexões de braço na bola BOSU.

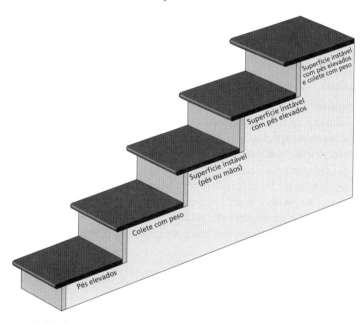

FIGURA 8.13 Progressão das flexões de braço.

PEITORAL EM PÉ

REGRESSÃO 1

O exercício para peitoral em pé com só um braço pode ser feito em qualquer cabo ajustável em aparelhos e pode ser o modo mais funcional de pressão. O *AT Sports Flex*, mencionado na seção de *Ferramentas de Treinamento*, do Capítulo 4, permite executar uma grande versão deste exercício em pé com ambos os braços. Ele também pode ser feito de modo unilateral. Um benefício adicional é que o *core* está carregado* na posição em pé.

---

*N. R.T.: o autor refere-se ao subsistema oblíquo anterior que é realmente ativado neste exercício quando realizado com um braço somente.

PRESSÃO ACIMA DA CABEÇA

A pressão acima da cabeça é outra área não abordada na primeira edição de *Functional Training for Sports*. De muitas formas, o raciocínio permanece o mesmo realizado nos capítulos de tração e *core*. Não usamos uma barra reta, optamos por versões unilaterais e começamos com posições que melhoram a estabilidade.

Conforme mencionado na seção sobre tração vertical e horizontal, as barras retas determinam o trajeto da barra e o movimento de ombro para o levantador. Assim como as alças individuais dos novos treinadores funcionais ou as alças de um dispositivo de suspensão, os halteres conferem mais liberdade ao ombro. Essa é uma grande vantagem sobre o uso de barra reta para as pressões acima da cabeça. O trabalho acima da cabeça começará na posição semiajoelhada para estabilizar a coluna lombar e forçar o atleta a usar os ombros.

O erro mais comum neste exercício é criar uma inclinação para trás ou um arco lombar que efetivamente torne a pressão acima da cabeça em uma pressão inclinada. A inclinação para trás permite que os peitorais superiores fiquem ativos em uma pressão inclinada. Contudo, o ponto negativo é o grande estresse na coluna lombar.

PRESSÃO COM *KETTLEBELL* ALTERNADA NA POSIÇÃO SEMIAJOELHADA

LINHA DE BASE

Minha opção de onde iniciar o trabalho acima da cabeça é na posição semiajoelhada com *kettlebells*. A natureza de compensação do *kettlebell* produz uma rotação externa natural no ombro e isso parece recrutar o subescapular* (como um estabilizador importante do ombro). Com frequência, os atletas ou alunos que se queixam do desconforto das pressões acima da cabeça consideram a versão com *kettlebell* alternada completamente indolor.

Comece com dois *kettlebells* no nível do ombro com os polegares tocando os deltoides anteriores (posição de *clean*). Os cotovelos estão posicionados a 45° do tronco. Eleve um *kettlebell*, levando o ombro em rotação interna (polegar em direção ao rosto) (ver Fig. 8.14). Inverta o movimento na descida e troque para o lado oposto. Faça três séries de 5 a 10 repetições.

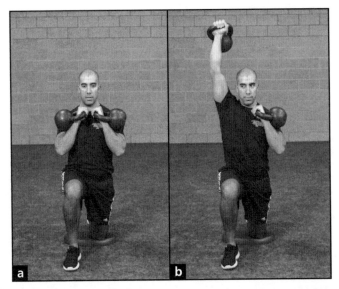

FIGURA 8.14 Pressão com *kettlebell* alternada na posição semiajoelhada.

---

*N. de R.T.: apesar de o original referir "subescapular", este músculo é responsável pela rotação interna do úmero e **não** pela externa. Esta pressão com *kettlebell* recruta sobremaneira os rotadores externos, a saber: supraespinal, infraespinal e redondo menor.

PRESSÃO COM *KETTLEBELL* DE CABEÇA PARA BAIXO

REGRESSÃO 1

Se a pressão alternada na posição semiajoelhada ainda estiver dolorosa e desconfortável, tente a versão de cabeça para baixo. O *kettlebell* é mantido de cabeça para baixo pela alça e erguido como no exercício anterior. A posição de cabeça para baixo é um recrutador ainda maior dos estabilizadores do ombro e pode também, surpreendentemente, produzir um movimento indolor de pressão acima da cabeça.

PRESSÃO ALTERNADA SEPARADA ALTA

PROGRESSÃO 1

Na versão separada alta, o atleta passa da posição semiajoelhada para uma posição em pé com um pé colocado em um banco com inclinação de 30 a 45° (ver Fig. 8.15). É importante inclinar-se sobre o pé da frente para estabilizar a coluna lombar. Esta é quase a versão em pé da posição semiajoelhada que também obriga o atleta a realmente usar os ombros, e não executar uma pressão pseudoinclinada.

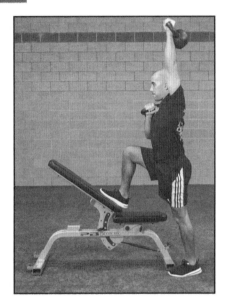

FIGURA 8.15   Pressão alternada separada alta.

PRESSÃO COM HALTERES ALTERNADA EM PÉ

PROGRESSÃO 2

Após o atleta ter aprendido a fazer o movimento de pressionar com os ombros e não arquear as costas ou deslocar os quadris à frente para criar uma pressão inclinada, pode passar para uma postura de pressão em pé mais padrão (ver Fig. 8.16). Contudo, os halteres ainda são usados e alternados a partir da posição inicial (embaixo).

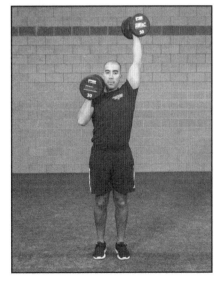

FIGURA 8.16   Pressão com halteres alternada em pé.

TREINAMENTO DAS ARTICULAÇÕES ESCAPULOTORÁCICA E GLENOUMERAL

Alguns exercícios que inicialmente parecem não funcionais podem, na realidade, ser úteis e melhorar a função de certas articulações. As articulações escapulotorácica (escápula-caixa torácica) e glenoumeral (ombro) são duas áreas que podem se beneficiar dos exercícios isolados para melhorar sua função e, ao mesmo tempo, a função de toda a articulação do ombro.

O erro no treinamento do ombro tem sido a abordagem baseada na proposição "ou/ou". Alguns técnicos partem da premissa de que ou você acredita no treinamento funcional, ou não. Veem o treinamento para a musculatura do ombro como um treino de várias articulações e tendem a evitar quaisquer exercícios isolados ou para o manguito rotador. O raciocínio avançado de alguns desses especialistas é que qualquer exercício isolado é não funcional e perda de tempo. Acredito que alguns exercícios isolados para as articulações de quadril e ombro podem ser benéficos.

A melhor abordagem é combinar pressões acima da cabeça para força com exercícios para melhorar a estabilidade do ombro a fim de prevenir lesões. O alvo desses exercícios de pré-reabilitação do ombro deve ser movimento e estabilização da escápula e da articulação glenoumeral.

A função da articulação escapulotorácica e a força do manguito rotador são cruciais para reduzir as lesões. O fortalecimento do manguito rotador sem fortalecimento dos estabilizadores escapulares é apenas a metade do trabalho. Até mesmo um manguito rotador forte precisa de uma base estável na qual operar. Essa base estável é fornecida pela articulação escapulotorácica.

Circuito em pé para o ombro

O circuito em pé para o ombro usa o *AT Sports Flex*, que leva o treinamento escapulotorácico a um nível inteiramente novo em termos de posição e facilidade de uso. As letras Y, T e W descrevem as posições nas quais trabalhar os movimentos ou a retração escapular. A forma da letra sugere a colocação dos braços em relação ao corpo.

- Y = Braços em 45° acima do nível do ombro, com os polegares apontando para cima para facilitar a rotação externa.
- T = Com o braço de cima em um ângulo de 90° em relação ao tronco e os polegares apontando para cima. A questão-chave para esta posição é retrair as escápulas e manter um ângulo de 90° no ombro. Muitos atletas com retratores escapulares fracos puxam levemente os braços para baixo nos lados para substituir a ação do dorsal por uma (ação) dos retratores escapulares. Isso produz um movimento de adução em vez de um movimento de retração e deve ser cuidadosamente prevenido. O ângulo nunca deve ser inferior a 90°, o que indica a substituição do dorsal.
- W = O braço mais acima está em um ângulo de 45° em relação ao tronco, o que enfatiza a retração escapular.

Este raciocínio é simples e provavelmente familiar a muitos fisioterapeutas e preparadores físicos, mas o segredo está em como o atleta imagina a execução dos movimentos. Deve mover os braços *usando a articulação escapulotorácica*, não o inverso. A ênfase inicial é sobre o movimento escapulotorácico, não o movimento glenoumeral. Esta abordagem muda os exercícios de ombro para exercícios de estabilização escapular.

PUXADA NO *SPORTS FLEX* (COMBO Y-W)

Nesta puxada, o atleta move um braço no ângulo W e o braço oposto na posição de Y (ver Fig. 8.17). Digo aos atletas para imaginarem que estão fazendo a Mordida do Jacaré (*Gator Chomp*) no jogo na University of Florida.

Comece com oito repetições em um lado e troque para o lado oposto sem descanso entre os exercícios.

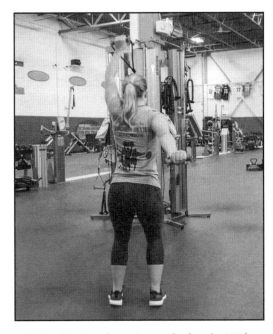

FIGURA 8.17 Puxada no *Sports Flex* (combo Y-W).

T NO *SPORTS FLEX*

Após fazer a combinação Y-W, realize oito Ts aduzindo as escápulas com os braços em um ângulo de 90° (ver Fig. 8.18). Neste, solicitamos: "Faça um T".

Adicione duas repetições por semana, até uma série de 12 repetições em cada posição (total de 36 repetições). A esta altura você deve pensar em um programa de manutenção.

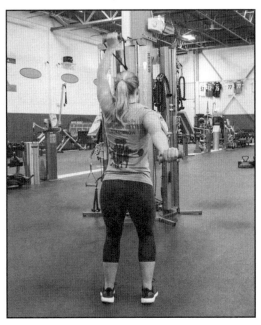

FIGURA 8.18 *T* no *Sports Flex*.

ROTAÇÃO EXTERNA EM PÉ

Na primeira edição, não incluí quaisquer exercícios para o manguito rotador, o que pode ter sido um erro. Embora exista ainda alguma discordância sobre a necessidade de um exercício isolado para o manguito rotador, adotamos a abordagem de "melhor prevenir que remediar". Embora muitos assim chamados de "especialistas" digam que o trabalho isolado para o manguito rotador não é necessário, quase todas as equipes da *Major League Baseball* os executa. Existe uma grande quantidade de evidência empírica.

O melhor modo de realizar exercícios para o manguito rotador é na posição com os braços cruzados na frente,* o ponto no qual as superfícies articulares se combinam de forma ideal (i.e., um perfeito encaixe esferoidal) e a articulação está na melhor posição para trabalhar. Para o manguito rotador, isso é mais bem descrito como a posição de 90-45. Durante anos os exercícios para o manguito rotador foram feitos em pé ou na posição de decúbito lateral com o braço ao lado e o cotovelo flexionado a 90°. Essa é uma posição extremamente não funcional porque os músculos nunca trabalham desse modo. Em vez de 0° de abdução, deixe o braço com 90° de abdução, mas o cotovelo apontando para fora em um ângulo de 45° (ver Fig. 8.19).

Prefiro altas repetições, cerca de 15 a 20, para o trabalho do manguito rotador, pois estes músculos são realmente estabilizadores.

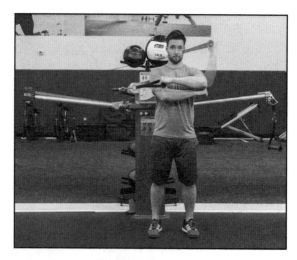

FIGURA 8.19 Rotação externa em pé.

CONSIDERAÇÕES FINAIS SOBRE O TREINAMENTO PARA A REGIÃO SUPERIOR DO CORPO

A região superior do corpo pode ser a área mais difícil de treinar devido a uma fascinação pelo treinamento por aparência, e não por função. Os atletas podem ficar relutantes em realizar flexões de braço ou exercícios para os músculos das costas que não conseguem ver em vez de supinos.

A experimentação de diversas flexões de braços na barra fixa supinada e pronada pode ser valiosa. Os atletas podem achar que não têm a estabilidade e força do tronco para realizar a remada invertida ou a flexão de braços e, desse modo, reconhecer o treinamento funcional para a região superior do corpo. Não lute para remover coisas intocáveis como o supino; apenas inclua mais exercícios funcionais ao programa. Uma lenta transição na área superior do corpo pode ajudar a sobrepor a resistência ao treinamento funcional.

---

*N. de R.T.: nesta posição, o manguito rotador externo encontra-se pré-alongado, o que potencializa a ação do exercício.

CAPÍTULO 9

Treinamento pliométrico

O treinamento para potência pode ser a parte mais importante do treinamento. Primeiramente, a força final deve ser obtida para permitir a produção de potência e velocidade. Os aumentos na força que não produzem um aumento simultâneo na potência são de uso limitado, em particular nos esportes sem contato. Com frequência, atletas gastam muito tempo com treinamento de força e pouco tempo treinando potência.

A questão não é "Devemos treinar potência?", e sim "Como treinamos potência?". Em um mundo perfeito, com um atleta saudável, o treinamento de potência é feito de várias maneiras. Pliométricos, arremessos de *medicine balls* (Cap. 7) e levantamentos olímpicos (Cap. 10) são todos modos efetivos pelos quais se desenvolve produção de potência. Cada método pode ser essencial na criação de um atleta forte e todos têm seu lugar em um programa bem-projetado. O melhor programa usa um pouco de cada um dos seguintes três métodos.

Método 1: desenvolvimento de força com implementos leves. Este exercício é basicamente o arremesso com a *medicine ball*. Implementos leves (em geral com menos de 5 kg) são usados para desenvolver potência em uma série de padrões. Ressaltamos que o peso do implemento pode ser escolhido com base na força ou necessidade do atleta.

Geralmente, o desenvolvimento de potência com implementos leves é dividido em arremessos acima da cabeça, arremessos de peito, enterradas e padrões rotacionais. Para o trabalho acima da cabeça, raras vezes excedemos 3 kg. Para arremessos de peito, usamos *medicine balls* que não quicam de 4 a 5 kg. Em geral, usamos as mesmas bolas de 4 a 5 kg para potência rotacional. As bolas que não quicam são ótimas porque forçam o atleta a enfatizar a parte concêntrica do arremesso.

Neste método, os implementos leves são arremessados em alta velocidade. A carga é liberada das mãos. Com as *medicine balls*, podemos atingir com mais facilidade a velocidade terminal na curva de velocidade *versus* força, pois a carga é leve e de fácil aceleração. Implementos leves como a *medicine ball* podem também ser usados para potência da região inferior do corpo, embora raramente as usemos na MBSC.

Método 2: desenvolvimento da potência com o peso do corpo. Estes exercícios são, basicamente, os pliométricos para a região inferior do corpo, o assunto do restante do capítulo. O treinamento de potência com o peso do corpo desenvolve-se em uma ampla janela de possibilidades, de um atleta profissional maduro e altamente flexível até um atleta jovem, recém aprendendo a saltar. Os técnicos devem ser bem mais cuidadosos no treinamento pliométrico do que com a *medicine ball*. No exercício com a *medicine ball*, a carga pode ser selecionada e controlada. No treinamento pliométrico, o peso corporal apresenta um componente difícil, mas não impossível de ser controlado, que deve ser levada em consideração.

Apesar do peso corporal ser uma força constante, seu efeito pode ser potencializado pela distância, ou altura, percorrida. O trabalho de potência com o peso do corpo desenvolverá a produção de potência dos quadris e pernas, mas as progressões e regressões apropriadas são fundamentais.

É importante observar que o que constitui aquecimento no programa de um atleta pode ser considerado trabalho de potência com o peso do corpo para um aluno adulto. Os exercícios pliométricos de potência com o peso do corpo devem ser prescritos com grande cuidado.

Aparelhos como o *Shuttle MVP* e o *Total Gym Jump Trainer* (ver Fig. 9.1) são excelentes ferramentas para desenvolver potência em alunos adultos ou mais fortes, como os *lineman* do futebol americano e os pivôs e alas do basquete. O *Shuttle MVP* e o *Total Gym* permitem o trabalho em percentagens gradualmente crescentes do peso do corpo. O *Reformer* do Pilates ou o *Total Gym* também podem ser usados para esses propósitos. As questões-chave são o componente de velocidade e a resposta excêntrica à gravidade.

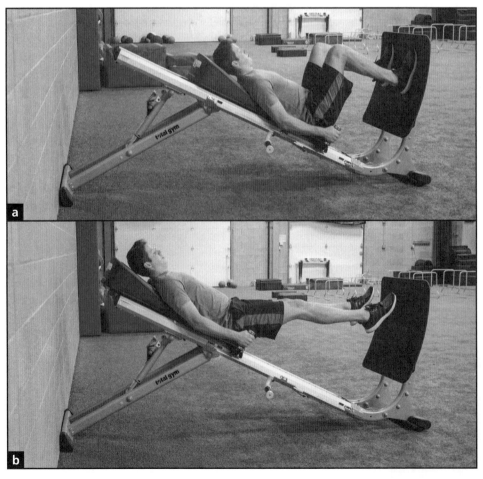

FIGURA 9.1 *Total Gym Jump Trainer.*

Método 3: desenvolvimento de potência com implementos pesados. Nestes exercícios, os atletas ou alunos usam cargas externas mais pesadas, como *kettlebells* ou barras olímpicas. A maioria de nossos alunos usa este terceiro método. A exceção pode ser alguns de nossos alunos mais velhos ou aqueles atletas com dores crônicas nas costas. Em geral, alunos mais velhos e amadores não realizam levantamentos olímpicos. Acredito que o levantamento olímpico para adultos é uma escolha ruim, tanto quanto a relação risco-recompensa como risco-benefício. Nossos adultos saudáveis usam *swings* com *kettlebells* para desenvolver potência com carga externa. No uso de *kettlebells*, há uma curva de aprendizado muito menor e cargas mais baixas.

O grande aprendizado é que o desenvolvimento de potência é essencial para atletas e não atletas. Os atletas obviamente precisam de trabalho de potência para melhorar o desempenho, enquanto os adultos precisam de trabalho de potência para compensar a perda da capacidade de rápida contração associada ao envelhecimento. É importante ressaltar que adultos têm maior necessidade de potência, pois a ciência mostrou que perdem potência com mais rapidez que força. Contudo, o processo, logicamente, deve prosseguir. Como mencionamos com frequência, o ponto-chave está em escolher a ferramenta certa para o trabalho certo. Enquanto treinadores, com frequência forçamos pinos quadrados em orifícios redondos em nosso desejo de usar um levantamento, uma ferramenta ou um exercício. O que é bom para um atleta de 20 anos pode ser um potencial desastre para um atleta adolescente ou acima do peso.

FATORES-CHAVE NO TREINAMENTO PLIOMÉTRICO

As preferências, antipatias e áreas de conhecimento de um técnico devem, de certo modo, determinar o método usado. Os técnicos que não gostam de ensinar o levantamento olímpico devem evitar usá-lo. Contudo, todo atleta deve saltar e arremessar a *medicine ball*, pois são exercícios que podem ser dominados por qualquer técnico e qualquer atleta.

Em nossa academia, os atletas saudáveis são diariamente expostos a todos os três métodos. Uma combinação de levantamento olímpico, arremessos de *medicine balls* e pliométricos é o melhor método para desenvolver potência explosiva e isto pode ser feito com segurança se determinadas orientações forem seguidas. Este capítulo aborda o treinamento pliométrico ou o uso do peso do corpo para aumentar a potência.

Um ponto inicial é que usamos o termo comum *pliométricos* para o que, na realidade, é um sistema de aprendizado que envolve saltar e aterrissar. Os pliométricos, por definição, são um sistema de exercícios reativos, não apenas uma série de saltos. O programa detalhado aqui é uma progressão de treinamento de saltos, mas, para fins de simplicidade e familiaridade, usamos o genérico termo *pliométrico* para abranger todas as fases do programa de treinamento de saltos.

As verdadeiras manobras pliométricas requerem que o atleta reduza o tempo gasto no chão. O atleta aprende a reduzir a fase de amortização (absorção de choques) e a responder agressivamente ao chão. Embora a ciência por trás do treinamento pliométrico seja sólida, temos feito um trabalho ruim ao enfrentar as realidades e disparidades do corpo humano. Devemos engatinhar antes de caminhar, e caminhar antes de correr.

O mesmo aplica-se à pliometria. Devemos aprender a saltar e aterrissar no chão de modo adequado antes de tentar reduzir o tempo gasto no chão. A gravidade é o inimigo do atleta grande, do atleta jovem e do atleta fraco e deve ser respeitada ao ensinar um indivíduo a saltar ou desenvolver potência explosiva.

O treinamento pliométrico pode ser controverso. Alguns especialistas têm alertado contra o início de um programa pliométrico com atletas que não têm uma base de força apropriada nas pernas. Alguns artigos sobre treinamento pliométrico têm sugerido que um atleta precisa conseguir fazer agachamentos livres com um peso igual a duas vezes seu peso corporal antes de começar um programa pliométrico. Na realidade, essa é uma recomendação ridícula que elimina quase 90% dos atletas. A orientação de duas vezes o peso do corpo foi sugerida décadas atrás como uma precursora do início da pliometria de alto nível, mas, em algum lugar no caminho, o conceito foi incorretamente aplicado a todo treinamento pliométrico.

Outros autores sugerem uma fase de força de oito semanas antes de iniciar um programa pliométrico. Embora essa sugestão seja um pouco mais racional, ainda não é prática porque a maioria dos atletas treina por apenas 10 a 12 semanas fora da temporada regular. Uma fase de força de oito semanas deixa, na melhor das hipóteses, apenas quatro semanas de treinamento pliométrico, um período muito curto para implementar um programa periodizado.

Os elementos essenciais de um programa pliométrico efetivo são o ensino progressivo e o progresso baseado na competência, não em uma linha de tempo pré-determinada. Se um atleta não conseguir passar da fase 1 de saltos, deve ficar nessa fase por mais duas ou três semanas antes de tentar avançar. Não force o progresso.

Muito foi escrito sobre o treinamento pliométrico para atletas. Contudo, muito poucos artigos ou livros detalharam um programa progressivo que leve em consideração a necessidade de um sistema de treinamento que possa ser aplicado a uma ampla gama de atletas. Trabalhos passados sobre pliometria redigidos por pessoas como Don Chu, Jim Radcliffe e Vern Gambetta eram extraordinários, mas não há literatura suficiente que conecte nosso conhecimento atual de treinamento funcional e anatomia funcional com o processo de montagem e implementação de um sistema de exercícios pliométricos. Para começar a entender a pliometria, devemos nos voltar ao básico da terminologia, ao tipo de exercício e às variáveis do exercício.

Terminologia

A linguagem da pliometria deve ser universal de modo que qualquer treinador ou atleta possa ver o programa de qualquer outro técnico ou atleta e entender os exercícios na ausência de fotos ou vídeos. As discrepâncias na terminologia me foram apresentadas por Mike Clark da *National Academy of Sports Medicine*. Clark apontou, em uma palestra em 2000, que muitos técnicos atualmente usavam nomes para exercícios pliométricos que não descreviam bem o movimento. Clark detalhou os tipos de exercícios e as ações específicas:*

Salto: impulso com as duas pernas seguido por uma aterrissagem em duas pernas.

Bounds: salto unipodal de alta energia com deslocamento à frente que pode ser realizado com a alternância ou não das pernas.

Skips:** pequenos saltos de alta energia direcionados à frente cujo objetivo é desenvolver a mecânica anterior da passada para a corrida de alta velocidade.

Embora essas descrições possam ser vistas como simples e senso comum, percebi que classificava errado os exercícios. Sempre nos referimos a saltos com as duas pernas sobre barreiras como salto com barreira. Acredito que essa confusão na terminologia foi e ainda é comum entre muitos treinadores de força, condicionamento e pista.

---

*N. de R.T.: com exceção do salto, optamos por manter a designação original em inglês pelo fato de que, no Brasil, não há tradição de uso destes exercícios e, portanto, os treinadores não estão familiarizados com o uso ou sua terminologia. Consequentemente, não houve sedimentação nem do uso nem de sua designação.

**N. de R.T.: existem dois tipos de *skips*: skip A e B. No *skip* A, um duplo impulso é dado com o pé que está em contato com o solo, enquanto que o quadril contralateral é flexionado ao máximo, ocasionando a máxima elevação do joelho. Deve-se manter a coluna ereta e "alta", sem retroversão pélvica; o tornozelo que está à frente, dando a passada, deve ser mantido em dorsiflexão. No *skip* B, as mesmas considerações feitas para o *skip* A se aplicam, com a diferença de que, após a flexão máxima do quadril, ocorre a extensão máxima do joelho que está à frente; o objetivo é fazer o atleta percorrer o máximo possível de terreno a cada passada.

Clark afirmou que "Coelhos não pulam, eles saltam". Semântica ou apenas uma pequena discrepância, você dirá? Achava que sim até receber a ligação de um técnico na Califórnia que me fez perceber o custo potencial de tais "pequenas discrepâncias". O técnico em questão ligou-me e disse: "Amigo, seus rapazes são grandes atletas. Não consigo que nenhum de meus atletas façam aqueles saltos em barreiras de 76 cm que os seus fazem". Rapidamente percebi que minha "pequena discrepância" fez esse técnico tentar realizar um exercício com uma perna o qual fazíamos com as duas. Fez seus atletas pularem uma barreira como o programa indicava, enquanto eu fazia os meus saltarem uma barreira. Esse é apenas um exemplo de como uma vaga atenção à terminologia descritiva ou interpretação incorreta do que é descrito pode colocar os atletas em risco de uma séria lesão.

Categorias do exercício

Após a terminologia, a próxima área aborda os tipos de saltos, *hops* "pulos" e *bounds* (impulsos). Acredito que esta é a principal falha dos programas de prevenção de lesão no ligamento cruzado anterior (LCA) disponíveis no mercado. Os dois mais populares, o *Santa Monica pep program* e o *Sportsmetrics program* focam, quase exclusivamente, os saltos sem ênfase em pulos (*hops*) ou impulsos (*bounds*). A realidade é que o mecanismo da lesão do ligamento cruzado anterior (LCA) é mais frequentemente correlacionada a um pulo com uma perna (na realidade, uma redundância uma vez que o termo *pulo (hops)* denota apenas uma perna) ou com *bounds* (impulsos) do que com saltos com as duas pernas. Realizar saltos com duas pernas para prevenir lesões que ocorrem nos pulos ou impulsos é uma grande perda de tempo.

Um programa pliométrico sólido deve apresentar um equilíbrio de exercícios de cada categoria. De forma muito semelhante ao equilíbrio que buscamos ter entre empurrar e puxar no treinamento de força, devemos ter entre saltos, pulos e impulsos. Além disso, os pulos devem ser feitos para frente e de lado a lado. Deve-se observar que pular medialmente e pular lateralmente diferem muito entre si quanto aos músculos trabalhados e ao potencial de prevenção de lesões. Pulos mediais (pulos na direção da linha média) são mais difíceis e fornecem grande parte do estresse necessário aos estabilizadores do quadril.

Volume de saltos

O número de saltos por sessão, ou volume de saltos, é medido com mais frequência pelo número de vezes que o pé faz contato com o chão. Uma grande falha de muitos programas pliométricos é solicitar muitos contatos de pé. A nossa abordagem é manter um número baixo de contatos de pé e gradualmente aumentar a intensidade dos saltos ou pulos em vez de aumentar o volume.

Tentamos manter o número de contatos de pé em cerca de 25 por dia e 100 por semana. A falha em controlar esse número por dia e por semana é um caminho certeiro para as lesões de joelho por uso excessivo.

Intensidade

A intensidade do treinamento pliométrico é difícil de medir e envolve a compreensão da diferença entre um programa de treinamento de saltos controlado e um verdadeiro programa pliométrico. Conforme já mencionado, muitos exercícios considerados pliométricos são, na realidade, simplesmente exercícios de saltos.

O controle da intensidade dos exercícios pliométricos é baseado em como a gravidade é permitida a trabalhar sobre o corpo. Eleva-se a intensidade com o aumento da contribuição da gravidade ou com a tentativa de mudar a natureza da fase de amortização. Isto é feito ao saltar-se sobre um objeto em vez de saltar no objeto ou ao introduzir-se um componente elástico em um salto lateral e então um rebote.

Saltos ou pulos em uma caixa têm a mais baixa intensidade porque envolvem uma forte contração concêntrica, mas minimizam o esforço excêntrico não permitindo que o corpo "de fato" caia. O corpo é acelerado até uma altura, mas o atleta apenas dá um passo para baixo, negando efetivamente a gravidade como um acelerador e potencial agente de estresse.

O primeiro trabalho de Chu classificou a intensidade dos saltos com base em se eram feitos no lugar ou se cobriam uma distância horizontal. Embora esse sistema de quantificação inicial de no lugar, curto e longo fosse de última geração na década de 1980, o nosso conhecimento sobre os efeitos da física sobre o corpo nos levou a um sistema que acredito melhor descrever o efeito e esforço de saltos, pulos e impulsos. Prefiro classificar saltos como de redução da gravidade (saltos em uma caixa) ou aumento da gravidade (saltos sobre uma barreira) e então passar para saltos semielásticos e, por fim, verdadeiros pliométricos elásticos.

As primeiras descrições de pliometria não reconheciam que determinados saltos não eram pliométricos em sua essência. O verdadeiro pliométrico envolve a busca por reduzir o tempo no chão e a tentativa de aumentar a reatividade ao solo. Em nosso sistema, os exercícios pliométricos verdadeiros são feitos na quarta fase. Em geral, os atletas não excedem 100 contatos de pé por semana, mesmo nas fases mais avançadas. O que muda é a intensidade dos saltos, não o volume.

Frequência

Uma das primeiras questões ao discutir a frequência dos exercícios pliométricos relaciona-se com a declaração de posição inicial da *National Strength and Conditioning Association* (NSCA) sobre o assunto. A NSCA assumiu uma posição de que os pliométricos devem ser feitos apenas duas vezes por semana. Desde então, isso tem sido alterado para uma leitura de que as mesmas articulações não devem ser trabalhadas em dias consecutivos (observação: A NSCA não firmou posição sobre a intensidade ou volume a não ser para indicar que saltos em profundidade podem ser muito intensos para atletas maiores).

Acredito que os pliométricos podem ser feitos até quatro vezes por semana, mas devem ser divididos em dias lineares e multidirecionais. Os pliométricos lineares envolvem saltos e pulos simples no plano sagital, enquanto os pliométricos multidirecionais trabalham os planos frontal e transverso.

Idade e nível de experiência

Outro ponto interessante na afirmação da NSCA relaciona-se com o desenvolvimento de uma base de força apropriada para os pliométricos. Infelizmente, ninguém definiu o que é uma base de força apropriada.

Em minha opinião, o treinamento de força e o treinamento pliométrico podem ser feitos de forma simultânea, contanto, que o bom senso seja empregado. A realidade é que, todos os dias, atletas jovens começam programas pliométricos intensos sem uma base de treinamento de força ou um nível de força necessário. A ginástica e a patinação artística envolvem intensa atividade pliométrica a partir de idades bem precoces. O ponto-chave é equilibrar o efeito da gravidade sobre o corpo.

> ### SILÊNCIO, POR FAVOR!
> Bons pliométricos são silenciosos. A falha em aterrissar em silêncio indica que o atleta carece de força excêntrica e que o exercício está inadequado. Tudo o que é necessário é diminuir a altura do obstáculo envolvido. Os atletas devem apenas saltar em caixas nas quais possam aterrissar silenciosamente e devem fazê-lo na mesma posição ou profundidade do agachamento do qual partiram. Na mesma proporção, os atletas devem apenas saltar sobre objetos que permitam uma aterrissagem apropriada.

PROGRESSÃO PARA PLIOMETRIA

Um processo efetivo de preparação do corpo de um atleta para o treinamento pliométrico é ensinar as habilidades de saltar e aterrissar antes de introduzir o que muitos treinadores e atletas classificariam como pliométricos. A importância deste tipo de programação é que prioriza a prevenção da lesão acima do desenvolvimento de potência.

As fases 1 até 3 deste programa pliométrico progressivo não incluem os verdadeiros pliométricos que muitos técnicos reconheceriam. São uma série de manobras projetadas para ensinar técnicas de saltos, para desenvolver a capacidade de aterrissagem com grande estabilidade e para apresentar o componente elástico do salto. Esta progressão para o treinamento pliométrico não introduz os verdadeiros pliométricos até a fase 4.

As manobras pliométricas para cada fase são classificadas como manobras lineares ou laterais. Uma falha inadvertida de muitos programas pliométricos é que a programação é muito influenciada por trabalho de atletismo. Como o atletismo é puramente sagital, muitos programas tendem a saltar ou pular apenas para cima ou para frente e negligenciam o plano frontal, que é muito importante para a maioria das equipes esportivas.

Para ser verdadeiramente funcional, um atleta deve ser capaz de saltar, pular ou saltar para o lado não apenas à frente, mas também à direita e à esquerda. A influência do atletismo e sua natureza sagital inerente é sentida fortemente nas áreas de treinamento de velocidade e pliométrico.

Uma rápida recomendação para o equipamento do treino pliométrico: se você for comprar caixas para a fase 1, invista um pouco mais de dinheiro e compre caixas de espuma. As novas caixas de espuma não apenas amaciam a aterrissagem, mas também previnem lesões causadas por aterrissar fora da caixa.

FASE 1: saltos, pulos (*hops*) e impulsos (*bounds*) com uma aterrissagem estável

Em um programa pliométrico progressivo, a ênfase da primeira fase é sobre o aprendizado de saltar e, mais importante ainda, aterrissar. Os atletas devem ser ensinados a reunir forças, usando os braços e quadris e a aterrissar de modo suave. Quanto mais suave o atleta aterrissa, melhor. Os atletas devem aprender a absorver forças com seus músculos, não com suas articulações.

O propósito da fase 1 é desenvolver força excêntrica. Pense nisso como os freios de um veículo em movimento. Esta primeira fase é a mais importante e, infelizmente, a mais subestimada e não reconhecida fase do treinamento pliométrico. Pular ou tentar abreviar a fase 1 é a principal causa de lesões. Você ficaria surpreso ao perceber como atletas de elite não sabem aterrissar.

Não importa qual nível de *performance* o atleta tenha atingido, deve sempre começar na fase 1. Seja o atleta um profissional ou estudante escolar, a fase 1 dura um mínimo de três semanas, mas deve-se levar o tempo que for preciso nesta fase. O objetivo da fase 1 é desenvolver a estabilidade e a força excêntrica necessárias para aterrissar. Outro modo de ver a fase 1 é compará-la a um treinamento para tendão.

Os seguintes exercícios devem ser feitos uma ou duas vezes por semana.

BOX JUMP (SALTO NA CAIXA)

Este exercício linear é o mais básico das manobras de saltos. Selecione uma caixa com altura apropriada para a capacidade atlética. Muitos atletas desejam inflar seus egos usando uma caixa muito alta. O técnico não deve ter medo de escolher a caixa para o atleta se este demonstrar uma noção ruim de sua capacidade de salto. Para os iniciantes, a altura da caixa varia de 10 a 60 cm, dependendo do nível de capacidade do indivíduo. Faça 3 a 5 séries de 5 saltos até um total de 25 ou, no jargão pliométrico, 25 contatos de pé.

Os critérios para avaliar se a altura da caixa está correta são simples.

1. **O atleta consegue aterrissar em silêncio?** Se não, então a caixa está muito elevada.
2. **O atleta aterrissa na mesma posição em que salta**? Se a inclinação de joelho na aterrissagem for significativamente mais profunda do que aquela inclinação na posição inicial do salto, a caixa está muito elevada.

A comparação entre aterrissagem e impulsão é a grande contribuição feita pelo técnico de força do Oregon e especialista em pliometria, Jim Radcliffe, em suas palestras e textos. Este conceito simples e completamente sensato ajuda os treinadores a determinar se os atletas estão realizando o *box jump* de forma correta. A posição de aterrissagem nunca deve ser mais profunda do que uma posição de meio agachamento. Veja a Figura 9.2.

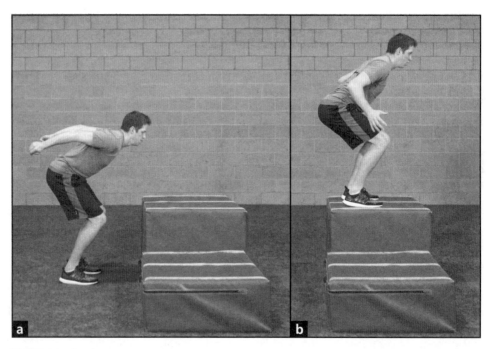

FIGURA 9.2 *Box jump.*

A CAIXA IDIOTA

Se você possui caixas pliométricas de 90 ou 105 cm, por favor, livre-se delas. Na verdade, a menos que você esteja treinando atletas excepcionais, livre-se também de sua caixa de 75 cm.

Apelidei as duas grandes caixas pliométricas de caixas idiotas, pois são usadas por homens jovens que querem se exibir. Comecei a me referir a essas pessoas como "doadoras de pele". Posso lhe garantir uma coisa. Houve uma época em que meus atletas e eu éramos tolos – iguais a qualquer um – e fazíamos estes exercícios bobos. Após treinar alguns doadores de pele, percebi que o que importava era o movimento do centro de massa, não a altura da caixa. Não tenho mais caixas de 90 cm na minha academia, mas tenho várias de 45 cm e 60 cm e algumas de 75 cm.

PULO NA CAIXA COM UMA PERNA SÓ (*SINGLE-LEG BOX HOPS*)

Ainda que a teoria nos diga que os pulos na caixa com uma perna só sejam menos exigentes que um pulo em uma perna só sobre um obstáculo, para alguns atletas, utilizamos os pulos em uma perna só sobre um obstáculo baixo (em teoria, um exercício da fase 2) no lugar do pulo em uma perna só na caixa ou um pulo lateral. Com frequência, atletas mais jovens ou mais fracos podem ser intimidados pela perspectiva de pular e aterrissar em uma caixa baixa, desse modo algo como uma minibarreira de 15 cm ou mesmo uma linha no chão é menos intimidante. Com nossos atletas pós-lesão do LCA, apenas usamos uma linha em um campo para começar a progressão de pulos. Com bastante frequência, um pulo em uma perna só na caixa mais baixa pode causar ansiedade que resulta em uma aterrissagem comprometida e lesão. Não nos preocupamos muito com a gravidade aqui, uma vez que estes movimentos são quase "pulos de confiança".

Use a mesma técnica descrita para o pulo na caixa, mas comece com uma caixa baixa de até 10 cm. Faça três séries de cinco pulos por perna para um total de 15 pulos por perna. Veja a Figura 9.3.

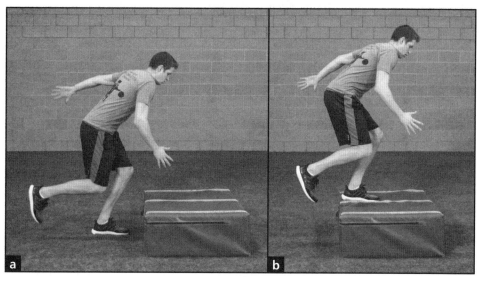

FIGURA 9.3 Pulo em uma perna só na caixa.

PULO LATERAL EM UMA PERNA SÓ NA CAIXA (*SINGLE LEG LATERAL BOX HOP*)

O exercício lateral também é feito um dia por semana. Para realizar este exercício, pule da parte lateral de uma caixa de 10 cm para o topo da caixa (ver Fig. 9.4). É importante manter a aterrissagem estável e silenciosa em uma perna. Faça três saltos mediais (em direção à linha média do corpo) e três saltos laterais (para fora da linha média do corpo) por perna. As forças de estabilização são muito diferentes em cada caso. Faça três séries de seis saltos (três mediais e três laterais) por perna. Estes saltos também podem ser realizados sobre um obstáculo bem baixo, como uma minibarreira de 15 cm ou mesmo sobre uma linha para permitir que os atletas mais jovens ou maiores desenvolvam confiança.

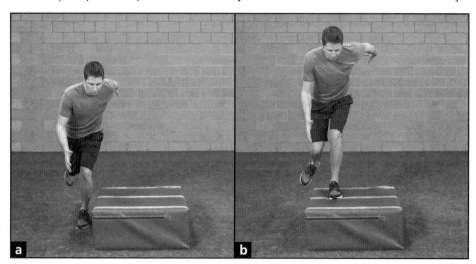

FIGURA 9.4 Pulo lateral em uma perna só na caixa.

IMPULSO LATERAL E FICAR NO LUGAR (*LATERAL BOUND AND STICK*)

Na versão original de *Functional Training for Sports*, usamos o termo *Heiden*, em homenagem ao lendário patinador Eric Heiden, para denotar um impulso lateral. O impulso lateral e a permanência no lugar é um exercício lateral básico conhecido por vários nomes, incluindo pulos dos *skatistas* ou pulo do *skate*. O atleta move-se da direita para a esquerda ou da esquerda para a direita e mantém a aterrissagem por um segundo antes de impulsionar-se de volta para o lado oposto. O termo *ficar* enfatiza que queremos que o atleta firme a aterrissagem e fique nessa posição. Ser capaz de manter uma aterrissagem estável é fundamental para todos os exercícios da fase 1. Quando os atletas perguntam "Devo tentar pular mais alto ou mais distante?", minha resposta é "Os dois". Um bom impulso lateral é feito para uma combinação de altura e distância (ver Fig. 9.5). Faça três séries de cinco pulos em cada perna, para um total de 30 contatos de pé.

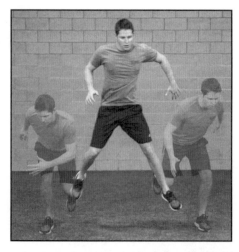

FIGURA 9.5 Impulso lateral e ficar no lugar.

FASE 2: saltos, pulos e impulsos sobre um obstáculo

Na fase 2 de nosso programa pliométrico, a gravidade torna-se um grande componente das manobras. Em vez de saltar ou pular em uma caixa ou obstáculo bem baixo como na fase 1, o atleta agora salta sobre um obstáculo relativamente desafiador, em geral uma minibarreira especialmente projetada para tal propósito. Estes saltos, pulos e impulsos incluem agora um componente vertical e horizontal. A ação de saltar sobre um obstáculo aumenta muito a carga excêntrica sobre os músculos e tendões.

O objetivo de uma aterrissagem macia permanece, mas o acréscimo da força da gravidade aumenta muito a demanda de força excêntrica. A progressão não ocorre com o acréscimo de mais saltos, e sim, com o aumento da carga excêntrica das aterrissagens.

O obstáculo usado é, em geral, uma barreira entre 15 a 75 cm de altura, dependendo do tipo de salto e do nível de capacidade do atleta. Al Vermeil, o lendário treinador de força e condicionamento do Chicago Bulls, gosta de dizer: "Quanto maior o atleta, menor o obstáculo". Isso pode parecer contraintuitivo, mas a afirmação de Vermeil é brilhante. Jogadores de basquete e futebol americano de 1,98 m enfrentam muitas dificuldades com pulos em uma perna só em minibarreiras de 15 cm.

SALTO COM BARREIRA E FICAR NO LUGAR (*HURDLE JUMP AND STICK*)

O salto com barreira e ficar no lugar é saltar sobre uma série de barreiras. A altura das barreiras pode variar de 30 a 75 cm, dependendo do nível de habilidade do atleta. Companhias como a *Perform Better* vendem barreiras plásticas moldadas em tamanhos de 30, 45 e 60 cm. Em geral, a altura das barreiras corresponde à altura da caixa usada para um salto na caixa realizado de forma adequada. A questão-chave para o salto com barreira é novamente terminar com uma aterrissagem silenciosa e estável (Fig. 9.6).

Saltos com barreira são uma progressão natural e lógica do salto na caixa. A grande diferença é que o corpo agora sente a aceleração devido à gravidade na descida. A ação concêntrica é quase igual à do salto na caixa, mas a carga excêntrica é aumentada de forma significativa com base na altura do obstáculo e no movimento correspondente do centro de massa. Realize três séries de cinco barreiras para um total de 15 saltos.

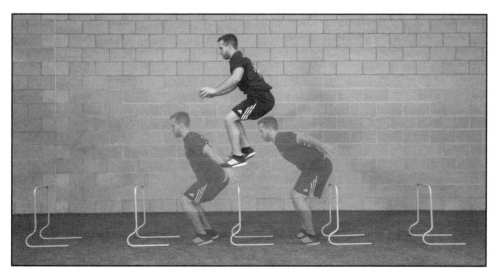

FIGURA 9.6 Salto com barreira e ficar no lugar.

PULO EM UMA PERNA SÓ COM BARREIRA E FICAR NO LUGAR (*SINGLE LEG HURDLE HOP AND STICK*)

No pulo em uma perna só com barreira e ficar no lugar, o atleta salta e aterrissa na mesma perna (ver Fig. 9.7). Esta manobra pode ser feita sobre linhas se a estabilidade da aterrissagem ou confiança na aterrissagem for um problema; contudo, o objetivo de passar da fase 1 para a 2 é a adição de uma barreira ou o aumento na altura da barreira. Faça três séries de cinco pulos em cada perna, para um total de 30 contatos de pé.

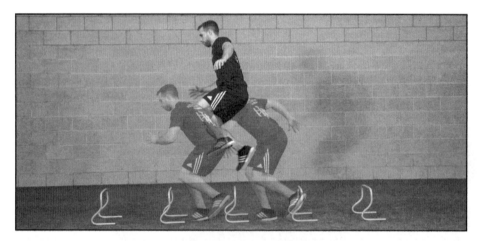

FIGURA 9.7 Pulo em uma perna só com barreira e ficar no lugar.

PULO LATERAL EM UMA PERNA SÓ COM BARREIRA E FICAR NO LUGAR (*SINGLE LEG LATERAL HURDLE HOP AND STICK*)

Empregue a técnica descrita para o pulo lateral na caixa, apenas sobre três minibarreiras de 15 cm dispostas a uma distância de 45 a 60 cm. Esta é uma manobra de vai e volta. O atleta pula em uma direção lateral sobre três barreiras colocadas a cerca de 45 cm de distância uma da outra, mantendo a posição em cada aterrissagem, e depois retorna com pulos mediais sobre as mesmas três barreiras, mantendo a aterrissagem por alguns segundos a cada vez (ver Fig. 9.8). A manobra pode ser feita sobre linhas e, se a estabilidade da aterrissagem ou confiança na aterrissagem for um problema, faça três séries de seis pulos em cada perna (três mediais e três laterais) para um total de 36 pulos.

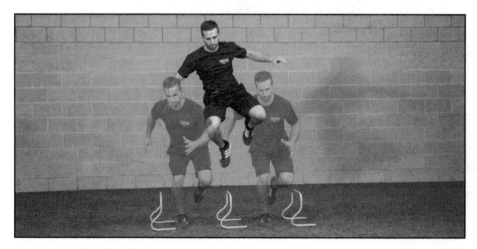

FIGURA 9.8 Pulo lateral em uma perna só com barreira e ficar no lugar.

IMPULSO EM 45° E FICAR NO LUGAR (*45° BOUND AND STICK*)

O impulso em 45° e ficar no lugar acresce um componente linear à ação lateral do impulso como uma progressão e não se adiciona um obstáculo. Em vez de saltar diretamente para o lado, o movimento agora é frontal para um ângulo de 45° (ver Fig. 9.9). Faça três séries de cinco saltos em cada perna, para um total de 30 saltos.

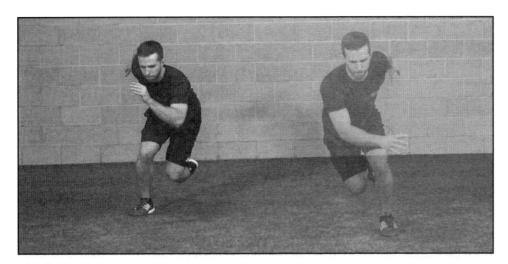

FIGURA 9.9 Impulso em 45° e ficar no lugar.

CUIDADO

Outro tipo de exercício pliométrico é o salto em desaceleração no plano transverso. Para visualizar este salto, pense em arrancar em uma direção e então vire 90 ou 180° antes de aterrissar. Os atletas devem ter muito cuidado ao executarem saltos e pulos no plano transverso. Infelizmente, alguns autores recomendaram exercícios no plano transverso que se parecem muito com os mecanismos de lesão que estamos tentando evitar.

FASE 3: exercícios da fase 2 com um impulso adicional

Os exercícios realizados na terceira fase começam a se assemelhar ao que muitos técnicos e atletas consideram pliométricos reais. A fase 3 objetiva passar de uma contração excêntrica para uma contração concêntrica, e não simplesmente desenvolver força excêntrica mantendo-se no lugar nas aterrissagens. Embora esta troca de contração excêntrica para concêntrica seja a essência do treinamento pliométrico, a maioria das lesões relacionadas aos pliométricos origina-se da falha em desenvolver habilidades de aterrissagem excêntrica.

As fases 1 e 2 estabelecem a base essencial para a prevenção de lesão e para o trabalho posterior do ciclo de alongamento-encurtamento que segue. A fase 3 introduz o ciclo de alongamento-encurtamento pela inclusão de um impulso nas manobras. É fundamental aumentar gradualmente o tipo e a quantidade de estresse aplicado ao músculo e, mais importante ainda, ao tecido conjuntivo.

Os exercícios realizados nesta fase são idênticos àqueles na fase 2, mas agora são feitos com um pequeno impulso antes do próximo salto. O alongamento-encurtamento é introduzido sem uma mudança drástica no programa. A intensidade aumenta novamente, mas não o volume.

SALTO COM BARREIRAS COM IMPULSO (*HURDLE JUMP WITH BOUNCE*)

Use a mesma técnica do salto com barreira e ficar no lugar, mas em vez de manter-se na aterrissagem, adicione um impulso antes do próximo arranque.

PULO COM BARREIRA EM UMA PERNA SÓ COM IMPULSO (*SINGLE LEG HURDLE HOP WITH BOUNCE*)

Use a mesma técnica do pulo com barreira com uma perna só e ficar no lugar, mas substitua a aterrissagem estável por um impulso antes do próximo arranque. Se os atletas apresentarem dificuldades com esta manobra, devem retornar à fase 2 e manter a aterrissagem.

PULO LATERAL COM BARREIRA EM UMA PERNA SÓ COM IMPULSO (*SINGLE LEG HURDLE LATERAL HOP WITH BOUNCE*)

Use a mesma técnica do pulo lateral com barreira em uma perna só e ficar no lugar, mas substitua a aterrissagem estável por um impulso após o próximo arranque. Se os atletas apresentarem dificuldades com esta manobra, devem retornar à fase 2 e manter a aterrissagem.

IMPULSO EM 45° COM IMPULSO (*45° BOUND WITH BOUNCE*)

Use a mesma técnica do impulso em 45° na fase 2, mas dê um impulso antes do próximo arranque.

FASE 4: movimentos explosivos, controlados e contínuos

A fase 4 entra no reino do que a maioria dos técnicos e atletas consideram os verdadeiros pliométricos. Nesta fase, ênfase é dada à reação ao solo e à redução do tempo de contato com o mesmo. Se você estiver pensando "Por que demorou tanto tempo?", a resposta é que nossa abordagem é para enfatizar primeiro a segurança e o domínio. O erro de uma abordagem muito conservadora é estender as primeiras fases mais do que o necessário, contudo, o maior erro de todos é precipitar o processo tentando pular ou encurtar as fases precedentes.

Na fase 4, os atletas batalham para minimizar o tempo gasto no chão e fazem uma transição elástica e explosiva, porém silenciosa, da contração excêntrica para a concêntrica. Quando grandes atletas realizam pliométricos, um aspecto é imediatamente visível. Você *vê* uma grande capacidade de explosão, mas *ouve* muito pouco. O sistema nervoso e o sistema muscular fazem a maior parte do trabalho, com pouco esforço nas articulações. Este é o objetivo do programa pliométrico progressivo.

SALTOS COM BARREIRAS (CONTÍNUOS) (*HURDLE JUMPS – CONTINUOUS*)

O atleta executa saltos com as duas pernas contínuos sobre barreiras.

SALTOS COM UMA PERNA SÓ COM BARREIRAS (CONTÍNUOS) (*SINGLE LEG HURDLE HOPS – CONTINUOUS*)

São iguais aos saltos lineares, no entanto, os pulos em uma perna só são agora contínuos, com ênfase em um tempo de contato com o chão limitado.

PULOS LATERAIS COM BARREIRAS (CONTÍNUOS) (*LATERAL HURDLE HOPS – CONTINUOUS*)

Seguindo o mesmo raciocínio, agora, a ação de pular para baixo e voltar também é feita de um modo contínuo.

PULOS LATERAIS EM 45° (CONTÍNUOS) (*45° LATERAL BOUND – CONTINUOUS*)

Os pulos laterais em 45° são movimentos agressivos de impulso lateral da direita para a esquerda ou da esquerda para a direita (ver Fig. 9.10). O atleta realiza uma abdução abrupta para gerar potência lateral.

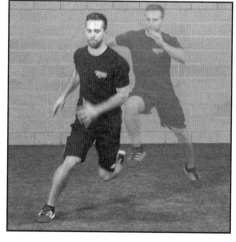

FIGURA 9.10 Pulos laterais em 45°.

SALTOS COM POTÊNCIA (*POWER SKIPS*)

Esta é uma manobra linear na qual o atleta realiza uma agressiva extensão de quadril ao salto de aquecimento para ganhar altura e distância (ver Fig. 9.11).

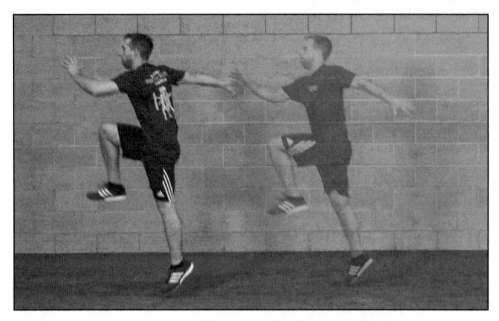

FIGURA 9.11 Salto com potência.

PLIOMÉTRICOS E PREVENÇÃO DE LESÃO NO LCA

As rupturas de ligamento cruzado anterior (LCA) estão se aproximando de um nível epidêmico no mundo esportivo. Algumas estimativas apontam para até 100 mil rupturas de LCA por ano. De acordo com uma palestra de 2001 feita pelo fisioterapeuta Mike Clark, mais de 30 mil destas rupturas de LCA ocorrem em mulheres jovens que praticam esportes como futebol, basquete e hóquei na grama. Esses alarmantes números justificam a abordagem na prevenção das lesões no LCA em qualquer programa projetado para atletas mulheres.

Diversos grupos de treinamento atlético e de fisioterapia começaram a vender ou promover programas projetados para a prevenção da lesão no LCA. Alguns são bons e outros, drásticas simplificações. Um programa consistente de prevenção de lesões no LCA precisa focar dois aspectos.

1. Força em base monopodal uma perna só
2. Habilidades de aterrissagem e desaceleração

A maioria das lesões ocorre quando um atleta muito fraco tenta aterrissar ou mudar de direção.* Vários estudos apontam para as características fisiológicas femininas predisponentes, como estrutura do quadril, joelho e mudanças menstruais. Técnicos, atletas, terapeutas e preparadores não podem mudar a estrutura óssea da esportista ou afastar a atleta de situações competitivas em momentos cruciais durante o ciclo menstrual.

Podemos ficar obcecados com o fato de as mulheres sofrerem mais lesões de LCA do que os homens, mas nosso tempo e energia serão mais bem aplicados aos aspectos que podemos mudar. Técnicos e preparadores físicos podem lamentar a predisposição fisiológica das mulheres jovens à lesão do LCA, mas isso não mudará os fatos. Meninas

---

*N. de R.T.: nesta situação, o pé fica preso à grama, ou ao solo, e o fêmur rotaciona sobre o platô tibial.

e mulheres continuarão a praticar esportes em números crescentes e em níveis mais elevados. O que pode ser controlado é o desenvolvimento de força em base monopodal, concêntrica e excêntrica, e de habilidades de aterrissagem. Uma combinação de treinamento de força e programa pliométrico adequadamente projetado e avançado é a melhor forma de prevenção da lesão do LCA no mundo.

Na MBSC, dizemos a todos que a prevenção da lesão do LCA é apenas um bom teste. A ideia de um programa de prevenção de lesões no LCA é, na realidade, outro modo de embrulhar a ideia de um bom treinamento e vendê-la a uma atleta mulher ou a seu técnico. É incrível ver como é diferente a resposta de uma atleta mulher ou treinador a um programa de prevenção de lesões no LCA em comparação com um programa de desenvolvimento de força e potência.

Independentemente de seu rótulo, um programa pliométrico deve ser projetado para incluir pulos, saltos e impulsos; ser adequadamente planejado e bem ensinado. Exercícios pliométricos mal ensinados e mal avançados podem resultar em problemas na articulação patelofemoral, outra área de interesse específico para atletas mulheres jovens.

Um programa pliométrico e de prevenção de lesões no LCA deve sempre começar com os exercícios da fase 1 anteriormente descritos. As técnicas apresentadas em todo este livro são as bases para o programa de prevenção de lesões no LCA. Exercícios de força em base monopodal, um programa pliométrico apropriado e um plano de condicionamento que enfatize mudanças de direção farão um grande progresso na prevenção das lesões no LCA.

O desenvolvimento da força nunca é demais para atletas mulheres jovens. Elas devem executar a progressão de força em base monopodal do Capítulo 6, do agachamento unipodal com pé traseiro elevado ao agachamento em base monopodal, avançando para o próximo nível quando tiverem dominado o nível anterior. A maioria das esportistas jovens precisa de semanas ou mesmo meses para avançar para um verdadeiro agachamento em base monopodal, mas esta habilidade é a melhor técnica de prevenção de lesões no LCA disponível.

Enquanto as atletas jovens estão desenvolvendo força concêntrica em base monopodal por meio do treinamento de força, devem simultaneamente desenvolver força excêntrica e habilidades de aterrissagem com o treinamento pliométrico avançado de forma adequada. É essencial que o treinamento pliométrico seja bem ensinado e que toda a progressão seja baseada na competência. O programa pliométrico progressivo de quatro fases descrito neste capítulo é um elemento fundamental no programa de prevenção das lesões do LCA ou de reabilitação. As nove semanas iniciais gradualmente introduzem as habilidades de saltos, pulos e impulsos e, mais importante, os esforços de aterrissagem.

Conforme já mencionado, muitos especialistas pliométricos advertem sobre iniciar um programa pliométrico até que a atleta tenha desenvolvido um alto nível de força nas pernas. No entanto, se suas orientações fossem seguidas, as atletas jovens nunca obteriam os benefícios do salto controlado e perderiam o treinamento das habilidades de aterrissagem vitais que os pliométricos da fase 1 proporcionam. Você não precisa de uma base de força para começar um treinamento pliométrico; os atletas iniciantes podem começar os pliométricos de nível básico no dia 1. Cair na armadilha de ter "primeiro uma base de força" apenas atrasa a implementação de medidas que podem prevenir as rupturas no LCA.

Lembre-se, por favor, de que para prevenir as lesões no LCA é importante equilibrar um trabalho de força de dominância de quadril e de dominância de joelho; incluir todas as manobras de saltos, pulos e impulsos lineares e laterais e seguir as progressões. É crucial trabalhar primeiro as habilidades de aterrissagem. Se há disponibilidade de apenas dois dias de treino, o trabalho pliométrico linear e lateral deve ser feito todos os dias.

Um programa pliométrico progressivo é um modo de melhorar a produção de potência. A sequência apresentada neste capítulo permite uma melhora segura das habilidades de velocidade, salto horizontal e salto vertical, enquanto diminui o potencial de lesões. É fundamental seguir a sequência e não pular as etapas. Não há atalhos para a melhora, apenas atalhos para a lesão.

O treinamento pliométrico é apenas um dos três métodos propostos para a melhora da potência. Pliométricos, arremessos com *medicine ball* (Cap. 7) e levantamentos olímpicos (Cap. 10) podem ser combinados com sucesso para obter grandes ganhos na produção de potência.

Lembre-se de que mais não é melhor. Não exceda o número recomendado de contatos de pé ou o número recomendado de dias de treinamento por semana. Os pliométricos podem ser feitos com segurança por até quatro dias por semana se o programa for seguido como descrito. A prática em dois dias lineares e dois dias laterais, cada um precedido pelo aquecimento correspondente (Cap. 5), não acarretará uma lesão por uso excessivo se o programa for seguido. Os atletas que procuram aumentar com segurança a velocidade, salto vertical ou potência geral ou simplesmente prevenir a lesão podem se beneficiar das progressões pliométricas neste capítulo.

CAPÍTULO 10

Levantamento de peso olímpico

Os atletas e treinadores estão sempre procurando os melhores e mais seguros métodos para desenvolver potência. Um maior nível de potência traduz-se em um atleta mais rápido, mais explosivo. A evidência continua sustentando que levantamentos de potência, como os levantamentos olímpicos e suas variações, podem ser os melhores métodos para melhorar rapidamente a potência.

O aspecto negativo é que o levantamento olímpico requer muito tempo de aprendizagem e constante supervisão. Diversos treinadores adicionaram o levantamento olímpico aos seus programas por causa da evidência significativa de seus benefícios; infelizmente, alguns desses mesmos treinadores não conseguem ou não querem ensinar aos seus atletas a técnica apropriada. Mais recentemente, alguns treinadores começaram a usar levantamentos olímpicos como se fosse trabalho de hipertrofia ou aeróbico utilizando-se de altos volumes de repetições e não para melhora de potência. Estamos em um período de grande popularidade e exposição do levantamento olímpico, mas muitas vezes o que vemos é semelhante a observar alguém tentando martelar um prego com uma chave de fenda.

O resultado de levantamento de peso olímpico ensinado e implementado de maneira insatisfatória ou não supervisionado é, muitas vezes, uma lesão. Quando as lesões ocorrem, com frequência a culpa é colocada sobre os exercícios quando deveria ser depositada justamente sobre os ombros do treinador ou do instrutor. Devemos imaginar o levantamento olímpico como uma ferramenta – uma ferramenta poderosa que pode ajudar ou machucar. Gosto de usar a analogia de uma motosserra. Uma motosserra pode ajudá-lo a cortar uma árvore, mas não deve ser usada por pessoas sem experiência.

Vamos começar com uma premissa básica. Qualquer pessoa que se sinta pouco à vontade em realizar ou ensinar os levantamentos olímpicos não deve usá-los. Execute seu trabalho de desenvolvimento de potência de alta velocidade a partir de movimentos balísticos com *medicine balls, kettlebells* e exercícios pliométricos.

Para desenvolver um programa de treinamento seguro e eficaz, é necessário aprender a contrabalançar o que é grande na teoria com o que se torna grande na prática. Antes de adicionar quaisquer movimentos de potência a um programa, os treinadores devem saber como ensinar os movimentos e os atletas devem aprender a realizá-los com excelente técnica. Não se preocupe com o peso; preocupe-se com a técnica. Lembre-se de que você tem em suas mãos uma ferramenta poderosa.

Tendo dito isso, o levantamento olímpico é um excelente treinamento funcional. É feito de pé e utiliza quase todos os músculos do corpo de uma maneira balística e coordenada. Grande quantidade de trabalho pode ser feito em um curto período de tempo depois que as técnicas forem dominadas a fundo. As desvantagens são a necessidade de ensinar e instruir constantemente e a necessidade de ficar mais preocupado com a técnica do que com a carga deslocada.

Quase todos os atletas jovens na nossa academia aprendem o levantamento olímpico independentemente do esporte, a menos que tenham uma história de lesão nas costas. Em geral, os alunos adultos não são levantadores olímpicos no nosso sistema. A postura e as limitações do adulto não se misturam bem com os levantamentos olímpicos. Jogadores de beisebol, tenistas e nadadores também se abstêm de movimentos balísticos acima da cabeça, como o levantamento, para evitar estresse excessivo no manguito rotador. Nossos atletas possuem uma taxa de lesão quase zero para levantamentos olímpicos supervisionados feitos a partir de uma posição com a barra acima dos joelhos e para o número apropriado de repetições. Nunca use levantamento olímpico como uma atividade de resistência de alta repetição, mas sempre como uma prática de repetição baixa a média para desenvolvimento de potência.

POR QUE FAZEMOS LEVANTAMENTO OLÍMPICO

O levantamento olímpico potencializa as características atléticas, desenvolve força excêntrica e, mais importante, é divertido.

Capacidades atléticas

Embora o levantamento olímpico demonstre excelentes efeitos na potência do corpo total, o aumento da produção de potência pode ser a quarta razão mais importante pela qual fazemos esta modalidade. A primeira razão é o efeito sobre a coordenação e as capacidades atléticas. Não sei se existe algo mais bonito de assistir na sala de musculação do que um levantamento olímpico bem-realizado.

A experiência de 33 anos me diz que os melhores atletas são também os melhores levantadores olímpicos. Os treinadores podem se perguntar quem veio primeiro, o ovo ou a galinha. Os melhores atletas são melhores levantadores olímpicos ou fazer levantamentos olímpicos torna você um melhor atleta? Não estou completamente certo, mas com base no que tenho observado, ouvido e lido, acredito que o levantamento olímpico aumenta a capacidade atlética. Tenho comparado o levantamento olímpico com sua capacidade de desenvolver as capacidades atléticas. Amo o fato de um atleta ter que executar um salto (a parte concêntrica do levantamento) e então controlar um objeto em movimento para criar a posição de recepção (a porção excêntrica, ou a pegada).

Força excêntrica

A razão número dois para o levantamento olímpico é desenvolver a força excêntrica. Puxar um peso é uma coisa. Pegar e desacelerar verdadeiramente o mesmo peso é outra. Ensinar o atleta a produzir uma contração concêntrica poderosa, pegar um objeto móvel e então desacelerá-lo *pode* ser a habilidade mais difícil e mais benéfica que um indivíduo pode realizar na sala de musculação. Pode também ser o melhor trabalho de prevenção de lesões que você possa fazer. Aprender não apenas a produzir força, mas também a absorver força e desacelerar a carga é uma habilidade crucial em todos os esportes de contato.

Costumo pensar que há um tremendo valor de prevenção de lesões na força excêntrica desenvolvida na fase de recepção dos levantamentos olímpicos. No esporte, as lesões com frequência vêm a da absorção de contato, não no movimento de potência. Esse rápido componente excêntrico não está presente em qualquer outro exercício além dos levantamentos olímpicos, o que os torna de particular benefício aos músculos ao redor da cintura escapular. Em meus anos de hóquei e futebol americano, as luxações de ombro e concussões eram raras. Penso que o levantamento olímpico é responsável por isso.

Diversão

Diversão? Sim, diversão. O levantamento olímpico é divertido. Alguns atletas aprendem a desfrutar da dificuldade de tentar levantar uma carga pesada. Contudo, não imagino que muitas pessoas descrevam uma série dura de agachamentos ou levantamentos terra como divertidos. Os atletas parecem desfrutar muito mais dos levantamentos olímpicos. Na verdade, sempre acreditei que fossem o grande equalizador na sala de musculação. Em esportes como futebol americano, o atleta menor e mais potente raramente compete com seus colegas de equipe no supino e agachamento, mas nos levantamentos olímpicos, o atleta habilidoso pode com frequência superar um colega de equipe mais pesado. Isso é recompensador e divertido.

APRENDENDO O LEVANTAMENTO OLÍMPICO

O modo mais fácil de aprender os levantamentos olímpicos é partir da posição de suspensão. Nessa posição, a barra não é erguida do chão e, na verdade, é sempre mantida acima dos joelhos (ver Fig. 10.1). A posição de suspensão elimina uma grande quantidade de estresse sobre a região lombar e permite que atletas de qualquer tamanho iniciem o aprendizado em posições familiares, benéficas às articulações. Qualquer atleta pode se tornar um grande técnico a partir da posição de suspensão. Por outro lado, muitos atletas ainda terão dificuldades em aprender os levantamentos olímpicos a partir do chão.

Nem todos os atletas possuem as características morfológicas que compõem grandes levantadores olímpicos de competição (bom sistema de alavancagem biomecânica, fenótipo, grande flexibilidade do quadril). Na verdade, as qualidades que compõem um bom jogador de basquete ou remador são as que compõem um mau levantador de peso competitivo.

Nunca fui um fã do 1º tempo de arremesso a partir do chão. Na verdade, acredito que em 30 anos nunca fiz um atleta realizar isso. Em minha mente, levantamentos olímpicos são para potência. Para melhorar a força inicial, utilize o levantamento terra. Se o objetivo for melhorar a potência, então minha opção seria levantamentos olímpicos feitos a partir de uma suspensão acima dos joelhos.

Para decidir a programação, é importante escolher a ferramenta ideal para o trabalho certo. A puxada inicial a partir do chão é simplesmente um levantamento terra que coloca a barra na posição adequada para realizar um 1º tempo de arremesso em suspensão. Um atleta que inicia um levantamento olímpico a partir do solo está, de fato, escolhendo a ferramenta errada para o trabalho.

O objetivo de qualquer programa de treinamento é tornar um atleta melhor em um esporte específico, não o tornar um levantador olímpico de competição (a menos que este seja o seu esporte). Os levantamentos olímpicos devem sempre ser um meio para se atingir um fim, não ser o fim em si. O treinador da EXOS, Denis Logan, definiu com precisão quando disse que queria desenvolver "grandes atletas que são bons levantadores de peso". O que isso significa? Significa que o levantamento olímpico, em sua própria definição, é uma ferramenta que compõe grandes atletas.

Os levantamentos olímpicos e suas variações desenvolvem primariamente potência e capacidade atlética. Embora desenvolvam uma expressiva musculatura, esse não deve ser o principal objetivo. O objetivo não é apenas mover o peso, mas mover o peso de um modo rápido e potente. Os levantamentos olímpicos objetivam treinar primeiramente o sistema nervoso e depois desenvolver o sistema muscular.

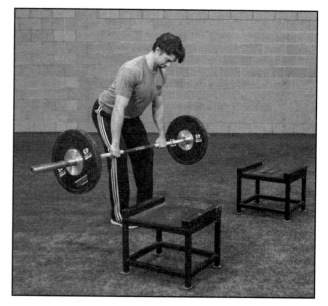

FIGURA 10.1 Posição de suspensão.

> **ORIENTAÇÕES PARA A EXECUÇÃO DOS LEVANTAMENTOS OLÍMPICOS**
>
> A seguir, encontram-se algumas orientações para aprender os levantamentos olímpicos.
>
> - Pense em primeiro lugar na segurança. Tenha consciência do que o cerca. Use a plataforma de levantamento se houver uma disponível. A plataforma significa "cautela" semelhante às fitas de isolamento.
> - Pratique a técnica apropriada. Isso é simples. Se não parece certo, provavelmente não é. O objetivo do levantamento olímpico não é somente mover a barra do ponto A para o ponto B. O objetivo é mover a barra rapidamente e com a técnica correta do ponto A para o ponto B. Se esta orientação não for obedecida, você falhou como levantador olímpico ou como treinador dos levantadores olímpicos.
> - Priorize a velocidade de movimento, e não a carga. A maioria dos erros técnicos cometidos nos levantamentos olímpicos é o resultado de uma coisa: *muita carga*. É a batalha entre o ego e o bom senso. A sua melhor correção é com frequência a mais simples e mais óbvia: reduza a carga.
>
> Qualquer pessoa com bom senso e capacidade de reconhecer algumas posições fundamentais pode aprender o 1º tempo de arremesso e o arranque.
>
> Pode não haver um modo simples e correto de ensinar os levantamentos olímpicos. Os especialistas discordarão de muitos pontos. Há, contudo, um método simples que usamos com grande sucesso para ensinar os atletas em esportes que vão do futebol americano ao hóquei na grama. Lembre-se de que seu objetivo não é produzir levantadores olímpicos. O objetivo é usar o levantamento olímpico como uma ferramenta para desenvolver melhores atletas. Não se limite a projetar e reproduzir um programa criado para levantadores olímpicos; monte um programa para atletas desenvolverem potência, usando os levantamentos olímpicos e suas variações como uma parte do treinamento.

DOMINANDO AS POSIÇÕES-CHAVE DO LEVANTAMENTO OLÍMPICO

Aprender as principais posições do levantamento olímpico é um processo de quatro etapas.

Passo 1: agachamento frontal sem o uso das mãos

É importante ser proficiente no agachamento frontal antes de aprender o 1º tempo de arremesso. Na MBSC, este é o único momento em que ensinamos agachamentos frontais com a barra olímpica. A capacidade de agachar-se à frente afeta a compreensão da pegada do 1º tempo de arremesso em suspensão, pois a barra é "presa" em um agachamento frontal.

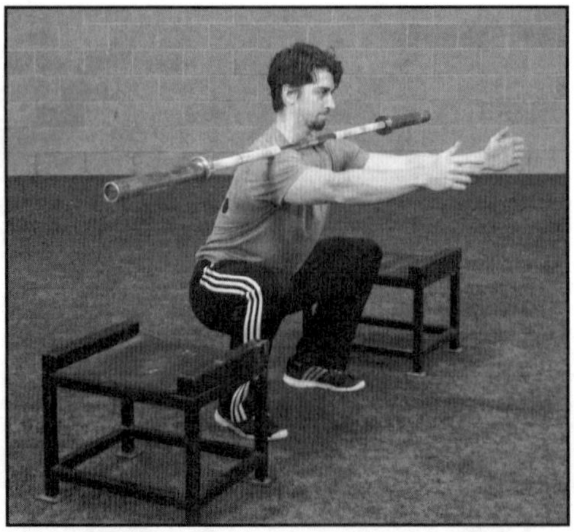

Comece com a barra repousando sobre os deltoides (músculos que cobrem os ombros) com os braços estendidos à frente (ver Fig. 10.2). As mãos não ficam sobre a barra. Este passo começa a ensinar o atleta a apoiar a barra de modo adequado e a carregá-la sobre os ombros, não sobre os punhos ou com as mãos. A maioria das queixas associadas ao 1º tempo de arremesso resulta de uma pegada incorreta da barra. Não pule esta etapa, ela é vital.

FIGURA 10.2 Agachamento frontal sem o uso das mãos.

Capítulo 10   Levantamento de peso olímpico   **195**

Passo 2: agachamento frontal com pegada em supinação

Não use uma pegada cruzada no agachamento frontal (ver Fig. 10.3). Os atletas devem ser capazes de executar um agachamento frontal apropriado de modo a manter um 1° tempo de arremesso. Isto não é um levantamento de força para nós, mas, sim, uma ferramenta de ensino projetada para ensinar um atleta a manter de forma adequada um 1° tempo de arremesso em suspensão.

Um atleta com problemas na técnica de agachamento pode ter mobilidade prejudicada nos quadris e tornozelos. Um modo favorável de alongar para o agachamento é sentar na posição de agachamento total, colocar os cotovelos na parte interna dos joelhos e levar os joelhos para fora, enquanto arqueia as costas (ver Fig. 10.4).

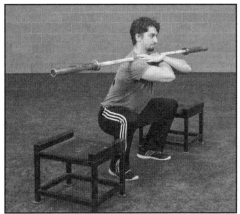

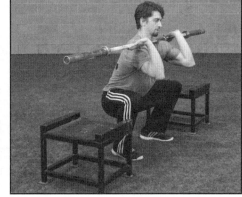

FIGURA 10.3   Não use a pegada cruzada no agachamento frontal.

FIGURA 10.4   Agachamento frontal com pegada supinada.

Passo 3: posição inicial para o 1° tempo do *clean* e arranque

Esta é a posição de puxada básica tanto do arranque quanto do *clean*. Fique em pé com os pés um pouco mais abertos que a linha dos ombros, tórax levemente atrás da barra, punhos virados para baixo, braços estendidos e cotovelos virados para fora (ver Fig. 10.5). Esta posição inicial é diferente da ensinada na versão original de *Functional Training for Sports*. Crédito para Glenn Pendlay. Em vez de ensinar um atleta a colocar o tórax sobre a barra deslizando-a até as coxas, Pendlay recomenda apenas dobrar os joelhos e manter o tórax levemente atrás da barra. Essa mudança torna mais fácil a execução do impulso e receptação dos iniciantes que vem a seguir. No lugar de inclinar-se à frente e tentar levar o tórax sobre a barra, os atletas simplesmente dobram os joelhos. Nesta posição, o tórax estará acima da barra ou um pouco atrás da barra. Dobrar

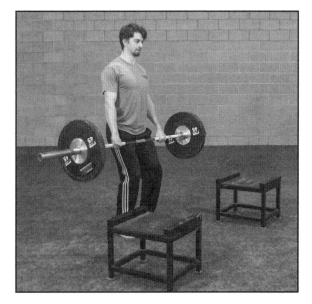

FIGURA 10.5   Posição inicial do 1° tempo do *clean* e do arranque.

os joelhos também ocasiona uma leve flexão de quadril. A partir daqui, o atleta tem uma melhor chance de sucesso imediato. A técnica de Pendlay, como eu gosto de chamá-la, foi a primeira mudança que fizemos em nossa progressão de ensino em mais de 20 anos. Um aspecto do qual tenho orgulho é que não estamos tão presos aos nossos próprios métodos a ponto de perder oportunidades de melhoras.

Passo 4: posição de sustentação acima da cabeça

Esta posição é usada para o final do arranque, arremesso da barra com impulso (*push jerk*) ou o final do desenvolvimento da barra com impulso (*push press*) ou agachamento de arranque. Pratique sustentando a barra acima da cabeça com os braços estendidos. Os punhos devem estar travados, a cabeça levemente inclinada à frente, a barra sobre a parte traseira da cabeça e as pernas em leve flexão (ver Fig. 10.6).

Lembre-se de executar todos os levantamentos olímpicos a partir da posição em suspensão (barra acima dos joelhos). Esta é uma posição simples e segura, que pode ser usada com facilidade por atletas de variadas dimensões corporais. Atletas pesados, mais altos ou sem flexibilidade (i.e., a maioria) têm dificuldades em aprender o 1º tempo de arremesso a partir do chão. Não dê ouvidos aos chamados de "especialistas" que insistem que você deve executar o 1º tempo de arremesso a partir do chão. Lembre-se de que tanto no atletismo quanto no treinamento funcional o levantamento olímpico é uma ferramenta para desenvolvimento de potência, e não um esporte.

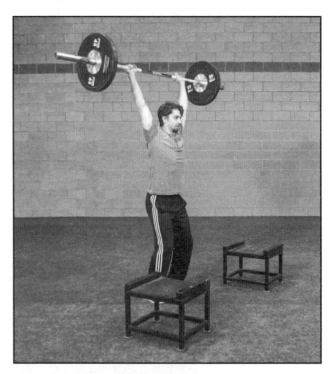

FIGURA 10.6 Posição de sustentação acima da cabeça.

DOMINANDO O 1º TEMPO DE ARREMESSO EM SUSPENSÃO (*HANG CLEAN*) E O ARRANQUE COM A PEGADA FECHADA

Passo 1: revise como pegar e colocar a barra no chão da forma correta

Sempre que a barra for agarrada ou colocada no chão, as costas devem estar arqueadas e firmes. Isso pode parecer simples, mas muitas lesões resultam dos movimentos inadequados ao pegar e colocar a barra no chão.

Passo 2: revisão do agachamento frontal com as mãos livres. Aprenda a controlar a barra sobre os deltoides

Esta posição *deve* ser dominada primeiro. Avance para o agachamento frontal com pegada em *clean* para estabelecer a flexibilidade nos punhos, ombros e cotovelos.

Passo 3: revisão da posição inicial

- Punhos virados para baixo
- Braços estendidos
- Costas arqueadas
- Ombros levemente atrás da barra

Passo 4: dobre os joelhos

Como mencionado, esta é a principal mudança.

Passo 5a: execute o 1º tempo de arremesso em suspensão (*Hang Clean*)

Com uma pegada levemente mais aberta que a linha dos ombros, salte, encolha os ombros e pegue a barra na posição do agachamento frontal (ver Fig. 10.7). A pegada é relaxada, com os cotovelos erguidos e apontando para frente ou em 45° para o lado.

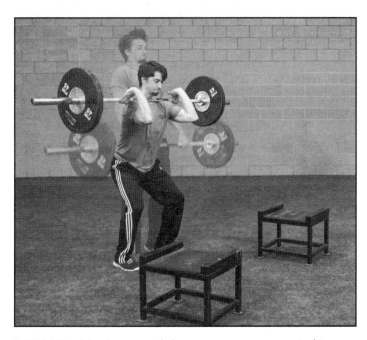

FIGURA 10.7   Primeiro tempo de levantamento em suspensão (Hang Clean).

Passo 5b: execute o arranque com pegada fechada

O arranque com pegada fechada usa uma pegada idêntica àquela do 1° tempo de arremesso (*clean*). A pegada aberta geralmente ensinada para o arranque é desestimulada, uma vez que seu único real propósito é permitir que o atleta levante mais peso. Revise a posição de sustentação acima da cabeça com uma pegada na linha dos ombros. Mantenha a barra sobre a parte traseira da cabeça, joelhos dobrados e costas arqueadas (ver Fig. 10.8). Enquanto executa o arranque, visualize arremessar a barra em direção ao teto. Com frequência digo isso a meus atletas. Minha melhor dica de ensino é: "Tente arremessar a barra para tocar o teto, mas não a solte". Você ficará maravilhado diante de como uma dica pode ajudar com rapidez o arranque.

Observação: arranques são mais fáceis de ensinar e aprender que os 1° tempos de arremesso (*clean*). No início, treinadores e atletas podem ficar intimidados, mas rapidamente aprenderão a técnica. A capacidade de aprender o 1° tempo de arremesso em suspensão pode ser limitada pela flexibilidade na região superior do corpo, mas tal problema não ocorrerá no arranque em suspensão.

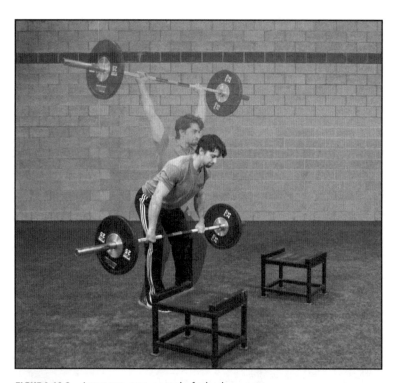

FIGURA 10.8   Arranque com pegada fechada.

Passo 6: devolva a barra aos banquinhos de forma adequada

Mantenha as costas planas e firmes.

> **REVISÃO DO ENSINO DE DICAS**
>
> **Dicas para a posição inicial:**
> Os olhos estão olhando em linha reta.
> Tórax erguido.
> Costas arqueadas.
> Braços estendidos e soltos nos cotovelos.
> Os punhos estão virados para baixo (isto é importante para manter a barra próxima ao corpo).
> Os joelhos estão dobrados (lembre-se de que os ombros devem estar acima da barra ou levemente atrás da barra na posição inicial).
>
> **Dicas para a puxada:**
> Salte e encolha os ombros.
> Salte e sente.
> Salte e eleve os cotovelos (para a puxada).
>
> **Dicas para o *clean* (1º tempo de arremesso):**
> Posicione-se agachado sob a barra.
> Mantenha os cotovelos erguidos. Observação: um a cada 30 atletas não tem flexibilidade suficiente para manter os cotovelos erguidos; 29 de 30 dizem que não conseguem manter os cotovelos na posição.
> Mantenha os quadris para trás.

USANDO *STRAPS*

Quando os atletas avançados começam a ter problemas para segurar a barra e parecem se concentrar mais na pegada do que no levantamento, introduzimos *straps* (fitas que são presas ao punho e à barra com o intuito de auxiliar na pegada). Nunca queremos limitar a potência na região inferior do corpo devido a uma falta de força na pegada. Isso não faria sentido. Não ensinamos a pegada reversa. Não dizemos que precisam se concentrar. Não dizemos que precisam de carga extra para trabalhar na pegada. Ensinamos a usarem *straps*.

O nosso objetivo primário é desenvolver potência. Os *straps* indubitavelmente ajudam nisso. Aprenda a usá-los de forma adequada e ensine o atleta a usá-los. Inicialmente, podem regredir um pouco, mas lhe agradecerão depois.

ALTERNATIVAS AO LEVANTAMENTO OLÍMPICO

E se você não quiser ou não puder fazer o levantamento olímpico, mas ainda quiser ter ganhos de potência na região inferior do corpo na sala de musculação? Agachamento com salto, *swings* com *kettlebells* e até mesmo as versões em base monopodal ou um braço só do 1º tempo de arremesso em suspensão e arranque em suspensão podem ser a resposta.

Observação: pouquíssimos de nossos alunos adultos fazem os levantamentos olímpicos. A popularidade do *CrossFit* levou muitos adultos a tentarem aprender estes exercícios, mas acredito que a maioria deles sofreu demasiadas mudanças posturais para se tornar um levantador olímpico eficiente. Os adultos desempenham melhor os saltos, *swings* e arremessos para desenvolver potência. Do ponto de vista da prevenção de lesões, é um erro tentar ensinar levantamento olímpico ao aluno adulto.

ARRANQUE COM HALTERES EM UM BRAÇO SÓ

O arranque com halteres em um braço só é uma ótima alternativa para atletas que procuram aproveitar o máximo dos levantamentos olímpicos com cargas menores sobre a região lombar. Este exercício é mais adequado aos atletas porque as cargas no ombro serão substancialmente reduzidas. A maioria dos atletas fará o arranque com halteres com 50% a mais de carga do que fariam com o arranque tradicional. Os quadris e pernas estão ainda produzindo força, mas estão transferindo essa força para um haltere, através do braço.

Passo 1: aprenda a posição inicial para o arranque com halteres

Esta ainda é a posição básica de puxada. Posicione-se com os pés um pouco mais abertos que a linha dos ombros, joelhos com leve flexão, haltere entre os joelhos, peito sobre o haltere, punho dobrado para dentro, braço reto e cotovelo para fora.

Passo 2: realize o arranque com haltere em um braço só

A partir da posição inicial, com o haltere entre os joelhos, salte, encolha os ombros e pegue o haltere em uma posição de sustentação acima da cabeça (ver Fig. 10.9). Considero útil dar as seguintes dicas ao atleta: "Você deve tentar atingir o teto com o haltere" e "Puxe como se você fosse jogá-lo".

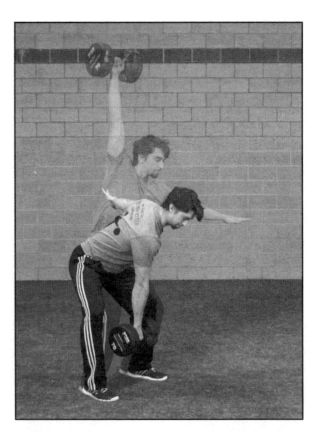

FIGURA 10.9 Arranque com haltere em um braço só.

ARRANQUE E 1° TEMPO DE ARREMESSO (*CLEAN*) EM BASE MONOPODAL

Muitos treinadores consideram isto uma ideia maluca e alguns a consideram uma absoluta blasfêmia. Contudo, para os atletas com problemas nas costas ou outras lesões, as versões em uma perna só do arranque e 1° tempo de arremesso (*clean*) podem ser exatamente o que médico recomendou.

Inicie com uma carga 50% menor do que a normalmente usada no 1° tempo de arremesso em suspensão (*clean*) ou no arranque em suspensão. O levantamento olímpico em uma perna só pode ser uma excelente forma de obter vantagem da transferência cruzada (usando o membro oposto para produzir um efeito de força no membro lesionado) à medida que os atletas retornam de lesões na região lombar. Também é um ótimo modo de manter um atleta que retorna de lesão lombar engajado e envolvido no programa. Por mais maluco que possa parecer, tente fazê-los.

Passo 1: aprenda a posição inicial para o 1° tempo de arremesso ou arranque em uma perna só

Tudo sobre a região superior do corpo permanece igual. A maior mudança é que o atleta agora está na posição unipodal.

Passo 2: realize o 1° tempo de arremesso ou arranque em base monopodal

A partir da posição inicial, salte, encolha os ombros e receba a carga exatamente do mesmo modo que você faria na versão bilateral (ver Fig. 10.10). Esses movimentos são divertidos para os atletas e podem realmente ajudá-los no retorno após a lesão.

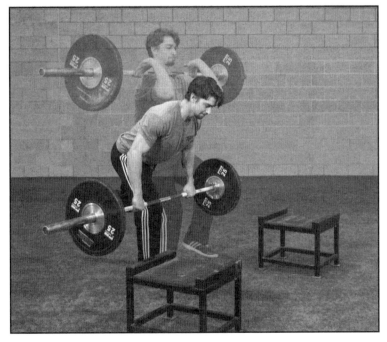

FIGURA 10.10 Primeiro tempo de arremesso ou arranque em uma perna só.

AGACHAMENTO COM SALTO

Os agachamentos com salto foram populares durante anos entre profissionais europeus de atletismo e podem ser uma ótima alternativa aos levantamentos olímpicos. Agachamentos com salto proporcionam grande desenvolvimento de potência ao quadril, o mesmo objetivo que muitos atletas procuram no levantamento olímpico. Estes exercícios são perfeitos para indivíduos com dificuldades sobre a técnica ou com problemas no ombro ou nas costas que os impeçam de fazer o levantamento olímpico.

Para realizar o agachamento com salto, apenas salte de uma posição levemente acima do agachamento total. Os iniciantes podem aterrissar e estabilizar entre os saltos e os atletas mais experientes podem usar uma resposta pliométrica (diminuir o tempo de contato com o solo) a partir do solo.

Um importante aspecto dos agachamentos com salto é a seleção da carga. Orientações mais antigas recomendam o uso de uma percentagem (em geral 25%) de 1 RM do agachamento livre do atleta. Esse método de acrescentar carga é extremamente imperfeito, uma vez que não leva em consideração o peso do corpo do atleta. O seguinte exemplo ilustra este ponto.

Se um atleta A tem 1 RM de 227 kg no agachamento livre e o atleta B também tem 1 RM de 227 kg, então, ambos os sujeitos poderiam usar 57 kg para os agachamentos com salto, empregando a orientação de 25% de 1 RM do agachamento livre. Agora suponha que o atleta A pese 90 kg (200 libras) e o atleta B pese 160 kg (350 libras). Obviamente, o atleta A tem uma razão de força/peso do corpo bem melhor que a do atleta B. Colocar 57 kg no atleta A pode ser razoável, mas o atleta B, que pesa 160 kg, provavelmente teria dificuldades em executar um agachamento com salto tecnicamente firme com uma carga externa adicional de 57 kg. Na verdade, o atleta B pode ter dificuldades em realizar o agachamento com salto com apenas o peso do corpo devido à sua razão de força/peso do corpo relativamente fraca. Em vez da percentagem de 1 RM, a seguinte fórmula é sugerida:

[(1 RM no agachamento kg + peso do corpo kg) × .4] – peso do corpo kg = agachamento com salto com carga

Atleta A: [(225 + 90) × 0,4] = 36 kg

Atleta B: [(225 + 157) × 0,4] = – 10 kg

O exemplo realmente produz um número negativo para o atleta B. Isso mostra que o esportista de 157 kg obtém carga mais do que suficiente ao realizar o agachamento com salto, usando apenas o peso do corpo e seria sobrecarregado em, no mínimo, 57 kg se seguisse a percentagem simplista da orientação de 1 RM. Para o atleta A, uma carga de 36 kg é suficiente.

Considere o peso total que o atleta consegue sustentar na execução do agachamento como uma combinação de peso do corpo e o peso da barra e use esse número para calcular a carga para agachamentos com salto. Esta orientação pode ser usada para atletas mais fracos que procuram desenvolver potência ou por atletas mais pesados.

KETTLEBELL SWINGS

Os *kettlebells* tornaram-se muito populares na última década. Quando nossa primeira edição foi publicada em 2004, não havia menção aos *kettlebells*. Agora, o *kettlebell swing* (balanço com *kettlebell*) tornou-se um exercício dominante e um dos nossos principais exercícios para desenvolver potência naqueles que não desejam ou não devem fazer o levantamento olímpico. Embora haja vasta literatura sobre como fazer um balanço apropriado, é um exercício relativamente fácil de ensinar e programar.

Porém, algumas observações de cuidado são dignas de nota. Todos os atletas devem conseguir tocar seus dedos do pé antes de realizar o levantamento terra ou os *swings* (balanços). Além disso, os atletas devem dominar o levantamento terra com *kettlebell* antes de começarem a realizar os balanços.

DOMINANDO O *KETTLEBELL SWING*

Passo 1: aprenda a posição inicial para o *swing*

Esta ainda é a posição de puxada básica. Fique em pé com os pés levemente mais abertos que a linha dos ombros, quadris flexionados, costas arqueadas, joelhos em leve flexão, o *kettlebell* entre os pés, mas cerca de 30 cm à frente, tórax sobre o *kettlebell*, punhos dobrados para dentro, braço reto e cotovelos para fora.

Passo 2: realize o *kettlebell swing*

A partir da posição inicial com o *kettlebell* na frente, pense em impulsionar uma bola de futebol americano. Um bom balanço começa com essa ação de impulso e de elevação do *kettlebell*. Dan John gosta de dizer: "Mova-se com rapidez". A parte externa dos antebraços deve fazer contato com a parte interna das coxas e o *kettlebell* deve quase bater em suas nádegas. A partir daqui, faça extensão de quadril. Com os

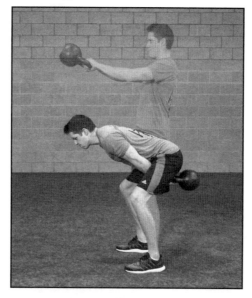

FIGURA 10.11 *Kettlebell swing*.

braços estendidos e em *core* ativado em *bracing*, leve os quadris à frente. Pense nos braços como cabos que se ligam ao *kettlebell*, não devem ter participação ativa na produção do impulso. O *kettlebell* não deve ser erguido mais alto do que a linha do ombro e não deve chegar lá a partir de uma ação agressiva do quadril, nem de qualquer contribuição da região posterior do corpo.

Erros comuns

- *Agachar no swing.* O *swing* é um movimento de dominância do quadril, com grande quantidade de flexão de quadris e pouca flexão de joelhos. Aqueles que realizam *swings* ruins os fazem se agachando.
- *Usar os braços.* O *swing* não é um exercício para a região superior do corpo. Mova o *kettlebell* com um movimento balístico de extensão dos quadris sincronizado com a extensão do joelho.
- *Arredondar as costas (flexionar a coluna).* Este é um grande erro, provavelmente o mais perigoso.

O levantamento balístico pode ser divertido, seguro e desafiador quando realizado de modo correto e com intensa supervisão. Trabalhe o desenvolvimento de uma ótima técnica e coloque menos ênfase na quantidade de peso levantado. Escolha seus candidatos de forma cuidadosa e evite levantamentos olímpicos com adultos. Este processo levará a melhoras da potência e da capacidade atlética que você não consideraria ser possíveis.

Não importa se você decidir desenvolver potência de quadril e membros inferiores por meio do levantamento olímpico, agachamento com salto ou com *swings* com *kettlebell*. Usar cargas externas para treino de potência para membros inferiores e quadris pode ser o modo mais rápido de obter ganhos em velocidade ou saltos. A beleza dos levantamentos olímpicos, agachamentos com saltos e *swings* é que o atleta pode melhorar a potência sem desenvolver necessariamente hipertrofia muscular. A ênfase é sobre o sistema nervoso, não o sistema muscular, tornando este um excelente método de treinamento para atletas como patinadores artísticos, lutadores e ginastas. Muitos atletas e treinadores têm a impressão errada de que o levantamento de potência é apenas para jogadores de futebol americano. Isso é uma grande inverdade. O levantamento olímpico e suas variações são adequados para atletas de todos os esportes e de todos os tamanhos e devem ser de interesse particular para indivíduos que procuram aumentar a força corporal total sem aumento proporcional de hipertrofia muscular.

O PAPEL DA INÉRCIA

Primeiro, deixe-me explicar a evolução do conceito de inércia, ou deslocamento ou "roubo" na técnica, dependendo da sua opção. O que fica mais evidente no arranque em suspensão e no 1º tempo de arremesso em suspensão é que mesmo um bom atleta, quando inicia a fase explosiva do levantamento, "rouba" na técnica e ocorre de forma natural.

Os nossos atletas vêm obtendo vantagem da ação de rotação dos quadris há mais de 20 anos. Inicialmente, não ensinamos esse deslocamento de peso. Na verdade, ocorreu à medida que as cargas ficaram mais pesadas. Os melhores levantadores logo perceberam que tentar o 1º tempo de arremesso em suspensão (*clean*) com uma carga pesada partindo da imobilidade é algo difícil. Os melhores esportistas naturalmente começaram a embalar ou "roubar" ao deslocar o peso. Também começaram o 1º tempo de arremesso com muito peso. Por alguns anos, simplesmente deixei o levantamento evoluir e, em vários pontos nas décadas de 1980 e 1990, tinha mais de 30 jogadores de futebol americano realizando esse movimento com mais de 136 kg. Nada mal para uma equipe americana de I-AA.

Alguns anos mais tarde, cometi o tolo erro de ouvir meus críticos, que afirmavam que embalar ou "roubar" ao deslocar o peso era errado e que precisávamos parar. Comecei vigorosamente a ensinar os atletas a ficarem imóveis antes da parte explosiva do levantamento. Os resultados foram simples e óbvios. Nossos números caíram bastante. Um de meus atletas chegou a dizer-me: "Belo trabalho, você deu um jeito de deixar todos nós mais fracos". O seu 1º tempo de levantamento em suspensão (*clean*) tinha diminuído de 166 para 154 kg (observe que o salto vertical deste atleta, em quatro anos, havia aumentado 31 cm, de 50 para 81 cm). Fiquei confuso. Queria o melhor para meus atletas. Ninguém tinha se lesionado e todos levantavam mais peso. Comecei a analisar a situação e cheguei à conclusão de que o embalo era uma parte normal do atletismo e do levantamento olímpico.

Eu me lembro do manual de treinamento de Carl Miller, *Levantamento Olímpico*, do final da década de 1970, e de ter lido o que ele referia como "dois joelhos dobrados". Minha primeira reação foi pensar que isso era impossível. Contudo, após assistir a bons levantadores olímpicos em vídeos, ficou óbvio que não somente isso era possível, mas que todo grande levantador fazia aquilo. Assista a um vídeo disto em câmera lenta e você entenderá. Para que a barra passe dos joelhos, os quadris e joelhos estendem-se. Após a barra ultrapassar os joelhos, estes se flexionam novamente para colocar os quadris na posição. Na porção de salto do levantamento, os joelhos novamente se estendem. O ciclo é extensão-flexão-extensão. Isso foi referido como embalo, levantamento ou ambos os joelhos dobrados. Em qualquer caso, é real e funciona.

O embalo que você vê no levantamento olímpico é a mesma ação. O peso é deslocado para trás, nos calcanhares, os joelhos estendem-se. O peso é deslocado para frente, os joelhos flexionam-se. Os quadris estendem violentamente, os quadris e joelhos também estendem-se. O que estamos fazendo é o que todo atleta faz para criar potência explosiva máxima. Observe os saltos verticais na NFL. O que você vê? Embalo, pré-alongamento, deslocamento de peso. Chame do modo que quiser, mas é a melhor maneira de produzir um esforço poderoso máximo.

Rotineiramente temos atletas mulheres erguendo 61 kg e a maioria dos meus jogadores de hóquei realiza o 1º tempo de arremesso (*clean*) com cargas entre 113 e 145 kg. Atletas saudáveis significam grandes números de 1º tempo de arremesso (*clean*) e importantes melhoras na velocidade, assim como grandes saltos verticais. Então, estou errado? Acho que não. Como Lee Cockrell afirma em *Criando Mágica*, e se o que sempre fizemos estivesse errado?

CAPÍTULO 11

Programas para melhorar o desempenho

A programação específica para o esporte é um dos maiores equívocos no atletismo atualmente. A noção de que cada esporte precisa de seu próprio programa individual é basicamente falha. A maioria dos esportes coletivos, e mesmo muitos esportes individuais, tem necessidades gerais similares. Todos se baseiam na velocidade e potência, com a força agindo como base subjacente. O desenvolvimento de velocidade, força e potência não varia e não deve mesmo variar muito de esporte para esporte.

A maioria dos melhores técnicos de força e condicionamento no país usa programas bastante similares para treinar atletas em uma ampla variedade de esportes. Raras vezes, os técnicos encontram atletas muito fortes, muito rápidos ou muito eficientes em movimentos laterais. Pense sobre isso deste modo: um jogador de beisebol rápido é, em qualquer aspecto, diferente de um jogador rápido de futebol ou futebol americano? Enquanto técnico, você desenvolveria velocidade para o beisebol de uma forma diferente da qual desenvolveria para um jogador de futebol ou de futebol americano?

Os técnicos podem argumentar que testar é diferente, mas não é esse o ponto. O *treinamento* provavelmente não difere. O que mais importa é a capacidade do atleta de acelerar em uma área de 9 metros e rapidamente desacelerar, não sua capacidade de realizar o teste favorito para o esporte específico. A mesma ideia se aplica à força. Se um jogador de beisebol desejasse ficar mais forte, o processo seria diferente daquele para tornar um jogador de futebol americano mais forte? Acredito que não. Para esportes como beisebol, tênis e natação, o programa deve levar em consideração as altas demandas sobre o ombro e assim reduzir a quantidade de levantamento acima da cabeça, mas a maior parte dos outros elementos deve permanecer a mesma. Força é força.

Não existe uma maneira diferente de ficar mais forte que faça mais sentido para um esporte do que para outro, assim como não há um programa de desenvolvimento de velocidade que faça mais sentido para um esporte do que para outro. O que importa são as similaridades, não as diferenças. Esta é a beleza do treinamento funcional. Velocidade e força utilizáveis são desenvolvidas de um modo sensato.

O que pode ser mais específico de um determinado esporte é a quantidade de tempo dispensada ao trabalho de força, não os métodos empregados. Os programas podem variar, dependendo da temporada, de um programa de dois dias, para um programa de três dias para o atleta estudante durante o ano escolar, para os programas de quatro dias que seguimos no verão ou com nossos profissionais fora da temporada regular.

Diga-me de quanto tempo você dispõe e lhe direi qual programa usar. O ideal é um programa de quatro dias, mas os horários e a logística muitas vezes não nos permitem usar quatro dias.

Todos os programas começam com um período de preparo e seguem uma receita estabelecida. Estendendo a analogia entre um cozinheiro e um chefe de cozinha no Capítulo 4, considere um plano de treinamento como uma receita, não um cardápio. Você não pode acrescer ou extrair itens sem afetar o resultado final. Assim, não por acaso, a receita apresentada em seguida é muito similar à sequência de capítulos deste livro.

Passo 1: *foam rolling*.

Passo 2: alongamento estático.

Passo 3: mobilidade, ativação e aquecimento dinâmico.

Passo 4: trabalho de potência, arremessos com *medicine ball*, pliométricos e trabalho de velocidade.

Passo 5: trabalho de potência e força na sala de musculação.

Passo 6: condicionamento.

Os programas amostrados neste capítulo adotam uma abordagem *fase a fase* para preparo e habilidades de aquecimento, bem como para força e potência na sala de musculação. Isto é consistente com todo o material que nos traz até aqui e com a filosofia subjacente do treinamento com um propósito e uso de programas que atingirão esse objetivo.

ELABORAÇÃO DO PROGRAMA DE FORÇA

De modo ideal, os programas de treinamento começam com desenvolvimento de potência via exercícios explosivos ou levantamentos olímpicos. Em outras palavras, a porção rápida da coisa vem em primeiro lugar. O intervalo entre as séries é destinado a treinamento do *core*, exercícios de mobilidade ou ambos para usar o tempo da forma mais favorável possível.

Após os levantamentos de potência serem concluídos, os atletas executam dois exercícios de força, em geral os principais levantamentos para este dia específico. Novamente, estes dois exercícios de força podem ter um exercício de *core* ou um de mobilidade adicionado entre eles para fazer bom uso do tempo de repouso. Adotamos dois exercícios de força com um de mobilidade ou *core* entre uma série de três.

Para nós, a programação tem foco na densidade e densidade é basicamente o quanto podemos trabalhar por hora. Em nossos programas, o intervalo que outros usariam como período de repouso é, na verdade, usado para alongamento ativo, trabalho de mobilidade ou trabalho para o *core*.

Os exercícios restantes são feitos em três séries ou um estilo de minicircuito. Isso significa que são executados da forma já descrita ou feitos um após o outro, do exercício um até o exercício quatro. Esse circuito de três séries, ou minicircuito, são formados por levantamentos auxiliares ou movimentos acessórios. Geralmente, são feitos em duas ou três séries ou circuitos, com um minuto ou menos de repouso entre as séries. A exceção à regra são os programas de dois dias. Ambas as séries de três contêm os exercícios mais importantes para aquele dia.

Como já mencionado, as principais diferenças específicas do esporte não estão primariamente nos programas de treinamento de força, mas, sim, no trabalho dos sistemas de energia (metabólico) para esportes em particular. A exceção são os atletas de movimentos acima da cabeça. Beisebol, natação e vôlei são exemplos de modalidades com movimentos acima da cabeça que podem ter programas de força levemente alterados.

Os programas de condicionamento precisam ser muito mais específicos do esporte do que os de força. Os programas de força apresentados são aplicáveis a uma ampla gama de modalidades esportivas, mas os programas de condicionamento podem ser mais específicos a um único esporte ou a grupo de esportes.

Componentes do programa

Existem nove componentes essenciais a um programa de força funcional bem-projetado. Todos estes foram abordados nos capítulos precedentes. Os componentes são usados e combinados com base no número de dias disponíveis para treinamento. À medida que o número de dias diminui de quatro para três e para dois, as decisões sobre prioridade tornam-se cada vez mais difíceis. Nos programas de dois dias, as coisas tornam-se extremamente simples: um exercício explosivo, uma pressão, um exercício de dominância do joelho, uma puxada e um exercício de dominância do quadril. Em um programa de quatro dias, determinados componentes podem ser feitos duas vezes por semana. Em um programa de dois dias, cada componente é abordado apenas uma vez.

1. Desenvolvimento de potência – em sua maioria levantamentos olímpicos, mas o trabalho pliométrico, *swings* ou agachamentos com saltos podem ser usados como substitutos (ver Cap. 9 e 10).
2. Exercícios bilaterais de dominância do quadril – geralmente levantamentos terra na *trap bar* (ver Cap. 6), mas levantamentos terra sumô com *kettlebell* e agachamentos também podem ser usados.
3. Exercícios de dominância de uma perna só – agachamentos em uma perna só, agachamentos separados e variações (ver Cap. 6).
4. Exercícios unilaterais de dominância do quadril – levantamentos terra com perna estendida e variações (ver Cap. 6).
5. Trabalho para o *core* – antiextensão, antirrotação, flexão antilateral (ver Cap. 7).
6. Pressões – supino, supino inclinado (ver Cap. 8).
7. Pressões verticais – movimentos acima da cabeça com halteres ou *kettlebell* (ver Cap. 8).
8. Puxadas horizontais – remadas e variações (ver Cap. 8).
9. Puxadas verticais – flexões de braço com pegada supinada (*chin-ups*) (ver Cap. 8).

O ponto-chave para um programa de treinamento funcional adequadamente projetado é combinar essas categorias sem ênfase excessiva ou com pouca ênfase em qualquer componente particular.

As séries de dois dias seguem a mesma linha de raciocínio que as séries de três e quatro dias e, em geral, começam com um movimento olímpico como o 1º tempo de arremesso em suspensão (*clean*), arranque em suspensão ou arranque com halteres. Os supinos inclinados podem ser usados como um comprometimento.

Fases do programa de força

Temos usado o modelo ondulado de Poliquin de fases de três semanas, o qual se alterna entre volume mais alto (fases de acúmulo) e volume mais baixo com cargas mais pesadas (fases de intensificação), com grande sucesso. As três semanas tendem a funcionar bem na maioria dos programas fora da temporada, porque você pode usar quatro fases de três semanas durante uma temporada de 12 semanas.

A fase 1 é a fase de base. Poliquin refere-se a ela como uma etapa de acúmulo, significando que o atleta acumula mais volume durante este período. Também pode ser referida como uma fase de adaptação anatômica ou de hipertrofia. Iniciamos com duas séries de 8 a 10 repetições na semana 1 para acostumar nossos atletas com volumes relativamente menores, avançando para três séries nas semanas 2 e 3. O levantamento olímpico é executado por cinco repetições.

A fase 2 volta-se para o desenvolvimento de força e é referida como uma fase de intensificação. Em outras palavras, a intensidade aumenta, enquanto o volume diminui (o peso aumenta e as repetições diminuem). Podemos usar séries de três repetições para o supino, flexões na barra com pegada supinada e levantamentos olímpicos, com séries de cinco repetições para nossos exercícios de força para a região inferior do corpo, como os agachamentos separados com o pé traseiro elevado e levantamentos terra com uma perna só. Nesta fase, o volume para os exercícios diminui de 24 repetições (três séries de oito) para algo entre 9 (três séries de três) e 15 (três séries de cinco). As intensidades passam da variação de 70% para a de 80%.

A fase 3 é o segundo momento de acúmulo, mas os métodos podem variar. Podemos usar o treinamento complexo (parear um exercício de força com um exercício de potência), a ênfase excêntrica (acúmulo de tempo e volume com menos repetições) ou um programa modificado de três séries (10-5-20) para trabalhar uma gama de espectros. Em qualquer caso, durante a fase 3, o volume total de trabalho novamente aumenta, voltando para um volume total de 24 repetições.

A fase 4, na maioria dos esportes, é uma etapa de força e resistência focada em repetições levemente mais altas que começam a preparar o atleta para as próximas práticas de pré-temporada. Mas pode ser outra fase de força de baixas repetições para alguns atletas envolvidos em esportes de força absoluta alta como o futebol americano. O treinamento complexo pode ser usado nesta fase se ainda não foi usado na fase prévia. Temos usado este modelo com grande sucesso há muito tempo e continuamos a aperfeiçoá-lo.

Amostras de programas de força

Por favor, observe que todos os programas devem ser precedidos por uma minuciosa sessão de aquecimento dinâmico. Distribua 60 a 90 minutos para cada sessão de treinamento para abranger trabalho de tecidos moles pré-séries, alongamento, aquecimento e trabalho de força.

Todas as séries mostradas são reproduções de planilhas usadas. No Excel, se os levantamentos máximos de um atleta são conhecidos, podem ser usados para calcular as cargas. Pesos máximos são os dados-chave que permitem que a ficha calcule as cargas no supino, no agachamento separado e no 1º tempo de arremesso (*clean*). Esses pesos máximos são apenas relevantes no que produzem os reais números das planilhas.

Para usar o gráfico, simplesmente leia da esquerda para a direita. Execute o levantamento listado com o peso e número de repetições determinado.

Programas de quatro dias

Os programas de quatro dias (ver Tabs. 11.1 a 11.5) são os preferidos para o treinamento fora da temporada na maioria dos esportes, pois os técnicos podem combinar com facilidade todos os elementos essenciais ao desenvolvimento de força, velocidade e condicionamento. Poucas concessões são necessárias para abordar todas as variáveis cruciais. A série de quatro dias permite a inclusão de um trabalho de *core* adicional ou exercícios de pré-habilitação que podem não se encaixar em um plano de dois ou três dias.

TABELA 11.1 Exemplo de séries de quatro dias

Dia 1	Dia 2	Dia 3	Dia 4
Explosivo /olímpico Antiextensão para o *core*	Par horizontal Mobilidade para a região superior do corpo	Explosivo /olímpico Antiextensão para o *core*	Par Mobilidade superior
Par Dominância do quadril Puxada vertical	Par Mobilidade/estabilidade superior	Par Dominância do joelho	Par Mobilidade do quadril
Três séries Dominância do joelho Puxada horizontal Antirrotação para o *core*	Três séries Variados para o *core* Antirrotação para o *core* Carregar peso	Três séries Dominância do quadril Puxada horizontal Antirrotação para o *core*	Três séries Variados para o *core* Antirrotação para o *core* Carregar peso

TABELA 11.2 Programação de verão fase 1209

Dia 1	Semana 1 repetições	Semana 2 repetições	Semana 3 repetições	Dia 2	Semana 1 repetições	Semana 2 repetições	Semana 3 repetições
Progressão do 1º tempo de arremesso em suspensão (*hang clean*)	5	5	5	Supino plano	8	8	8
Semana 1, 1º tempo de arremesso em suspensão da posição 1 (*hang clean*)	5	5	5		8	8	8
Semana 2, 1º tempo de arremesso em suspensão da posição 1 (*hang clean*)	5	5	5		–	8	8
Progressão para a prancha de frente	2 × 20 seg	2 × 25 seg	2 × 30 seg	Alongamento do homem-aranha	2 × 5 respirações	2 × 5 respirações	2 × 5 respirações
Levantamento terra na barra hexagonal	8	8	8	Pressão acima da cabeça alternada na posição semiajoelhada	8	8	8
	8	8	8		8	8	8
	–	8	8		–	8	8
Flexões de braço com pegada supinada	8	8	8	Mobilidade escapulotorácica em supino	8	8	8
	8	8	8		8	8	8
	–	8	8		–	–	–
Agachamento ou agachamento em uma perna só	8 em cada lado	8 em cada lado	8 em cada lado	Progressão de flexão de braços	8	8	8
	8 em cada lado	8 em cada lado	8 em cada lado		8	8	8
	–	8 em cada lado	8 em cada lado		8	8	8
Remada com halteres	8	8	8	Empurrar e puxar em máquina	8	8	8
	8	8	8		8	8	8
	–	8	8		–	8	8
Chop alinhado	2 × 8	2 × 8	2 × 8	Caminhada do fazendeiro	22 metros em cada lado, 2×	22 metros em cada lado, 3×	22 metros em cada lado, 3×

(continua)

TABELA 11.2 Programação de verão fase 1 (*continuação*)

Dia 3	Semana 1 repetições	Semana 2 repetições	Semana 3 repetições	Dia 4	Semana 1 repetições	Semana 2 repetições	Semana 3 repetições
Progressão do 1º tempo de arremesso (*hang clean*)	5	5	5	Supino inclinado com halteres	8	8	8
Semana 1, 1º tempo de arremesso na posição 1 (*hang clean*)	5	5	5		8	8	8
Semana 2, 1º tempo de arremesso na posição 1 (*hang clean*)	5	5	5		–	8	8
Progressão para prancha frontal	2 × 20 seg	2 × 25 seg	2 × 30 seg	Alongamento do homem-aranha	2 × 5 respirações	2 × 5 respirações	2 × 5 respirações
Agachamento separado com o pé traseiro elevado	8 em cada lado	8 em cada lado	8 em cada lado	Progressão de flexão de braços	8	8	8
	8 em cada lado	8 em cada lado	8 em cada lado		8	8	8
	–	8 em cada lado	8 em cada lado		8	8	8
Remada na argola	8	8	8	Agachamentos mantidos	6	6	6
	8	8	8		6	6	6
	–	8	8		–	–	–
Levantamento terra em uma perna só com halteres	8 em cada lado	8 em cada lado	8 em cada lado	Um quarto de levantamento turco	3 em cada lado	4 em cada lado	4 em cada lado
	8 em cada lado	8 em cada lado	8 em cada lado		3 em cada lado	4 em cada lado	4 em cada lado
	–	8 em cada lado	8 em cada lado		–	4 em cada lado	4 em cada lado
Puxada pela frente em X	8	8	8	Pressão em antirrotação TK	8	8	8
	8	8	8		8	8	8
	–	8	8		–	8	8
Lift com os pés alinhados	2 × 8	2 × 8	2 × 8	Carregamento do fazendeiro	22 metros em cada lado, 2×	22 metros em cada lado, 2×	22 metros em cada lado, 2×
Condicionamento	Semana 1 repetições	Semana 2 repetições	Semana 3 repetições	**Condicionamento**	Semana 1 repetições	Semana 2 repetições	Semana 3 repetições
Marcha com trenó com carga				Trenó com peso:			
				Tempo de corrida em 1,6 km			

TABELA 11.3 Programação de verão fase 2

Dia 1	Semana 1 repetições	Semana 2 repetições	Semana 3	Dia 2	Semana 1 repetições	Semana 2 repetições	Semana 3 repetições
1º tempo de arremesso em suspensão (*hang clean*) Avançar para a posição 2, se pronto	3	3	3	Supino plano	5	5	5
	3	3	3		5	5	5
	3	3	3		5 +	5	5
	–	–	–		–	5 +	5 +

(*continua*)

TABELA 11.3 Programação de verão fase 2 (*continuação*)

Dia 1	Semana 1 repetições	Semana 2 repetições	Semana 3	Dia 2	Semana 1 repetições	Semana 2 repetições	Semana 3 repetições
Prancha frontal estilo difícil	2 × 20 seg	2 × 25 seg	2 × 25 seg	Alongamento dos dorsais homem aranha	2 × 5 respirações	2 × 5 respirações	2 × 5 respirações
Levantamento terra na barra hexagonal	5	5	5	Pressão de ombros em pé	5	5	5
	5	5	5		5	5	5
	5 +	5	5		5	5	5
	–	5 +	5 +		–	–	–
Flexão de braço na barra fixa com pegada supinada	5	5	5	Deslizamento braços na posição supina em rotação externa	10	10	10
	5	5	5		10	10	10
	5	5	5		–	–	–
Agachamento em base monopodal	6	6	6	Progressão em flexões de braço	10	10	10
	6	6	6		10	10	10
	6	6	6		10 +	10 +	10 +
Remada com halteres	10	10	10	Puxar e empurrar meio ajoelhado	8	8	8
	10	10	10		8	8	8
	10	10	10		8	8	8
Chop alinhado	2 × 8	2 × 8	2 × 8	Carregamento de mala	22 metros em cada lado, 3×	22 metros em cada lado, 3×	22 metros em cada lado, 3×

Dia 3	Semana 1 repetições	Semana 2 repetições	Semana 3 repetições	Dia 4	Semana 1 repetições	Semana 2 repetições	Semana 3 repetições
1º tempo de arremesso em suspensão (*hang clean*) (65-75%) Avançar para a posição 2, se pronto	5	5	5	Supino inclinado com halteres	5	5	5
	5	5	5		5	5	5
	5	5	5		5	5	5
	–	–	–		–	5 +	5 +
Prancha frontal estilo difícil	2 × 20 seg	2 × 20 seg	2 × 25 seg	Alongamento dos dorsais homem aranha	2 × 5 respirações	2 × 5 respirações	2 × 5 respirações
Agachamento separado com o pé traseiro elevado	5	5	5	Progressões de flexão de braço	10	10	10
	5	5	5		10	10	10
	5+	5	5		10 +	10 +	10 +
	–	5 +	5 +		–	–	–
Remada com argola	10	10	10	Agachamento com *Medicine Ball* tocando o pé	6	6	6
	10	10	10		6	6	6
	10	10	10		–	–	–

(*continua*)

TABELA 11.3 Programação de verão fase 2 (*continuação*)

Dia 3	Semana 1 repetições	Semana 2 repetições	Semana 3 repetições	Dia 4	Semana 1 repetições	Semana 2 repetições	Semana 3 repetições
Levantamento terra em uma perna só com halteres	5	5	5	Levantamento Turco (TGU)	3 em cada lado	4 em cada lado	4 em cada lado
	5	5	5	1ª rolagem ao cotovelo	3 em cada lado	4 em cada lado	4 em cada lado
	5	5	5	À ponte alta do quadril	3 em cada lado	4 em cada lado	4 em cada lado
Puxada pela frente em X	10	10	10	Manutenção da antirrotação na posição semiajoelhada	3 × 20 seg	3 × 25 seg	3 × 25 seg
	10	10	10		22 metros em cada lado, 2×	22 metros em cada lado, 2×	22 metros em cada lado, 2×
	10	10	10				
Levantamento com manutenção isométrico alinhado	2 × 8	2 × 8	2 × 8	Carregamento do fazendeiro			

Condicionamento	Semana 1 repetições	Semana 2 repetições	Semana 3 repetições	Condicionamento	Semana 1 repetições	Semana 2 repetições	Semana 3 repetições
Marcha com trenó com carga:				Trenó com peso:			
150 vezes				Tempo de corrida para 1,6 km:			

TABELA 11.4 Programação de verão fase 3

Dia 1	Semana 1 repetições	Semana 2 repetições	Semana 3 repetições	Dia 2	Semana 1 repetições	Semana 2 repetições	Semana 3 repetições
1º tempo de arremesso (*hang clean*)	3	3	3	Supino plano combinado com *medicine ball* no banco	5	5	5
	3	3	3		3	3	3
	3	3	3		3+	3+	1+
	3	3	3		–	–	–
Rolagem na bola suíça	3 × 6	3 × 8	3 × 8	Alongamento dos dorsais do homem-aranha	2 × 5 respirações	2 × 5 respirações	2 × 5 respirações
Levantamento terra na barra hexagonal combinado com salto com barreira contínuo	5	5	5	Pressão de ombros em pé	5	5	5
	5	5	5		5	5	5
	5	5	5+		5	5	5
Flexão de braço na barra fixa com pegada supinada combinada com enterrada de *medicine ball*, 3 × 10	3	3	3	Mobilidade escapulotorácica na posição supino	10	10	10
	3	3	3		10	10	10
	3+	3+	3+		–	–	–
Agachamento em base monopodal	5	5	5	Progressão de flexão de braço	10	10	10
	5	5	5		10	10	10
	5	5	5		10+	10+	10+
Remada com halteres	5	5	5	Puxar e empurrar dinâmico alternado	8	8	8
	5	5	5		8	8	8
	5	5	5		8	8	8

(*continua*)

TABELA 11.4 Programação de verão fase 3 (*continuação*)

Dia 1	Semana 1 repetições	Semana 2 repetições	Semana 3 repetições	Dia 2	Semana 1 repetições	Semana 2 repetições	Semana 3 repetições
Chop dinâmico	3 × 10	3 × 10	3 × 10	Carregar a mala	22 metros em cada lado, 3×	22 metros em cada lado, 3×	22 metros em cada lado, 3×

Dia 3	Semana 1 repetições	Semana 2 repetições	Semana 3 repetições	Dia 4	Semana 1 repetições	Semana 2 repetições	Semana 3 repetições
1º tempo de arremesso em suspensão (Hnag Clean) (65-75%)	5	5	5	Supino inclinado com haltere combinado com *medicine ball* no banco de supino	5	5	5
	5	5	5	Alongamento dos dorsais do homem-aranha	3	3	3
	5	5	5	Progressão de flexão de braço	3+	3+	3 +
Rolagem na bola suíça	3 × 20 seg	3 × 25 seg	3 × 25 seg	Agachamento tocando o dedo do pé com *medicine ball*	2 × 5 respirações	2 × 5 respirações	2 × 5 respirações
Agachamento a fundo com o pé traseiro elevado combinadoo *com pulos sobre barreiras contínuos*	5	5	5	Levantamento turco (TGU)	10	10	10
	3	3	3		10	10	10
	3 +	3+	3+		10 +	10 +	10 +
Remada com argola combinada *com enterradas de medicine ball, 3 × 10*	10	10	10	1ª rolagem para o cotovelo	8	8	8
	10	10	10		8	8	8
	10	10	10		–	–	–
Levantamento terra em base monopodal com halteres	6	6	6	Para ponte alta, levantamento total	2 + 2	2 + 2	2 + 2
	6	6	6		2 + 2	2 + 2	2 + 2
	6	6	6		2 + 2	2 + 2	2 + 2
Remada com haltere	5	5	5	Antirrotação de pé mantida	3 × 25 seg	3 × 25 seg	3 × 25 seg
	5	5	5		22 metros em cada lado, 3×	22 metros em cada lado, 3×	22 metros em cada lado, 3×
	5	5	5				
Levantamento dinâmico	3 × 10	3 × 10	3 × 10	Carregamento do fazendeiro			

Condicionamento	Semana 1 repetições	Semana 2 repetições	Semana 3 repetições	Condicionamento	Semana 1 repetições	Semana 2 repetições	Semana 3 repetições
Marcha com trenó com pesos:				Trenó com peso:			
300 vezes:				Tempo de corrida para 1,6 km:			
150 vezes:							

TABELA 11.5 Programação de verão, fase 4

Dia 1	Semana 1 repetições	Semana 2 repetições	Semana 3 repetições	Dia 2	Semana 1 repetições	Semana 2 repetições	Semana 3 repetições
1º tempo de arremesso em suspensão (*hang clean*)	3	3	3	Supino plano combinado com *medicine ball* no banco de supino	5	5	5
	3	3	3		3	3	3
	3	3	3		3 +	3 +	1 +
	3	3	3		–	–	–
Rolagem na bola suíça	3 × 6	3 × 8	3 × 8	Alongamento dos dorsais do homem-aranha	2 × 5 respirações	2 × 5 respirações	2 × 5 respirações
Levantamento terra na barra heagonal combinado com saltos com barreiras contínuos	5	5	5	Pressão de ombros na posição em pé	5	5	5
	5	5	5		5	5	5
	5	5	5 +		5	5	5
Flexão de braço na barra fixa com pegada supinada combinada com enterrada de *medicine ball*, 3 × 10	3	3	3	Mobilização escapulotorácica na posição supino	10	10	10
	3	3	3		10	10	10
	3 +	3 +	3 +		–	–	–
Agachamento em base monopodal	5	5	5	Progressão de flexão de braço	10	10	10
	5	5	5		10	10	10
	5	5	5		10 +	10 +	10 +
Remada com haltere	5	5	5	Empurrar e puxar alternado dinâmico	8	8	8
	5	5	5		8	8	8
	5	5	5		8	8	8
Chop dinâmico	3 × 10	3 × 10	3 × 10	Carregar a mala	22 metros em cada lado, 3×	22 metros em cada lado, 3×	22 metros em cada lado, 3×

Dia 3	Semana 1 repetições	Semana 2 repetições	Semana 3 repetições	Dia 4	Semana 1 repetições	Semana 2 repetições	Semana 3 repetições
1º tempo de arremesso (*hang clean*) (65-75%)	5	5	5	Supino inclinado com haltere combinado com *medicine ball* no banco de supino	5	5	5
	5	5	5		3	3	3
	5	5	5		3+	3+	3+
Rolagem com bola suíça	3 × 20 seg	3 × 25 seg	3 × 25 seg	Alongamento dos dorsais do homem-aranha	2 × 5 respirações	2 × 5 respirações	2 × 5 respirações
Agachamento a fundo com o pé traseiro elevado combinado com pulos com barreiras contínuos	5	5	5	Progressão de flexão de braço	10	10	10
	3	3	3		10	10	10
	3 +	3 +	3 +		10 +	10 +	10 +
Remada com argola combinada com enterradas de *medicine ball*, 3 × 10	10	10	10	Agachamento tocando o dedo do pé com *medicine ball*	8	8	8
	10	10	10		8	8	8
	10	10	10		–	–	–
Levantamento terra em base monopodal com halteres	6	6	6	Levantamento turco (TGU)	2 + 2	2 + 2	2 + 2
	6	6	6	1ª rolagem ao cotovelo	2 + 2	2 + 2	2 + 2
	6	6	6	Para ponte alta, levantamento total	2 + 2	2 + 2	2 + 2

(continua)

TABELA 11.5 Programação de verão, fase 4 (*continuação*)

Dia 3	Semana 1 repetições	Semana 2 repetições	Semana 3 repetições	Dia 4	Semana 1 repetições	Semana 2 repetições	Semana 3 repetições
Remada com halteres	5	5	5	Antirrotação em pé mantida	3 × 25 seg	3 × 25 seg	3 × 25 seg
	5	5	5				
	5	5	5				
Levantamento dinâmico	3 × 10	3 × 10	3 × 10	Carregamento do fazendeiro	22 metros em cada lado, 3×	22 metros em cada lado, 3×	22 metros em cada lado, 3×
Condicionamento	**Semana 1 repetições**	**Semana 2 repetições**	**Semana 3 repetições**	**Condicionamento**	**Semana 1 repetições**	**Semana 2 repetições**	**Semana 3 repetições**
Marcha com trenó com peso:				Trenó com peso:			
300 vezes				Tempo de corrida para 1,6 km:			
150 vezes							

Programas de três dias

Os programas de três dias (ver Tabs. 11.6-11.8) são um pouco mais difíceis de montar do que os programas de quatro dias, pois têm uma diminuição de 25% no tempo de treinamento. O mínimo de tempo recomendado para o treinamento fora da temporada regular são três dias. As exceções são programas para atletas com menos necessidades de força absoluta ou atletas como patinadores artísticos, ginastas e nadadores que já destinam uma grande parte do seu tempo ao treinamento específico e encontrariam dificuldades com um programa de três dias. Na maioria dos esportes coletivos, três dias devem ser considerados a quantidade mínima de treinamento fora da temporada regular.

Em um programa de três dias, você ainda pode equilibrar os componentes-chave. É preciso comprometer menos elementos do que em um plano de dois dias. Nos programas de três dias, os atletas ainda começam com um exercício de potência todos os dias e realizam dois exercícios primários seguidos por uma tri-série.

TABELA 11.6 Amostra de séries de três dias

Dia 1	Dia 2	Dia 3
Potência/olímpico Antirrotação para o *core* Antiextensão para o *core*	Potência/olímpico Antirrotação para o *core* Antiextensão para o *core*	Potência/olímpico Antirrotação para o *core* Mobilidade do quadril
Par Dominância do quadril Puxada vertical	Par Empurrar na horizontal Dominância do joelho, unipodal	Par Empurrar na horizontal Dominância do joelho
Tri-série Dominância do joelho Pressão acima da cabeça Fazendeiro	Tri-série Dominância do quadril, unipodal Puxada horizontal (remada) Fazendeiro	Tri-série Dominância do quadril Puxada horizontal Antirrotação para o *core*

TABELA 11.7 Programa de outono fase 1: novo jogador

Dia 1	Semana 1 repetições	Semana 2 repetições	Semana 3 repetições	Dia 2	Semana 1 repetições	Semana 2 repetições	Semana 3 repetições
1º tempo de arremesso (*clean*) (focar a velocidade e seguir a progressão ensinada)	5	5	5	*Swing* com *kettlebell* (ensinar primeiro o levantamento terra com *kettlebell*)	10	10	10
	5	5	5		10	10	10
	5	5	5		10	10	10
Chop inclinado	2 × 8 em cada lado	2 × 10 em cada lado	2 × 12 em cada lado	Levantamento inclinado	2 × 8 em cada lado	2 × 10 em cada lado	2 × 12 em cada lado
Prancha frontal	2 × 25 seg	2 × 30 seg	2 × 35 seg	Prancha frontal	2 × 25 seg	2 × 30 seg	2 × 35 seg
Levantamento terra na barra hexagonal ou levantamento terra com *kettlebell*	8	8	8	Supino plano excêntrico, 3 seg de contração excêntrica/ pausa de 1 seg, *Beisebol*: supino com halteres, 3 × 8	8	8	8
	8	8	8		8	8	8
	8	8	8		8	8	8
Flexão de braço na barra fixa com pegada supinada (contração excêntrica lenta) Regressão: remada no TRX	Máx.	Máx.	Máx.	Agachamento a fundo excêntrico com o pé traseiro elevado	8 em cada lado	8 em cada lado	8 em cada lado
	Máx. − 1	Máx.	Máx.		8 em cada lado	8 em cada lado	8 em cada lado
	Máx. − 1	Máx. − 1	Máx. − 1		8 em cada lado	8 em cada lado	8 em cada lado
Progressão de flexão de braço Regressão: pressão na polia em pé	8	8	10	Remada em suspensão	8	8	8
	8	8	10		8	8	8
	8	8	10		8	8	8
Agachamento Goblet	5	5	5	Agachamento Goblet	8	8	8
	5	5	5		8	8	8
	5	5	5		8	8	8
Empurrar / puxar antirrotação TK	3 × 8 em cada lado	3 × 10 em cada lado	3 × 12 em cada lado	Rotação externa e interna sentada (bola ou haltere leve)	2 × 8	2 × 10	2 × 12
Ativação escapular na posição supino com banda de resistência: 2 × 8, 10, 12							

Dia 3	Semana 1 repetições	Semana 2 repetições	Semana 3 repetições	OBJETIVOS
1º tempo de arremesso (Clean)	5	5	5	1:
	5	5	5	
	5	5	5	
Caminhada do fazendeiro	2 × no gramado	3 × no gramado	3 × no gramado	
Prancha frontal	2 × 25 seg	2 × 30 seg	2 × 35 seg	
Pressão alternada com halteres na posição semiajoelhada	8 em cada lado	8 em cada lado	8 em cada lado	2:
	8 em cada lado	8 em cada lado	8 em cada lado	
	—	8 em cada lado	8 em cada lado	

(continua)

Capítulo 11 Programas para melhorar o desempenho **217**

TABELA 11.7 Programa de outono fase 1: novo jogador (*continuação*)

Dia 3	Semana 1 repetições	Semana 2 repetições	Semana 3 repetições	
Levantamento terra em base monopodal ou com alcance ou desenvolvimento em uma perna só com halteres	8 em cada lado	8 em cada lado	8 em cada lado	LESÕES A SE OBSERVAR:
	8 em cada lado	8 em cada lado	8 em cada lado	
	–	8 em cada lado	8 em cada lado	
Remada com halteres com parada *Regressão: gato-vaca*	8 em cada lado	8 em cada lado	8 em cada lado	
	8 em cada lado	8 em cada lado	8 em cada lado	
	–	8 em cada lado	8 em cada lado	COMENTÁRIOS:
Meio levantamento turco	3 em cada lado	4 em cada lado	5 em cada lado	
	3 em cada lado	4 em cada lado	5 em cada lado	
	–	4 em cada lado	5 em cada lado	
Flexão de joelhos excêntrica na prancha de deslizamento com meia rolagem *Regressão: elevação de quadril*	8	8	8	
	8	8	8	

TABELA 11.8 Programação de outono fase 1: retorno do jogador

Dia 1	Semana 1 repetições	Semana 2 repetições	Semana 3 repetições	Dia 2	Semana 1 repetições	Semana 2 repetições	Semana 3 repetições
1º tempo de arremesso (Clean) (focar a velocidade, seguir a progressão ensinada)	5	5	5	*Swings* com *kettlebell* (ensinar primeiro o levantamento terra com *kettlebell*)	10	10	10
	5	5	5		10	10	10
	5	5	5		10	10	10
Chop inclinado	2 × 8 em cada lado	2 × 10 em cada lado	2 × 12 em cada lado	Levantamento inclinado	2 × 8 em cada lado	2 × 10 em cada lado	2 × 12 em cada lado
Prancha frontal	2 × 25 seg	2 × 30 seg	2 × 35 seg	Prancha frontal	2 × 25 seg	2 × 30 seg	2 × 35 seg
Levantamento terra na barra hexagonal ou com *kettlebell*	8	8	8	Supino excêntrico, contração excêntrica de 3 seg/pausa de 1 seg. Para atletas do *beisebol:* supino com halteres 3 × 8	8	8	8
	8	8	8		8	8	8
	8	8	8		8	8	8
Flexão de braço na barra fixa com pegada supinada (contração excêntrica lenta) *Regressão: remada na TRX*	Máx.	Máx.	Máx.	Agachamento a fundo com o pé traseiro elevado excêntrico	8 em cada lado	8 em cada lado	8 em cada lado
	Máx.– 1	Máx.	Máx.		8 em cada lado	8 em cada lado	8 em cada lado
	Máx. – 1	Máx. – 1	Máx. – 1		8 em cada lado	8 em cada lado	8 em cada lado

(*continua*)

TABELA 11.8 Programação de outono fase 1: retorno do jogador (*continuação*)

Dia 1	Semana 1 repetições	Semana 2 repetições	Semana 3 repetições	Dia 2	Semana 1 repetições	Semana 2 repetições	Semana 3 repetições
Progressão de flexão de braço Regressão: empurrar na horizontal com cabos em pé	8	8	10	Remada na TRX	8	8	8
	8	8	10		8	8	8
	8	8	10		8	8	8
Agachamento em base monopodal	8	8	8	Agachamento Goblet	8	8	8
	8	8	8		8	8	8
	8	8	8		8	8	8
Pressão antirrotação TK	3 × 8 em cada lado	3 × 10 em cada lado	3 × 12 em cada lado	Rotação externa e interna sentada (bola ou haltere leve)	2 × 8	2 × 10	2 × 12
Ativação escapulotorácica na posição supino: 2 × 8, 10, 12							

Dia 3	Semana 1 repetições	Semana 2 repetições	Semana 3 repetições	OBJETIVOS
1º tempo de arremesso (*clean*)	5	5	5	1:
	5	5	5	
	5	5	5	
Caminhada do fazendeiro	2 × gramado	3 × gramado	3 × gramado	
Prancha frontal	2 × 25 seg	2 × 30 seg	2 × 35 seg	2:
Pressão com halteres alternado na posição semiajoelhada	8 em cada lado	8 em cada lado	8 em cada lado	
	8 em cada lado	8 em cada lado	8 em cada lado	
	–	8 em cada lado	8 em cada lado	
Levantamento terra ou desenvolvimento em uma perna só com haltere	8 em cada lado	8 em cada lado	8 em cada lado	LESÕES A SE OBSERVAR:
	8 em cada lado	8 em cada lado	8 em cada lado	
	–	8 em cada lado	8 em cada lado	
Remada com halteres com parada Regressão: gato-vaca meio levantamento turco	8 em cada lado	8 em cada lado	8 em cada lado	
	8 em cada lado	8 em cada lado	8 em cada lado	
	–	8 em cada lado	8 em cada lado	COMENTÁRIOS:
Flexão de joelhos na prancha de deslizamento excêntrica	3 em cada lado	4 em cada lado	5 em cada lado	
	3 em cada lado	4 em cada lado	5 em cada lado	
	–	4 em cada lado	5 em cada lado	
	–	8 em cada lado	8 em cada lado	
Regressão: elevação do quadril	× 8	× 8	× 8	
	× 8	× 8	× 8	

Programas de dois dias

Os programas de dois dias (ver Tab. 11.9) são os mais difíceis de projetar. Geralmente são usados durante a temporada ou em esportes que não requerem uma grande quantidade de força absoluta. Recomendo programas de dois dias apenas para treinamento dentro da temporada regular. Observe que todos os programas devem ser precedidos por uma minuciosa sessão de aquecimento dinâmico. Distribua 60 a 90 minutos para cada sessão de treinamento para abranger trabalho a tecidos moles pré-séries, alongamento, aquecimento e trabalho de força.

A dificuldade com programas de dois dias é a tentativa de treinar todas as áreas essenciais em apenas duas sessões. Algumas áreas ficarão comprometidas.

TABELA 11.9 Amostra de séries de dois dias

Dia 1	Dia 2
Potência/olímpico *Core*	Potência/olímpico *Core*
Par 1 Dominância bilateral do quadril Empurrar na horizontal (supino)	Par 1 Dominância unilateral do joelho Empurrar na horizontal (inclinada)
Par 2 Puxada vertical Dominância unilateral do joelho	Par 2 Puxada horizontal (remada) Dominância unilateral do quadril

ELABORAÇÃO DE PROGRAMAS DE CONDICIONAMENTO

O condicionamento para o esporte está em constante desenvolvimento e mudança. Técnicos e treinadores fizeram grandes avanços quanto à compreensão da fisiologia dos esportes e à montagem de programas que salientem os sistemas de energia apropriados. Embora muitos programas atuais usem proporções de trabalho e repouso mais apropriadas para esportes coletivos, não há quantidade suficiente de programas que visem à mudança de direção como um componente vital do condicionamento esportivo.

Um abrangente programa de condicionamento para melhora do desempenho deve compreender tudo o que você aprendeu durante a leitura deste livro sobre treinamento funcional. Os programas devem ser projetados tendo em mente alguns conceitos simples:

- Utilize o conceito de dose mínima efetiva, começando com o peso corporal quando for adequado.
- Monte um programa que possa ser completado no tempo disposto. Pense sobre quanto tempo levará cada série e no tempo de descanso permitido entre as séries. Uma boa diretriz é cerca de 16 a 20 séries em um treinamento de 60 minutos.
- Monte um treinamento que aborde todos os componentes importantes, ou o mais prático que puder no tempo disponível.
- Monte um treinamento que prepare o atleta para desempenhar um esporte, não um treinamento que reproduza um dos esportes de força (fisiculturismo, *powerlifting*, levantamento olímpico). Simular exercícios de força em um programa para algum esporte pode ser o maior equívoco na montagem de um programa.

Elaborar um bom programa de condicionamento consome tempo e raciocínio. Não perca um valioso tempo de treinamento com exercícios inúteis. Procure sempre a melhor relação custo/benefício. A maioria dos exercícios de apenas uma articulação não desenvolve um padrão de movimento, mas, sim, trabalha uma ação articular em um plano. Exercícios como avanços e agachamentos a fundo podem ser usados para desenvolver força em base monopodal, equilíbrio e flexibilidade. Esse benefício triplo é a chave para uma boa seleção de exercícios.

As áreas do condicionamento que precisam ser desenvolvidas são pautadas pela especificidade muscular e a especificidade do movimento. Todos os programas ilustrados neste capítulo abordam mudanças de direção como um componente-chave do processo de condicionamento. A capacidade de tolerar as forças musculares geradas pela aceleração e desaceleração e a capacidade de adaptar o corpo ao estresse metabólico adicional causado pela aceleração e desaceleração são fundamentais para o condicionamento fora da temporada regular. As deficiências nesses componentes são, muitas vezes, as razões pelas quais os atletas descrevem-se como "fora de forma para jogar".

A maioria dos atletas treina correndo, ou pior, percorre uma determinada distância em um limite de tempo pré-estabelecido sem ter ideia do estresse adicional ocasionado por ter que acelerar e desacelerar. Com frequência, lesionam-se em situações de treinamento apesar de seguirem ao pé da letra o programa de condicionamento que lhes é prescrito. Isso ocorre, em geral, porque seguem um programa que ignora os componentes vitais do processo de condicionamento.

1. Aceleração
2. Desaceleração
3. Mudança de direção

Desenvolvendo a base do condicionamento

A nossa filosofia para desenvolver uma base de condicionamento deixa de fora, intencionalmente, o termo *aeróbio*. Como afirmado no Capítulo 2, o conceito de base aeróbia pode ser atraente no sentido simplista, mas o propósito de uma base aeróbia por meio do exercício cardiovascular contínuo (em regime constante) pode ser contraprodutivo. Em qualquer programa de condicionamento, é extremamente importante *preparar o atleta para desempenhar o esporte*.

Pedir a atletas de esportes de dominância de velocidade (a maioria dos esportes coletivos) para desenvolverem um nível de condicionamento de base por meio de uma atividade longa e estável pode levar a mudanças fisiológicas ao nível celular e a mudanças na arquitetura muscular detrimental, tanto na qualidade tecidual quanto no comprimento tecidual e amplitude de movimento articular. Além disso, o treinamento aeróbico contiínuo ou estável expõe os músculos e articulações a uma potencial lesão por uso excessivo. Para prepararem-se de forma adequada, os atletas precisam acelerar e desacelerar e os músculos e articulações precisam se mover em um padrão motor que é similar ao padrão usado na velocidade máxima.

Dito isto, a questão óbvia é "Como você desenvolve uma base de condicionamento sem *jogging*?". Em minha mente, a resposta é "Trabalhe no sentido inverso". Em vez de começar um programa de condicionamento com séries múltiplas de 30 a 40 minutos de *jogging* ou ciclismo, comece com pequenas quantidades de corrida de cadência intensa, aumentando de forma gradual a quantidade e, correspondentemente, o tempo. As nossas séries de condicionamento inicial podem levar apenas 10 minutos, mas são precedidos por até 20 minutos de aquecimento dinâmico. O resultado final é 30 minutos de frequência cardíaca elevada com ênfase na flexibilidade dinâmica e em padrões motores adequados. Compare isso com 30 minutos de *jogging* com frequência cardíaca limitada para desenvolver a base aeróbia.

É importante mencionar que corrida de cadência intensa não é corrida de velocidade nem *jogging*; ao contrário, são períodos de corrida intercalados com períodos de caminhada. Os atletas correm 30 a 100 metros, dependendo do tamanho da academia, e caminham 30 a 40 metros após cada corrida. Os atletas devem começar com cerca de 6 a 8 minutos correndo neste formato, elevando a frequência cardíaca por meio de uma combinação de corrida e caminhada. Em geral, os esportistas jamais devem correr lentamente (*jogging*), voltando para o padrão motor de corrida com passada curta que muitas vezes está associado com a perda de flexibilidade.

As corridas de cadência são feitas uma vez por semana. A partir destas, os atletas avançam para corridas de ir e vir que enfatizam aceleração, desaceleração e mudança de direção. As corridas de ir e vir também são feitas uma vez por semana. Inicialmente, corridas de ir e vir de 150 metros são feitas em um trajeto de 22 ou 45 metros. Isto permite que os atletas mudem de direção, enquanto aceleram e desaceleram.

Na primeira semana de corridas de ir e vir (*shuttle run*), a distância total coberta diminui (de cerca de 915 metros de corrida de tempo para 685 metros) para compensar o aumento no estresse muscular das corridas de ir e vir. As distâncias de ir e vir (*shuttle run*) são então aumentadas em 10 a 20% por semana (cerca de 137 metros).

É importante observar que o uso de um trajeto de 22 metros resulta em aumento no estresse muscular dobrando o número de mudanças de direção e velocidade. Contudo, muitas academias não dispõem de um espaço de 55 metros necessário para percorrer os intervalos de 45 metros.

Com o uso da progressão de corridas de tempo para as corridas de ir e vir, os atletas podem:

1. Desenvolver a base "aeróbica" enquanto mantêm a mecânica de corrida apropriada e
2. Atingir um nível de condicionamento que lhe permite realizar, de modo seguro e efetivo, paradas e reinícios, que são elementos fundamentais de muitos esportes.

Customizando o condicionamento para um esporte

Em geral, os programas de condicionamento devem ser específicos do esporte em termos destas características:

- *Tempo.* No Capítulo 2, discutimos a análise das necessidades de um esporte. Os programas de condicionamento não devem ser projetados para permitir que o atleta passe por um teste de condicionamento arbitrário, mas, sim, prepará-lo para participar do próprio esporte.
- *Movimento.* Os programas de condicionamento devem incluir mudanças de direção. As lesões ocorrem com mais frequência na aceleração e na desaceleração. É comum os atletas lesionarem-se não porque estão fora de forma, mas porque estão muito mal preparados. Um minuto de corrida em linha reta em uma pista e um minuto de corrida de ir e vir com interrupção e início são drasticamente diferentes do ponto de vista muscular e metabólico.
- *Padrão motor.* O condicionamento deve incluir o padrão motor de uma corrida de velocidade (i.e., o padrão da passada da corrida deve ser similar ao da corrida de velocidade). Para condicionar apropriadamente os flexores do quadril e isquiotibiais (os músculos mais lesionados na pré-temporada), o atleta deve estender e recuperar o quadril de forma agressiva. Considere que correr 1,6 km em 6 minutos é empregar uma velocidade de 35 metros em 8 segundos. Não é para menos que muitos atletas que pensam estar preparados se lesionem com muita frequência.
- *Ênfase no movimento.* Os treinamentos são dispostos de modo que, nos dias de movimento lateral, o condicionamento possui uma ênfase no movimento lateral. Isso significa que, em dois dias por semana, o condicionamento é feito em uma prancha de deslizamento, independentemente do esporte. A prancha de deslizamento fornece repetida aceleração e desaceleração no plano frontal. Não há melhor complemento para a corrida que a prancha de deslizamento.

Treinamento linear e lateral

A corrida de cadência e a corrida de ir e vir *(shuttle run)* são usadas em dias lineares, mas o trabalho na prancha de deslizamento é feito em dias laterais. Essa prancha é um excelente método de condicionamento que abrange uma série de necessidades em todos os esportes.

A prancha de deslizamento tornou-se popular por meio do patinador Eric Heiden na década de 1980. Os patinadores têm usado a prancha de deslizamento há décadas para desenvolver o condicionamento e mecânica específicos da patinação quando não há disponibilidade de superfícies de gelo. Contudo, outros atletas e treinadores demoraram mais para reconhecer o valor da prancha de deslizamento como parte de seu treinamento fora da temporada regular e de pré-temporada. A melhora contínua no *design* da prancha de deslizamento aumentou sua durabilidade, de modo que agora pode ser usada por atletas de todos os níveis. Existem pranchas ajustáveis de 2 a 3 m.

A prancha de deslizamento pode oferecer mais custo/benefício que qualquer ferramenta de condicionamento funcional. Nenhuma outra peça pode realizar as seguintes tarefas:

- Colocar o atleta em uma posição específica do esporte (para quase todos os esportes).
- Trabalhar positivamente os músculos abdutores e adutores para a prevenção de lesões.
- Permitir que os atletas trabalhem em grupos de três ou quatro em apenas um equipamento.
- Proporcionar condicionamento funcional em um formato intervalado para três ou quatro atletas sem ajustes (p. ex., altura do assento) por menos de $ 1000.

Todos os atletas, independentemente do esporte (a menos que sejam remadores), devem realizar condicionamento de movimento lateral em dois dias, do total de quatro dias por semana. A prancha de deslizamento pode ser o modo de condicionamento mais custo-efetivo disponível, com exceção da corrida de verdade.

A prancha de deslizamento pode também ser o mais importante dispositivo de treinamento disponível para o hóquei. Até o advento da prancha, os jogadores de hóquei eram relegados a um treinamento fora da temporada regular na bicicleta ou na pista. Embora a corrida e o ciclismo possam aumentar a capacidade aeróbia e a resistência anaeróbia, há pouca similaridade com o movimento da patinação. A prancha de deslizamento é um método de treinamento altamente específico para o hóquei realizar os treinamentos de capacidade aeróbica da série. Além disso, permite aos atletas a melhora da técnica de patinação. Os atletas podem facilmente se autocorrigir colocando a prancha à frente de um grande espelho e visualizando sua flexão de joelho, extensão de joelho e extensão de tornozelo enquanto treinam. O treinamento com uma prancha de deslizamento, durante o período fora da temporada regular, pode ajudar os jogadores de hóquei a melhorar a capacidade de trabalho e a técnica da patinação para a competição na temporada.

Essa ferramenta também reduz bastante as chances de lesões na virilha durante a pré-temporada. O movimento da prancha de deslizamento trabalha os músculos abdutores, adutores e flexores do quadril, o que não ocorre na bicicleta ou em qualquer outro aparelho de subida disponível. Além disso, a prancha trabalha o padrão lateral direto que é usado em qualquer mudança de direção e em *skate* de alta velocidade. Quando combinada com um programa de pliometria e velocidade, a prancha é uma grande ferramenta para a melhora da velocidade.

A combinação da prancha de deslizamento com um colete com pesos oferece outro modo de treinamento específico para hóquei e futebol americano. Apenas o futebol americano e o hóquei no gelo envolvem peso adicional de equipamento como uma variável no processo de condicionamento. Para a primeira porção do programa de condicionamento de verão, os jogadores de futebol americano e hóquei em nossa academia treinam com um colete de 5 kg na prancha de deslizamento para acostumarem-se com o peso do equipamento esportivo. Alguns treinadores minimizam o impacto do equipamento, mas considerem o quão diferente os resultados seriam se os atletas fossem testados em uma corrida de 1,6 km e, três ou quatro dias depois, novamente testados enquanto usam um colete ou cinto com 5 kg. O peso do equipamento é um importante fator em alguns esportes e deve ser considerado em programas de condicionamento elaborados para aqueles esportes. Não adicionar peso ao corpo durante o condicionamento para esportes como hóquei e futebol americano é uma tolice.

> ### CONCEITO DE *HIGH-LOW* DE FRANCIS
>
> Outro componente-chave para os programas de condicionamento envolve decidir a intensidade do treino. Tem ocorrido uma revolta em anos recentes sobre como os treinadores exigem muitos dos atletas, com muitas corridas de mudança de direção. Um exemplo é a corrida de ir e vir (*shuttle run*) cronometrada todos os dias do condicionamento. O lendário treinador Charlie Francis abraçou uma abordagem simples de *high-low* anos atrás, que foi adotada por milhares de técnicos. Francis recomendou executar os treinamentos de condicionamento para um esforço acima de 90% ou um esforço abaixo de 80%. O excesso de trabalho pesado do ponto de vista do condicionamento pode ser nocivo. Como resultado, tendemos a treinar pesado um dia na semana e depois manter dois ou três dias por semana de esforço de 70%. Esses dias "baixos" (referidos como *low*, por Francis) podem ser corridas de cadência, trabalhos na prancha de deslizamento ou bicicleta ergométrica.

Considerações de condicionamento sazonal

Muitos atletas participam em competições esportivas o ano todo, por isso os programas de condicionamento devem ser feitos em fases fora da temporada regular. Jogadores de basquete, futebol e hóquei tendem a estar na quadra, campo ou gelo o ano todo, assim como muitos outros. Isso significa que devem realizar condicionamento aeróbico que não seja de não sustentação do peso corporal, como um aparelho elíptico ou bicicleta ergométrica, para um condicionamento adicional. Ao montar um programa de condicionamento, reflita se você não está acrescendo estresse a um sistema já sobrecarregado.

Os programas que forçam os atletas a aumentar velocidade, diminuir velocidade e mudar drasticamente de direção reduzem a incidência de lesões na virilha e isquiotibiais no início da temporada e preparam melhor os atletas para as reais demandas do jogo ou evento. Contudo, se eles participam diariamente dessas atividades como um treinamento específico para o esporte, devem ser levadas em consideração as atividades alternativas que complementam em vez de repetir os movimentos e agentes estressantes do esporte determinado.

Considerações do condicionamento específico do esporte

Os treinadores de força e condicionamento e treinadores esportivos sempre precisam ter em mente quais capacidades físicas tornam os atletas excepcionais em seus esportes. Com isso em mente, estas são minhas recomendações.

Futebol americano

O futebol americano é um dos poucos esportes que não duram o ano todo e que requerem um bom programa de corrida intervalada fora da temporada regular. Os jogadores de futebol americano devem correr, e não pedalar em bicicletas ou realizar circuitos. A prática do futebol americano é exigente e correr antes de iniciar as práticas de pré-temporada prepara melhor os atletas para atender às demandas das competições. Acredito que o grande aumento das lesões na NFL esteja diretamente relacionado com menos atividades coletivas organizadas e com uma redução nos dias de condicionamento e corrida fora da temporada regular.

Beisebol

O beisebol é único porque requer velocidade sob demanda, mas não exige um grande condicionamento físico. Por essa razão, os atletas devem realizar tiros curtos rápidos para velocidade e tiros rápidos intervalados para condicionamento. Os jogadores de beisebol melhorarão rapidamente no treinamento de velocidade, pois os jogos ocorrem com rapidez, assim a adesão ao programa de condicionamento com tiros rápidos intervalados fora da temporada regular é essencial.

O beisebol de nível profissional pode ser o esporte mais peculiar no sentido de que você tem três grupos bastante distintos de jogadores: jogadores posicionados que jogam todos os dias, lançadores titulares que lançam a bola todo o quinto dia e lançadores substitutos que lançam com mais frequência, mas em um volume significativamente menor. Todos têm diferentes exigências de condicionamento. Os jogadores posicionados dividem-se em defensores internos e defensores externos e ambos os grupos têm diferentes necessidades de velocidade e condicionamento. Isso não tem semelhança com o beisebol escolar e de níveis inferiores, nos quais os jogadores jogam em várias posições. Em ambos os casos, os jogadores de beisebol devem trabalhar para o desenvolvimento de velocidade, a fim de prepararem-se para as demandas do jogo e desenvolvimento do condicionamento e garantirem a saúde durante toda a temporada.

Com frequência, os lançadores realizam corridas em distância com a impressão errada de que isso desenvolverá a resistência necessária para realizar mais de 100 lançamentos. A observação do jogo mostra um padrão de 10 a 12 lançamentos por período seguidos por cerca de 15 minutos de repouso. Assim, uma vez que esses 100 lançamentos são feitos em um período de tempo de 3 a 4 horas, a corrida de longa distância faz muito pouco sentido. A realidade é que o treinamento intervalado é a melhor preparação para qualquer jogador de beisebol.

Basquete

Muitos jogadores de basquete jogam partidas tradicionais sempre que não estão na temporada regular. Assim, o treinamento nesse período deve aumentar o condicionamento que eles obtêm na quadra e garantir que joelhos e tornozelos não sejam exigidos em excesso e com muita frequência. Portanto, recomendo treinamentos na bicicleta e prancha de deslizamento para manter os atletas em forma, além de um componente lateral com pouca exigência sobre as articulações das extremidades inferiores.

Hóquei no gelo

O hóquei no gelo passou de um esporte muito semelhante ao futebol americano, com um período fora da temporada bem distinto, para um esporte parecido com o basquete, que quase não tem períodos fora da temporada regular. Embora os jogos sofram interrupções, mais e mais jogadores ficam nos patins por uma grande parte do verão, fazendo manobras de potência ou em torneios não oficiais. Gosto de fazer nossos atletas de hóquei correrem no período fora da temporada regular para deixá-los afastados do "agachamento do patinador" e alongar a região anterior dos quadris. Contudo, não os faço correr e patinar no mesmo dia fora da temporada regular, assim terminamos por fazer mais trabalho de bicicleta do que gostaria.

Mantenha os jogadores de hóquei afastados das bicicletas do tipo ergométricas (*spin-type bikes*) que alimentam a postura de flexão do esporte. Adoro as bicicletas *Airdyne* e *Assault* para o hóquei, pois a resistência é automaticamente ajustada, elas adicionam um exercício para região superior do corpo ao treinamento (similar à corrida e patinação) e estimulam uma postura mais ereta.

Futebol

O treinamento aeróbio para a maioria dos jogadores de futebol, em particular os jovens e em desenvolvimento, é contraprodutivo. Os jogadores de futebol são notórios por seu foco no condicionamento aeróbico às custas da velocidade. Embora essa abordagem possa parecer funcionar em um nível profissional, deve-se observar que os jogadores profissionais já possuem habilidades e velocidades excepcionais. A presunção de que a abordagem de condicionamento físico sobre a velocidade pode funcionar com jogadores jovens é errônea e contraprodutiva.

A informação neste livro pode ajudar os jogadores e preparadores físicos de futebol a desenvolver as importantes habilidades de velocidade de mudança de direção que se-

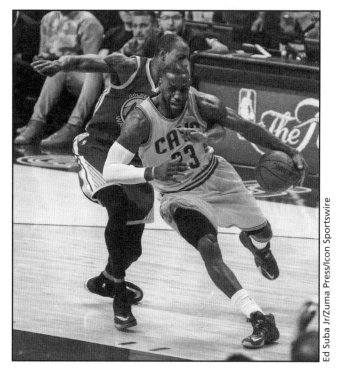

Treinamentos em bicicletas e pranchas de deslizamento mantêm os jogadores de basquete em forma, além de adicionarem um componente lateral necessário para os movimentos deste esporte.

param os grandes jogadores dos jogadores medianos. Os jogadores de futebol precisam desenvolver o condicionamento físico por meio de corridas de tempo e corridas de ir e vir (*Shuttle run*), não de *jogging*. A chave para desenvolver grandes jogadores de futebol é desenvolver velocistas. Os preparadores devem entender que o treinamento não precisa se parecer com o teste.

Luta livre e esportes de combate

O condicionamento para a luta livre e outros esportes de combate pode ser complicado devido à intensa natureza das demandas. Com frequência, esses esportes possuem exigências de peso e os atletas tentarão usar o exercício em vez da alimentação para reduzir o peso requerido. Além disso, tais esportes são relativamente únicos, pois o repouso entre os assaltos é inferior ao próprio assalto. Isto é referido como repouso negativo em relação à razão do trabalho. Atletas de esporte de combate obterão a maioria de seu condicionamento aeróbico por meio da demanda real e devem ser cuidadosos no uso do condicionamento adicional para "fazer peso".

Atletas de nível escolar de vários esportes

Atletas que praticam vários esportes devem seguir um programa de corrida fora da temporada regular se não estiverem na temporada regular. Raramente, os atletas competem em mais de dois esportes, assim devem ter pelo menos um período de ganho de massa muscular. Contudo, a maioria dos atletas de nível escolar continua a jogar seu esporte preferido o ano todo. Precisam de um equilíbrio apropriado de repouso e trabalho durante o período do ano no qual não estão na temporada competitiva. Mas tais atletas são, em geral, altamente motivados e sempre ativos. Por essa razão que eu sempre aconselho os treinadores a perguntarem a seus atletas: "O que mais você planeja fazer hoje"?

CONCLUSÕES SOBRE O CONDICIONAMENTO

A maioria dos esportes possui muito mais similaridades do que diferenças. Existem diferenças óbvias, mas o que a maioria dos esportes tem em comum são as habilidades de aceleração, desaceleração e mudança de direção. Quer você seja um jogador de futebol americano ou um patinador artístico, essas habilidades são fundamentais. Para melhorar o condicionamento e reduzir as chances de lesões, os programas de condicionamento devem treinar aceleração, desaceleração e mudança de direção. Além disso, você deve pensar de modo criativo. Pranchas de deslizamento e coletes com peso são duas ferramentas não tão óbvias que ajudam a tornar os programas de condicionamento específicos do esporte e, mais importante, específicos do movimento.

As Tabelas 11.10-11.14 de movimentos demonstram como a porção de treinamento de não força da série é organizada.

REFERÊNCIA

Poliquin, C. 1988. Variety in strength training. *Science Periodical on Research and Technology in Sport*. 8 (8): 1-7.

TABELA 11.10 Fase 1 de treinamento durante o verão

Movimento linear (dias 1 e 3)	Movimento lateral (dias 2 e 4)
AUTOLIBERAÇÃO MIOFASCIAL (10 PASSADAS EM CADA LADO)	
Glúteos e rotadores de quadril	Glúteos e rotadores de quadril
Isquiotibiais	Isquiotibiais
Panturrilhas	Panturrilhas
Região lombar e superior das costas	Região lombar e superior das costas
Posterior do ombro	Posterior do ombro
Adutores e quadríceps	Adutores e quadríceps
Respiração na posição de supino com os joelhos flexionados	Respiração na posição de supino com os joelhos flexionados
CIRCUITO DE ALONGAMENTO (5 RESPIRAÇÕES EM CADA LADO)	
Rotação externa e interna de quadril 90/90	Rotação externa e interna de quadril 90/90
Flexores de quadril na caixa	Flexor do quadril na caixa
Embalo dos adutores	Embalo do adutor
Homem-aranha alternado	Homem-aranha alternado
CORRETIVOS (10 EM CADA LADO)	
Rotação da coluna torácica em quatro apoios	Mobilidade toracoescapular no chão na posição de supino
Região inferior da perna	Região inferior da perna
ATIVAÇÃO	
Levantamentos de quadril de Cook (3 × 3) (manter por 10 segundos)	Levantamentos de quadril de Cook (3 × 3) (manter por 10 segundos)
Rotação externa e interna com minielástico de resistência (5 cada lado)	Caminhada com minielástico de resistência (10 em cada lado)
Agachamento com minielástico de resistência (10×)	–
PREPARAÇÃO DO MOVIMENTO	
Urso	Mobilidade para o tornozelo na posição semiajoelhada (10 em cada lado)
Minhoca	Agachamentos corporais
Abraçar o joelho	Agachamento a fundo com manutenção isométrica de 5 segundos (5 em cada lado)
Berço para a perna (*leg cradle*)	Agachamento lateral (5 em cada lado)
Avanço reverso para alongamento dos isquiotibiais	Agachamento com rotação (5 em cada lado)
Levantamento terra com os joelhos em extensão quase completa com uma perna só (5 em cada lado)	Levantamento terra com os joelhos em extensão quase completa com uma perna só (5 em cada lado)
HABILIDADES DE MOVIMENTO	
Caminhar com a perna estendida	Marcha lateral
Salto com a perna estendida	Salto lateral
Corrida com joelhos elevados	Salto cruzado por trás
Chute nas nádegas	Salto cruzado pela frente
Marcha com os joelhos elevados	*Shuffle*
Salto linear (18 metros)	Carioca
–	Engatinhada lateral

(continua)

TABELA 11.10 Fase 1 de treinamento durante o verão (*continuação*)

Movimento linear (dias 1 e 3)		Movimento lateral (dias 2 e 4)	
Velocidade (4 em cada lado)		**Escada de agilidade (dia 2)**	
Dia 1	Corrida de velocidade partindo da posição semiajoelhada	*Shuffle* longo + parada, para a frente e para trás	
Dia 3	Inclinação, queda e corrida	Cruzando na frente, para a frente e para trás	
		Cruzando por trás, para a frente e para trás	
		Dentro-dentro-fora-fora, para a frente e para trás (escada de agilidade)	
		Tesouras, direita e esquerda	
		Escada de agilidade (dia 4), 3× cada dia	
		Cruzando o bastão	
PLIOMÉTRICOS			
Dia 1	Salto na caixa 3 × 5	Dia 2	Salto sobre barreira baixa com uma perna só, 3 × 3, direita e esquerda (medial-lateral)
Dia 3	Salto sobre barreira com uma perna só, 3 × 5, direita e esquerda	Dia 4	Salto lateral com bastão, 3 × 5 em cada lado
MEDICINE BALL			
Passe de peito em pé, 3 × 10		Arremesso por cima da cabeça em pé, 3 × 10 (topo x na parede)	
Enterrada por cima da cabeça em pé, 3 × 10		Passe lateral em pé, 3 × 5 em cada lado	
APÓS O LEVANTAMENTO			
Trenó (7-8 seg)		**Condicionamento**	
Dias 1 + 3	Marcha com trenó pesado (9 metros) 4/5/6 (total)	Trenó em deslocamento lateral 2/3/3 (para baixo e para trás)	
Dia 1	Corrida de cadência na grama 10/12/14		
	Corrida de tempo cadência na grama 10/12/14	Prancha de deslizamento 20 toques 6/7/8	
Dia 3	Andar e girar	1,6 km na bicicleta	

TABELA 11.11 Fase 2 de treinamento durante o verão

Movimento linear (dias 1 e 3)	Movimento lateral (dias 2 e 4)
AUTOLIBERAÇÃO MIOFASCIAL (10 EM CADA LADO)	
Glúteos e rotadores de quadril	Glúteos e rotadores de quadril
Isquiotibiais	Isquiotibiais
Panturrilhas	Panturrilhas
Região lombar e superior das costas	Região lombar e superior das costas
Ombro posterior	Ombro posterior
Adutores e quadríceps	Adutores e quadríceps
Respiração na posição de supino com os joelhos flexionados	Respiração na posição de supino com os joelhos flexionados
CIRCUITO DE ALONGAMENTO (5 RESPIRAÇÕES EM CADA LADO)	
Rotação externa e interna de quadril 90/90	Rotação externa e interna de quadril 90/90
Flexores de quadril na caixa	Flexores de quadril na caixa
Embalo de adutores	Embalo de adutores
Homem-aranha alternado	Homem-aranha alternado
CORRETIVOS (10 EM CADA LADO)	
Rotação da coluna torácica na posição quadrúpede	Mobilidade escapulotorácica no chão na posição de supino
Região inferior da perna	Região inferior da perna
ATIVAÇÃO	
Levantamento de quadril de Cook (3 × 3) (manter por 10 segundos)	Levantamento de quadril de Cook (3 × 3) (manter por 10 segundos)
Rotação externa e interna com minielástico de resistência (5 em cada lado)	Caminhada com minielástico de resistência (10 em cada lado)
Agachamento com minielástico de resistência (10×)	–
PREPARAÇÃO DO MOVIMENTO	
Urso	Mobilidade de tornozelo na posição semiajoelhada (10 em cada lado)
Minhoca	Agachamento corporal (10 ×)
Abraçar o joelho	Agachamento separado (5 em cada lado)
Berço para a perna (Leg cradle)	Agachamento lateral (5 em cada lado)
Avanço reverso com alongamento dos isquiotibiais	Agachamento com rotação (5 em cada lado)
Levantamento terra com os joelhos em extensão quase completa com uma perna só	Levantamento terra com os joelhos em extensão quase completa em uma perna só (5 em cada lado)
HABILIDADES DE MOVIMENTO	
Caminhar com a perna estendida	Salto lateral
Saltar com a perna estendida	Salto cruzado por trás
Corrida com joelhos elevados	Salto cruzado pela frente
Chute nas nádegas (com joelhos)	*Shuffle*
Marcha com os joelhos elevados	Carioca
Salto linear 18 metros	Engatinhada lateral

(continua)

TABELA 11.11 Fase 2 de treinamento durante o verão (*continuação*)

Movimento linear (dias 1 e 3)		Movimento lateral (dias 2 e 4)	
Velocidade (2/3/4 em cada lado)		**Escada de agilidade (dia 2)**	
Dia 1	Início com 2 pontos cones	*Shuffle* rápido + parada, para a frente e para trás	
Dia 3	Queda de bola	Passo 1-2-3, para a frente e para trás	
		Cruzando o bastão, para a frente e para trás	
		Dentro-dentro-fora-fora lateral, para a frente e para trás	
		Tesouras, direita e esquerda	
		Escada de agilidade (dia 4)	
		Cruzando o bastão para o tiro rápido	
PLIOMÉTRICOS			
Dia 1	Salto com barreiras e bastão, 3 × 5	Dia 2	Salto com barreiras baixas em base monopodal, 3 × 3 E+D (medial-lateral) com mini--impulso
Dia 3	Salto com barreiras em base monopodal com mini-impulso, 3 × 5, direita e esquerda	Dia 4	Salto em 45° com bastão, 3 × 5, direita e esquerda
MEDICINE BALL			
Passe de peito em pé, 3 × 10		Arremesso acima da cabeça com as pernas uniformemente afastadas, 3 × 5 em cada lado (topo x parede)	
Enterrada acima da cabeça em pé, 3 × 10		Arremesso lateral no banco 3 × 5 em cada lado	
APÓS O LEVANTAMENTO			
Trenó (7-8 seg)		**Condicionamento**	
Dias 1+3	Marcha intensa com trenó pesado (9 metros) 6 (total)	Trenó em deslocamento lateral, 3 (para baixo e para trás)	
Dia 1	Corridas de ir e vir de 150 metros 3/4/5	Prancha de deslizamento 30-60 seg 6/7/8	
	Caminhar e girar		
Dia 3	Corrida de cadência na grama 12/14/16	1,6 km na bicicleta (alta intensidade)	

TABELA 11.12 Fase 3 de treinamento durante o verão

Movimento linear (dias 1 e 3)	Movimento lateral (dias 2 e 4)
AUTOLIBERAÇÃO MIOFASCIAL (10 EM CADA LADO)	
Glúteos e rotadores de quadril	Glúteos e rotadores de quadril
Isquiotibiais	Isquiotibiais
Panturrilhas	Panturrilhas
Região lombar e superior das costas	Região lombar e superior das costas
Região posterior do ombro	Região posterior do ombro
Adutores e quadríceps	Adutores e quadríceps
Respiração na posição de supino com os joelhos flexionados	Respiração na posição de supino com os joelhos flexionados
CIRCUITO DE ALONGAMENTO (5 RESPIRAÇÕES EM CADA LADO)	
Rotação externa e interna de quadril 90/90	Rotação externa e interna de quadril 90/90
Flexores de quadril na caixa	Flexores de quadril na caixa
Embalo de adutores	Embalo de adutores
Homem-aranha alternado	Homem-aranha alternado
CORRETIVO (10 EM CADA LADO)	
Rotações da coluna torácica na posição de quatro apoios	Mobilidade escapulotorácica no chão na posição de supino
Região inferior da perna	Região inferior da perna
ATIVAÇÃO	
Levantamento de quadril de Cook (3 × 3) (manter por 10 segundos)	Levantamento de quadril de Cook (3 × 3) (manter por 10 segundos)
Rotação externa e interna como minielástico de resistência (5 cada lado)	Caminhar com minielástico de resistência (10 em cada lado)
Agachamento com minielástico de resistência (10×)	—
PREPARAÇÃO DO MOVIMENTO	
Urso	Mobilidade para tornozelo na posição semiajoelhada (10 em cada lado)
Minhoca	Agachamento corporal (10×)
Abraçar o joelho	Avanço para frente (5 em cada lado)
Berço para a perna (*leg cradle*)	Avanço lateral (5 em cada lado)
Avanço reverso com alongamento dos isquiotibiais	Avanço com rotação (5 em cada lado)
Levantamento terra com os joelhos em extensão quase completa em uma perna só	Levantamento terra com os joelhos em extensão quase completa em uma perna só (5 em cada lado)
HABILIDADES DE MOVIMENTO	
Caminhada com a perna estendida	Pulo lateral
Pulo com a perna estendida	Pulo por trás
Corrida com os joelhos elevados	Pulo pela frente
Chute nas nádegas	*Shuffle*
Marcha com os joelhos elevados	Carioca
Pulo linear (18 metros)	Engatinhada lateral

(continua)

TABELA 11.12 Fase 3 de treinamento durante o verão (*continuação*)

Movimento linear (dias 1 e 3)		Movimento lateral (dias 2 e 4)	
Velocidade (2/3/4 em cada lado)		**Escada de agilidade(dia 2)**	
Dia 1	Placa para tiros rápidos	*Shuffle* rápido + parada, para a frente e para trás	
Dia 3	Perseguição com parceiro	Cruzamento 1-2-3, para a frente e para trás	
		Giro de quadris, para a frente e para trás	
		Cruzamento, para a frente e para trás	
		Tesouras, direita e esquerda	
		Escada de agilidade (dia 4)	
		Cruzamento para os tiros rápidos	
PLIOMÉTRICOS			
Dia 1	—	Dia 2	Pulo com barreiras baixas com uma perna só, 3 × 3, direita e esquerda (medial-lateral)
Dia 3	—	Dia 4	Salto em 45° com mini--impulso, 3 × 5 em cada lado
MEDICINE BALL			
—		Arremesso acima da cabeça no banco, 3 × 5 em cada lado (topo x na parede)	
—		Arremesso lateral no banco, 3 × 5 em cada lado	
APÓS O LEVANTAMENTO			
Trenó (7-8 segundos)		**Condicionamento**	
Dias 1	Tiros rápidos com trenó, 6×	Cruzamento com trenó, 3× (para baixo e para trás)	
Dia 1	Corrida de ir e vir de 275 metros, 2/3/3	Prancha de deslizamento, 30-60 segundos, 6/7/8	
	Corrida de ir e vir de 137 metros, 1/0/1	Bicicleta em alta intensidade, 1,6 km	
Dia 3	Corrida de cadência na grama, 16×		

TABELA 11.13 Fase 4 de treinamento durante o verão

Movimento linear (dias 1 e 3)	Movimento lateral (dias 2 e 4)
AUTOLIBERAÇÃO MIOFASCIAL (10 EM CADA LADO)	
Glúteos e rotadores de quadril	Glúteos e rotadores de quadril
Isquiotibiais	Isquiotibiais
Panturrilhas	Panturrilhas
Região lombar e superior das costas	Região lombar e superior das costas
Posterior do ombro	Posterior do ombro
Adutores e quadríceps	Adutores e quadríceps
Respiração na posição de supino com os joelhos flexionados	Respiração na posição de supino com os joelhos flexionados
CIRCUITO DE ALONGAMENTO (5 RESPIRAÇÕES EM CADA LADO)	
Rotadores externos e internos de quadril 90/90	Rotadores externos e internos de quadril 90/90
Flexores de quadril na caixa	Flexores de quadril na caixa
Embalo dos adutores	Embalo dos adutores
Homem-aranha alternado	Homem-aranha alternado
CORRETIVOS (10 EM CADA LADO)	
Rotação da coluna torácica na posição de quatro apoios	Mobilidade escapulotorácia no chão na posição de supino
Região inferior da perna	Região inferior da perna
ATIVAÇÃO	
Levantamento de quadril de Cook (3 × 3) (manter por 10 segundos)	Levantamento de quadril de Cook (3 × 3) (manter por 10 segundos)
Rotação externa e interna com minielástico de resistência (5 em cada lado)	Caminhada com minielástico de resistência (10 em cada lado)
Agachamento com minielástico de resistência (10×)	—
PREPARAÇÃO DO MOVIMENTO	
Urso	Mobilização de tornozelo na posição semiajoelhada (10 em cada lado)
Minhoca	Agachamento corporal (10×)
Abraçar o joelho	Avanço para a frente (5 em cada lado)
Berço para a perna	Avanço lateral (5 em cada lado)
Avanço reverso com alongamento de isquiotibiais	Avanço com rotação (5 em cada lado)
Levantamento terra com os joelhos em extensão quase completa em uma perna só	Levantamento terra com os joelhos em extensão quase completa em uma perna só (5 em cada lado)
HABILIDADES DE MOVIMENTO	
Caminhada com a perna estendida	Pulo lateral
Pulo com a perna estendida	Pulo cruzando por trás
Corrida com joelhos elevados	Pulo cruzando pela frente
Chute nas nádegas	*Shuffle*
Marcha com joelhos elevados	Carioca
Pulo linear (18 metros)	Engatinhada lateral

(continua)

TABELA 11.13 Fase 4 de Treinamento durante o verão (*continuação*)

Movimento linear (dias 1 e 3)		Movimento lateral (dias 2 e 4)	
Velocidade (2/3/4 cada lado)		**Escada de agilidade (dia 2)**	
Dia 1	Placa para tiros rápidos	*Shuffle* rápido + parada, para a frente e para trás	
Dia 3	Partida na posição de flexão de braços	Cruzamento 1-2-3, para a frente e para trás	
		Giro de quadris, para frente e para trás	
		Dentro-dentro-fora-fora lateral, para a frente e para trás	
		Tesouras alcançando por trás, à direita e à esquerda	
		Escada de agilidade (dia 4)	
		Tiros rápidos em deslocamento lateral e retorno	
PLIOMÉTRICOS			
Dia 1	Salto com barreira contínuo (3 × 5)	Dia 2	Pulo com barreira baixa contínuo em uma perna só (3 × 3 em cada lado) (medial-lateral)
Dia 3	Pulo com barreira contínuo com uma perna só (3 × 5 em cada lado)	Dia 4	Impulso lateral contínuo (3 × 5 em cada lado)
MEDICINE BALL			
Passe de peito da arrancada do velocista (3 × 10)		Arremesso por cima da cabeça no banco (3 × 5 em cada lado) (topo x na parede)	
Enterrada por cima da cabeça em pé (3 × 10)		Arremesso lateral com *shuffle* (3 × 5 em cada lado)	
APÓS O LEVANTAMENTO			
Trenó (7-8 segundos)		**Condicionamento**	
Dias 1+3	Marcha intensa com trenó pesado 9 metros, 6× (total)	Deslocamento lateral com trenó 3 × para baixo e para trás	
Dia 1	Corrida de ir e vir de 275 metros 2/3/3	Prancha de deslizamento, 30-60 segundos 6/7/8	
	Corrida de ir e vir de 137 metros 1/0/1	Bicicleta de alta intensidade, 1,6 km	
Dia 3	Corrida de cadência na grama 12/14/16		

TABELA 11.14 Fase 1 de treinamento durante o inverno

Respiração	Respiração na posição de supino com mobilidade escapulotorácica no chão	**Respiração**	Respiração na posição de supino com mobilidade escapulotorácica no chão 10 ×
Autoliberação miofascial (5 em cada lado)	Glúteos + rotadores de quadril E	**Autoliberação miofascial (5 em cada lado)**	Glúteos + rotadores de quadril
	Região superior das costas		Região superior das costas
	Região lombar + QE D		Região lombar + QE
	Região posterior do ombro D		Região posterior do ombro
	Adutores e quadril D		Adutores e quadríceps
Circuito de alongamento (20 segundos em cada lado)	Alongamento dos isquiotibiais com apoio na região inferior da perna	**Circuito de alongamento (20 segundos em cada lado)**	Alongamento dos isquiotibiais com apoio da região inferior da perna × 10 em cada lado
	Alongamento de flexores de quadril × 10 respirações (caixas baixas)		Alongamento de flexores de quadril na caixa × 10 respirações (caixas baixas)
	Rotação de quadril em cunha × 10 respirações		Rotadores de quadril em cunha × 10 respirações
	Deslocamento do homem-aranha		Deslocamento do homem-aranha
	Embalo ativo de adutores com respiração		Embalo de adutores ativo com respiração
Ativação	Levantamento bilateral de quadril 3 ×, manutenções de 10 seg (expirar)	**Mobilidade**	Mobilizações de tornozelo em pé × 10 em cada lado
	Rotação externa em circuito com minielástico de resistência, manutenção isométrica D/E/bilateral × 10 segundos + 10 repetições		Oscilações de perna × 15 em cada lado
	Ponte de glúteos em base monopodal, manter 2 × 10 segundos em cada lado (sem resistência)		Agachamento a fundo isométrico 5 + 5 agachamentos a fundo
Aquecimento ativo (focar-se no ensino de pulos e no ensino de corrida de velocidade)	Urso		Agachamento lateral × 5 em cada lado
	Minhoca	**Adicionar dobradiça do quadril (flexão do quadril)**	Agachamento com rotação × 5 em cada lado
	Engatinhada do urso para a lateral		Levantamento terra em base monopodal × 8 em cada lado
	Joelho no tórax	**Aquecimento ativo**	Marcha para pulo com joelhos elevados
	Berço para a perna (*leg cradle*)		Pulo lateral
	Calcanhar nas nádegas		Pulo cruzando à frente
	Levantamento terra em uma perna só com braços estendidos		Pulo cruzando por trás
	Avanço para trás com alongamento dos isquiotibiais		*Shuffle* lateral
	Marcha para pulo com joelhos elevados		Carioca
	Pulo lateral		Engatinhada lateral
	Corrida com os joelhos elevados	**Escada de agilidade**	*Shuffle* longo + parada com deslocamento frente/atrás (F/A)
	Elevação dos calcanhares		Cruzando pela frente F/A
	Caminhada com perna estendida		Cruzando por trás F/A
	Pulo com perna estendida		Dentro-dentro-fora-fora F/A
	Recuar		Tesouras D/E
	Corrida para trás		
Velocidade (use manobras na parede para atletas mais jovens que não entendem a dissociação lombo pélvica, 3 × 5 em cada lado)	Inclinação, queda e corrida × 3 em cada lado		

TABELA 11.14 Fase 1 de treinamento durante o inverno *(continuação)*

Pliométricos	Dia 1: salto na caixa: 3 × 5	**Pliométricos**	Dia 1: pulo com barreira baixa medial/lateral em uma perna só, 3 × 3 em cada lado
	Dia 2: escada com uma perna só/salto em barreira baixa: 3 × 5		Dia 2: impulso lateral no lugar com parada: 3 × 5 em cada lado
Medicine ball	Arremesso de *medicine ball* por cima da cabeça: 3 × 10	**Medicine ball**	Arremesso de *medicine ball* acima da cabeça: 3 × 10
	Passe lateral de *medicine ball*: 3 × 10 em cada lado		Passe lateral de *medicine ball*: 3 × 10 em cada lado
Condicionamento	Corridas de cadência na esteira: ×8, ×10, ×12 Aumentar a inclinação antes da velocidade; velocidade nunca acima de 16 Km/h	**Condicionamento**	Corridas de cadência (iguais ao dia 1)
	Iniciantes/regressão: corridas/caminhadas na esteira se houver espaço de grama suficiente		Prancha de deslizamento com extensão balística do quadril × 20 toques totais ×3, ×4, ×5 séries (ensine uma repetição por vez)

Índice

Observação: As letras *f* e *t* em itálico após os números das páginas referem-se às figuras e tabelas, respectivamente.

1º tempo de arremesso (*clean*) e arranque em uma perna só 201, 201*f*

A

abdominais com flexão de quadril (*sit ups*) 115, 119, 136-138, 136-137*f*
abdominais tradicionais (*crunches*) 33*f*, 115, 119, 136-137
abordagem articulação por articulação para treinamento
 compreendendo 50-52, 50t, 51f
 exercícios de ativação 52-57, 53f-56*f*, 112-114, 113f, 114f, 133-134, 133f, 134f
aceleração. *Ver* treinamento de agilidade; treinamento de velocidade
acupressão 40-42. *Ver também foam rolling*
agachamento com peso corporal 85-87, 89-92, 89-91*f*, 93-94, 93-94*f*
agachamento com salto 202
agachamento em base monopodal 19, 102-103, 102*f*, 107, 189
agachamento Goblet 87-90, 89-90*f*, 89-91, 89-91*f*, 95-96, 95*f*
agachamento lateral 55, 55*f*, 71, 71*f*, 105, 105*f*
agachamento unilateral (*pistol squat*) 102
agachamentos a fundo 19, 19*f*, 33*f*, 55, 55*f*, 99, 99*f*, 108
agilidade em base monopodal 74, 75
alongamento. *Ver* aquecimento
alongamento estático 45-49, 48*f*, 49*f*
alongamentos da virilha 71, 71*f*, 104, 104*f*
anéis 32, 98, 159, 163, 163*f*
aquecimento
 alongamento estático 45-49, 48*f*, 49*f*, 117, 117*f*
 aquecimento ativo lateral 31, 31*f*, 57, 71-74, 71*f*-74*f*
 aquecimento ativo linear 57-66, 59*f*-66*f*
 foam rolling 28-29, 28-29*f*, 39-45, 42*f*-45*f*, 46
aquecimento ativo linear 57-66, 59*f*-61*f*, 63*f*-66*f*, 104, 104*f*
aquecimento dinâmico. *Ver* aquecimento
arranque (*snatch*). *Ver* levantamento olímpico
arranque com um braço só com halteres 200, 200*f*
arremesso acima da cabeça 138-141, 146-147, 147*f*
arremesso com giro frontal em uma perna só 146, 146*f*
arremessos rotacionais laterais 139-146, 142*f*-146*f*
articulação glenoumeral 50t, 52, 170-172, 171*f*, 172*f*
AT Sport Flex 32, 32*f*
ativação. *Ver também* montagem de programa
 abordagem articulação por articulação para treinamento 50-52, 50t, 51f
 manobras de movimento 52-57, 53f-56*f*, 112-114, 113f, 114f, 133-134, 133f, 134f
atletas de múltiplos esportes 225-226
atletas femininas 34-37, 154, 159, 177-178, 181, 188-189
atletas jovens
 necessidades de equipamento e progressão 36-37
 treinamento da parte superior do corpo 156, 159, 160, 160f
 treinamento pliométrico 175, 178, 189
atletas mais velhos e adultos praticantes de exercícios 139-140, 156, 159-160, 160*f*, 175, 191-193, 199, 203
atletismo 192-193

autoliberação miofascial 28-29, 28-29*f*, 39-45, 42*f*-45*f*, 46
avaliações
 análise das demandas do esporte 9-14, 24-25
 teste de força funcional 15-20, 17f-20*f*
avanço búlgaro 19, 19*f*, 33*f*, 86-87, 87-88*f*, 101, 101*f*
avanço lateral 105
avanço para trás com alongamento dos isquiotibiais 61-62, 61*f*

B

basquetebol 25, 51, 73, 73*f*, 76, 174, 174*f*, 188, 224-225
beisebol 17, 18*f*, 105, 105*f*, 132, 132*f*, 172, 172*f*, 192-193, 223-225. *Ver também* treinamento do *core*; manguito rotador
bola suíssa 28-31, 30-31*f*
bolas BOSU 32, 52, 166-167
Breslow, Craig 149
Bruno, Ben 27

C

caixa idiota 181. *Ver também* manobras na caixa
caixas de espuma 179
calcanhar para cima 64, 64*f*
caminhada com a perna estendida 64, 64*f*
caminhada com o calcanhar elevado 60-61, 60*f*, 61*f*
caminhada, corrida, salto com os joelhos elevados 59, 59*f*, 63, 63*f*
caminhada do fazendeiro 128
caminhada para trás na posição de levantamento terra com a perna estendida 62, 62*f*
caminhadas com minielástico de resistência 106
Cardinale, Marco 25
carioca 73, 73*f*
carregar a pasta 127
Cherilus, Gosder 111
Chu, Don 176-178
chute nas nádegas 64, 64t
cintos e coletes 28-29, 36, 156, 225-226
cintos para paralelas com corrente, 28-29, 36, 156
Clark, Mike 40-42, 113, 119, 176-177, 188
clean (1º tempo de arremesso). *Ver* levantamento olímpico
Cockrell, Lee 2, 116, 204
coletes e cintos 28-29, 36, 156, 225-226
coletes e cintos com peso 28-29, 36, 156, 225-226
coluna
 deformação e *foam rolling* 40-43, 43f
 necessidades de movimento e treinamento 6-7, 50-52, 50t, 53, 53f, 97, 116-118, 117f, 118f, 162, 162f
 progressões de ponte 112-114, 113f, 114f, 133-134, 133f, 134f
coluna torácica
 foam rolling 43, 53
 mobilidade 50, 50t, 52-53, 53f
conceitos de cadeia posterior e exercícios 104-105, 104*f*, 107-109, 108*f*, 111
condicionamento. *Ver* teste e treinamento aeróbicos
considerações de treinamento com peso corporal 3, 15, 25-27, 111
contatos. *Ver* treinamento pliométrico

continuum funcional 32-33, 33f
Cook, Gray 28, 50, 86-87, 113, 113f, 128, 130, 133-134, 133f, 137-139
corredores de *cross-country* 10, 11
corrida. *Ver* corredores de *cross-country*; velocistas
corrida de cadência 24, 220-223
corrida de ir e vir *(shuttle run)* 220-223
corrida para trás 66, 66f
Cosgrove, Alwyn 45, 46
costas. *Ver também* treinamento do *core*; treinamento da parte superior do corpo
    agachamentos e levantamentos terra 85-87, 92-93, 97, 102, 102f, 103, 103f
    causas de dor nas costas 46, 50-52, 50t, 135
    deformação e *foam rolling* 40-43, 43f
    equilíbrio entre 151-154, 152-154t
    força em uma perna só 98-105, 99f, 101f-105f
    levantamento olímpico 191-193, 193f
    mobilidade e estabilidade da coluna 6-7, 50-52, 50t, 53, 53f, 97, 116-118, 117f, 118f, 162, 162f
creating magic 2, 116, 204
cross-body reaching 107
CrossFit 199
cross-training 2, 10

D

Dalcourt, Michol 159
Davies, Amber 40-42
Davies, Clair 40-42
deficit de membro bilateral (DMB) 89-91. *Ver também* treinamento da parte inferior do corpo
deformação 40-42
demandas do esporte
    identificação e melhora das qualidades principais 11-14, 24-25
    tipos de esporte e teste 9-10
DeRosa, Carl 52, 116
desenvolvimento de potência com peso corporal. *Ver* treinamento pliométrico
diafragma 120
Diagnóstico e Tratamento das Síndromes de Disfunção dos Movimentos 116
dieta 34, 119
distúrbios alimentares 34. *Ver também* atletas femininas
dor no pescoço 51, 160. *Ver também* exercícios de puxada na polia alta

E

easy Strength 87-88, 107
elásticos de resistência 106, 111, 155
elevações 136-139, 138-139f
empurrar e puxar 125
envelhecimento 139-140, 156, 159-160, 160f, 175, 191-193, 199, 203
equilíbrio. *Ver* propriocepção; treinamento de estabilidade
equilíbrio entre empurrar e puxar 151-154, 152-154t
equipamento de treino funcional 159, 160, 160f
equipamento para treinamento funcional 28-32, 28f-32f, 36-37, 159, 160, 160f, 173-175
estabilidade em base monopodal 106-107
estabilização pélvica 52, 93-94, 93-94f, 98-99, 102, 102f, 103
exercício de puxada pela frente 151-152, 158-160, 160f
exercícios de agachamento
    agachamento a fundo com o pé de trás elevado 19, 19f, 33f, 86-87, 87-88f, 101, 101f
    agachamento com o peso corporal 85-87, 89-92, 89-91f, 93-94, 93-94f

agachamento com salto 202
agachamento em base monopodal 19, 33f, 102-103, 102f, 107
agachamento frontal 194-195, 194f, 195f
agachamento Goblet 87-90, 89-90f, 89-91, 89-91f, 95-96, 95f
agachamento lateral 55, 55f, 71, 71f, 105, 105f
agachamento paralelo ao solo (estilo *powerlifting*) 91-94
agachamento unilateral 102
agachamentos a fundo 19, 19f, 33f, 55, 55f, 99, 99f, 108
comparação de levantamento terra 86-92, 87-92f
padrões de força 154
série funcional 33f
exercícios de avanço
    avanço búlgaro 19, 19f, 33f, 86-87, 87-88f, 101, 101f
    avanço com prancha de deslizamento 104-105, 104f
    avanço lateral 105
    avanço para a frente 104, 104f
    avanço para trás com alongamento dos isquiotibiais 61-62, 61f
exercícios de empurrar 33f, 165-169, 165t, 166f-169f
exercícios de empurrar na horizontal 33f, 165-169, 165t, 166f-169f
exercícios de impulso de 45° 185, 185f, 186, 186f, 187
exercícios de levantamento terra
    caminhada para trás na posição de levantamento terra com a perna estendida 62, 62f
    distinguindo o agachamento e o levantamento terra 86-92, 87-92f
    levantamento terra com a perna estendida com extensão 56, 56f, 109, 109f
    levantamento terra com halteres com os pés elevados 96
    levantamento terra com joelhos em extensão quase completa em uma perna só 110, 110f
    levantamento terra com joelhos em extensão quase completa em uma perna só com cabos 110-111, 110f
    levantamento terra com joelhos em extensão quase completa em uma perna só com resistência 111
    levantamento terra em base monopodal 103, 103f
    levantamento terra em uma perna só com a perna estendida 108-109, 108f
    levantamento terra modificado com a perna estendida 33f, 87-88, 88-89f
    levantamento terra na barra hexagonal 85-88, 88-89f, 97, 99f
    levantamento terra sumô 88-90, 89-90f
    levantamento terra sumô com *kettlebell* 85-87, 96, 96f
    levantamento terra tipo romeno 33f
exercícios de ombro no Sports Flex 170-171, 171f
exercícios de pulo com barreiras em base monopodal 184, 184f, 186, 186f, 187
exercícios de puxada na polia alta 156, 158-160, 160f
exercícios de puxar na horizontal. *Ver também* equilíbrio entre empurrar e puxar
    movimento horizontal 161-163, 161f-163f
    movimento unilateral 164-165, 164f, 165f
    movimento vertical 155-160, 155f, 156t, 157f, 158f, 160f
    prevenção de lesão 151-154, 152-154t
    série funcional 33f
exercícios de rotação 116-118, 117f, 118f, 119, 164-165, 165f
exercícios de salto 63, 63f, 65, 65f, 72-73, 72f, 176-177, 188, 188f
exercícios de saltos laterais com barreira em uma perna só 184, 184f, 186, 186f, 187
exercícios de tronco 117-118, 117f, 118f. *Ver também* treinamento do *core*, treinamento para a região superior do corpo
exercícios na prancha
    prancha relógio e remada na prancha 126, 126f
    progressões antiextensão (posição de quatro pontos) 121-123, 121f-123f

progressões antirrotação (posição de três pontos de apoio) 125-126, 125f, 126f
progressões de flexão antilateral (posição de dois pontos de apoio) 127
exercícios rotacionais
   arremessos rotacionais 139-146, 142f-146f, 149
   exercícios de rotação 116-118, 117f, 118f, 119, 164-165, 165f
extensão de perna 4
extensão na bola suíssa 122, 122*f*

F

faixas de levantamento 199
Falsone, Sue 52
fase de acúmulo 207, 208
fase de hipertrofia 207, 208
fase de intensificação 208
fileiras invertidas 17, 18*f*, 158, 159, 163, 163*f*
fitas 51
fitas de levantamento 199
Flatley, Michael 75
flexão de braços 18, 31, 33*f*, 166-167, 166*f*-167*f*
flexão de braços na barra fixa com pegada pronada 16-17, 17*f*, 157-160, 157*f*, 158*f*, 160*f*. *Ver também* equilíbrio entre empurrar e puxar
flexão de braços na barra fixa com pegada supinada
   avaliação e progressão 16-17, 17f, 155-156, 155f, 156t, 158, 158f
   equilíbrio entre pressão e tração 151-154, 152-154t
   exercícios de puxada 156, 158-160, 160f
flexão de perna 33*f*, 112-114, 113*f*, 114*f*
flexibilidade 34, 45-49, 48*f*, 49*f*. *Ver também* foam rolling; mobilidade
flexões de joelho na bola suíssa 112, 114, 114*f*
foam rolling 28-29, 28-29*f*, 39-45, 42*f*-45*f*, 46
força em base monopodal 98-105, 99*f*, 101*f*-105*f*
Francis, Charlie 11, 221-223
Friesen, Peter 47
função do quadríceps 4. *Ver também* aquecimento ativo linear
futebol 10, 13, 25, 78, 188, 225-226
futebol americano. *Ver também* manguito rotador; treinamento com prancha de deslizamento
   condicionamento e dicas específicas do esporte 13, 28-29, 73, 73f, 149, 223-224
   treinamento para a região inferior do corpo 111, 174, 174f
   treinamento para a região superior do corpo 17, 18f, 153-154t, 154, 166-167, 166f-167f

G

Gambetts, Vern 2, 3, 67, 68*f*, 176-177
gato-vaca 162, 162*f*
ginástica 9, 178, 203
glúteos. *Ver também* treinamento unilateral
   exercícios de ativação 135-137, 135*f*-137*f*
   foam rolling e aquecimento ativo 42, 42f, 43, 43f, 59, 59f
   fortalecimento 107-113, 108f-110f, 113f, 133-134, 133f
   função 51, 106-107
golfe. *Ver* treinamento do *core*
Gray, Gary 2-5, 54, 54*f*

H

habilidades de aterrissagem. *Ver* treinamento pliométrico
habilidades e treinamento de mudança de direção 74, 78, 219-224. *Ver também* montagem de programa
halteres 36
Harrison, Kayla 7

Heiden, Eric 182, 182*f*, 221-223
híbridos 88-90, 89-90*f*, 97, 97*f*
Hickel, Zoe 12
Hodges, Paul 119
hóquei. *Ver* hóquei no campo; hóquei no gelo
hóquei no campo 25, 76, 78, 105, 105*f*, 132, 132*f*, 188. *Ver também* treinamento do *core*
hóquei no gelo. *Ver também* treinamento do *core*
   demandas e prevenção de lesão 10-12, 21, 25, 28-29
   exercícios e condicionamento 76, 78, 105, 105f, 132, 132f, 224-226
   treinamento na prancha de deslizamento 30-31, 30-31f, 104-105, 104f, 112, 114, 124, 124f, 220-223
Hyman, M. 52

I

imagem corporal 34-35, 119, 151-152
imobilização 51
impulso 186
impulso em 45° e ficar no lugar 182, 182*f*
impulsos. *Ver* treinamento pliométrico
influências do atletismo 57, 58, 66, 71, 179. *Ver também* treinamento de velocidade
Integrated Training for the New Millennium 40-41
ioga 47, 162, 162*f*
isquiotibiais
   alongamento e flexibilidade 48, 48f, 89-92, 89-91f
   aquecimento dinâmico 61-62, 61f, 62f, 64, 64f, 65, 65f, 66, 66f
   ativação 135-137, 135f-137f
   fortalecimento 107-111, 108f-110f, 112, 114, 114f
   função e lesão 4, 111, 112
Iwasaki, Omi 54, 54*f*

J

joelho. *Ver também* exercícios de agachamento
   lesões 46, 51, 91-92, 99, 105-107, 177-178, 181, 188-189
   necessidades de treinamento 50, 50t, 106-107, 164, 164f
   série contínua funcional para exercícios 33f
jogos de pega-pega 69
John, Dan 26, 55, 87-88, 95, 95*f*, 107, 154, 203
Johnson, Ben 11
judô 7

K

Kaczmarski, Brad 100
kettlebell swings 87-88, 88-89*f*, 175, 202-203, 203*f*
Kettlebells From the Ground Up 138-139
KISS (Keep it simple, stupid) 58
Klein, Carl 92-93
Knee in Sports, The 92-93
Knight, Hillary 35
Knott, M. 128

L

lacrosse 25. *Ver também* treinamento do *core*
Leg Cradle (berço para a perna) 60, 60*f*
lesão do ligamento cruzado anterior (LCA) 177-178, 181, 188-189
lesão no LCA 177-178, 181, 188-189
levantamento de quadril de Cook 113, 113*f*, 133-134, 133*f*
levantamento do golfista 108-109, 108*f*
levantamento olímpico
   alternativas 199-203, 200f, 201f, 203f
   aprendendo as posições 193-196, 193f-196f

dominando o 1º tempo de arremesso em suspensão (*hang clean*) e o arranque com a pegada fechada (*close-grip snatch*) 197-199, 197f, 198f
    equipamento 36, 199
    levantamento olímpico, 204
    padrões de força 154
    papel da inércia 204
    risco *versus* recompensa 175, 191-193, 199, 203
levantamento terra com a perna estendida 33f, 56, 56f, 62, 62f, 87-88, 88-89f, 108-109, 108f, 109f, 110-111, 110f
levantamento terra com a perna estendida em base monopodal 108-109, 108f
levantamento terra com joelhos em extensão quase completa em uma perna só 110, 110f
levantamento terra em base monopodal 103, 103f
levantamento terra na barra hexagonal 85-87, 88-89f, 97, 97f, 56-57, 56f
levantamento terra romeno 33f
levantamento terra sumô 88-90, 89-90f
levantamento terra sumô com *kettlebell* 85-87, 96, 96f
levantamento turco 136-139, 138-139f
liberação miofascial. *Ver foam rolling*
Liponis, M. 52
Lippie, Ed 27
Logan, Denis 16, 193
luta livre 203, 225-226

M

manguito rotador 17, 18f, 152-153, 159, 164, 164f, 170-172, 171f, 172f. *Ver também* ombro
manobra dentro-dentro-fora-fora 79, 79f
manobra fora-fora-dentro-dentro 80, 80f
manobras com barreira 176-177, 183-184, 183f, 184f, 186, 187
manobras de corrida de ir e vir *(shuffle drills)* 73, 73f, 76-77, 76f, 77f
manobras de pulo. *Ver* treinamento pliométrico
manobras de salto. *Ver* treinamento pliométrico; salto vertical
manobras de tesoura 81, 81f
manobras na caixa
    diretrizes de treinamento e recomendações de equipamento 175-181
    exercícios de salto e pulo 180-182, 180f-182f
manobras na escada de agilidade com passos cruzados 78, 78f, 82, 82f
massoterapia 39-42. *Ver também foam rolling*
McGill, Stuart 40-42, 50, 127, 128
Miller, Carl 204
Milo de Creta 26
mobilidade. *Ver também* flexibilidade
    abordagem articulação por articulação para treinamento 50-52, 50t, 51f
    avaliação 86-87
    exercícios 52-57, 53f-56f
montagem de programa
    especificidade de condicionamento e de movimento
        customização específica do esporte 11, 12, 206, 207, 221-226
        período de composição da base 24-25, 220-222
        programa de treinamento de movimento 227t-236t
    experiência e proficiência 23-24
    potência, força e trabalho do *core*
        componentes e princípios 25-27, 35, 118-120, 206-208, 219-220
        programas de dois dias 218-219, 218-219t
        programas de quatro dias 208, 209t-215t
        programas de três dias 215, 215t-219t
        treinamento específico do esporte 1, 6-7, 25, 205-206

    princípios de progressão e de variação 25-27, 35, 154
    receita para plano de treinamento 206
montando um programa. *Ver* montagem de programa
movimento de cadeia cinética 4-5
movimentos de articulação única 2, 5
mudança de direção. *Ver* treinamento de agilidade
Mullin, Michael 119, 120
músculos superficiais 119, 151-152
Myers, Thomas 40-42

N

nadadores 17, 18f, 192-193, 205, 215. *Ver também* manguito rotador
National Strength and Conditioning Association (NSCA) 178
Nielsen, Dewey 58
nutrição 34, 119

O

ombro. *Ver também* treinamento da região superior do corpo
    arremessos acima da cabeça 138-141, 146-147, 147f
    conexão de dor nas costas 97, 97f
    estabilizadores escapulares 6, 160, 160f, 168, 168f, 170
    foam rolling 44, 44f
    função e movimento 6, 50t, 52, 56-57, 56f
    lesões 46, 51, 151-153, 157, 157f, 158-160, 160f, 163, 163f
    manguito rotador 17, 18f, 152-153, 159, 164, 164f, 170-172, 171f, 172f
    pressão acima da cabeça 168-169, 168f, 169f
    remadas invertidas em suspensão 17, 18f, 32
    retratores escapulares 17, 18f, 56-57, 56f, 152-153, 158, 158f, 163, 163f, 170
    treinamento das articulações escapulotorácica e glenoumeral 17, 18f, 32, 74, 74f, 170-172, 171f, 172f
origem e conceito do treinamento funcional 1-8
oscilações de perna 54, 54f

P

padrões de força 154
padrões de levantamento e progressões 125, 129, 129f, 130, 131, 131f, 132, 132f. *Ver também* padrões e progressões de *chop*
padrões e progressões de *chop* 125, 128-129, 128f, 130, 130f, 131, 131f, 132, 132f
Paris, Stanley 50
patinação artística 9, 178, 203
peitorais
    arremessos de peito 139-140, 148-149, 148f
    equilíbrio entre tração e pressão 151-154, 152-154t
    exercícios de pressão 33f, 165-167, 165t, 166f-167f
    foam rolling e alongamento 45, 45f, 56-57, 56f
peitoral em pé com um braço só 166-167
Pendlay, Glenn 195-196
pensamento, conservador *versus* criativo 58
periodização 26, 27. *Ver também* montagem de programa
pernas. *Ver* treinamento da região inferior do corpo; treinamento pliométrico
pés rápidos 75. *Ver também* treinamento de agilidade; treinamento de velocidade
Pilates Reformer 174
placas e *PlateMates* 36
Poliquin, Charles 26, 207
ponte em base monopodal 113, 113f
Porterfield, James 52, 116
posição atlética 73, 73f
prancha-relógio 126, 126f
pressão acima da cabeça 168-169, 168f, 169f. *Ver também* levantamento olímpico

pressão acima da cabeça com *kettlebell* 168-169, 168f, 169f
pressão de perna 33f
princípio de Pareto 25
princípios de progressão 25-27, 35. *Ver também* montagem de programa
problemas posturais 40-42, 151-153. *Ver também* treinamento do *core*; treinamento da região superior do corpo
progressões de arremesso
    arremessos acima da cabeça 138-141, 146-147, 147f
    arremessos de peito 139-140, 148-149, 148f
    arremessos rotacionais 139-141, 142-146, 142f-146f, 149
progressões de dominância do quadril em uma perna só 104, 104f, 107-111, 108f-110f
progressões de ponte 112-114, 113f, 114f, 133-134, 133f, 134f
progressões na posição de quatro apoios 135-137, 135f-137f
propriocepção. *Ver também* treinamento de agilidade; treinamento de estabilidade
    equilíbrio 3, 108-109, 108f
    parte superior do corpo 166-167, 166-167f
    tornozelo 61, 61f, 62, 62f, 108-109, 108f, 164, 164f
pulo do *skate* 182, 182f
pulo lateral na caixa em uma perna só 182, 182f
pulo na caixa em base monopodal 181-182, 181f, 182f
puxada na polia alta em X 160, 160f

Q

quadrado lombar 43, 43f, 98-99, 115, 119, 127, 161. *Ver também* costas; treinamento do *core*
quadris. *Ver também* treinamento do *core*; treinamento unilateral
    ativação 135-137, 135f-137f
    desenvolvimento de velocidade 69-70
    elevações do quadril 112-114, 113f, 114f, 133-134, 133f, 134f
    estabilidade 6, 102, 102f, 103, 106-107, 164-165, 164f, 165f
    foam rolling e aquecimento ativo 42, 42f, 44, 44f, 49, 49f, 59, 59f, 82, 82f, 105, 105f
    mobilidade 50-51, 50t, 55-56, 55f, 56f, 89-91, 89-91f, 111-113, 112f, 118
    treinamento de força 33f, 85, 86-87, 96, 96f, 108-109, 108f, 161, 162f, 164-165, 164f, 165f

R

Radcliffe, Jim 176-177, 180
recuar 65, 65f
regressões 27
remada
    avaliação da força da parte superior das costas 17, 18f
    equilíbrio entre pressão e tração 151-154, 152-154t
    exercícios 17, 18f, 33f, 126, 126f, 158-159, 161-165, 161f-165f
remada com uma perna e um braço 164, 164f
remada rotacional com as duas pernas e um braço 164-165, 165f
remadas em suspensão 17, 8f, 158, 159, 163, 163f
remadores 98, 222
resistência. *Ver* teste e treinamento aeróbicos
respiração 47, 119-120
romboides 56-57, 56f
Ross, Barry 117

S

Sahrmann, Shirley 51-52, 116, 117, 129
salto com a perna estendida 65, 65f
salto cruzado 72, 72f
salto cruzado embaixo 72-73

salto de potência 188, 188f
salto vertical 12, 20, 20f, 67, 70, 75, 92-93, 190, 204
Schexnayder, Boo 27
serra 122-123, 123f
shuffle do Ickey 76, 76f
Shuttle MVP 174
síndrome patelofemoral e tendinite patelar 46, 51, 106-107, 189
  Ver também joelho
sistema *Just Jump* 20
subida de caixa 105
supino
    equilíbrio entre 151-154, 152-154t, 161
    teste e diretrizes para montagem de programa 15, 33f, 154, 165, 165t
suspensão. *Ver* levantamento olímpico
Swing 16, 155

T

tenistas 9, 13-14, 17, 18f, 35, 115, 140, 142. *Ver também* treinamento do *core*; manguito rotador
tensor da fáscia lata (TFL) 40-41, 43, 43f
teste de força 15-20, 17f-20f
teste e treinamento aeróbicos 10-14, 220-223. *Ver também* montagem de programa
teste e treinamento específico do esporte 1, 6-7, 9-12, 30-31, 30-31f, 205-207
teste ocular 27, 35
testes. *Ver* avaliações
Thomas, Allen 32, 32f
tiros rápidos com queda de bola, 68f
tórax. *Ver* peitorais; treinamento da parte superior do corpo
tornozelo
    mobilidade 50, 50t, 51, 54, 54f, 89-92, 89-91f
    propriocepção 61, 61f, 62, 62f, 108-109, 108f, 164, 164f
Total Gym Jump Trainer 174, 174f
trabalho com elástico de resistência 106, 111, 155
trabalho de ciclo de alongamento-encurtamento 186-188, 187f, 188f
trabalho do *core*
    definição abdominal 119
trabalho na escada de agilidade. *Ver* treinamento de agilidade
trato iliotibial (IT) 60, 60f, 106-107
treinamento abdominal. *Ver* treinamento do *core*
treinamento baseado em aparelho 2, 5, 33f
treinamento com *medicine ball*
    arremessos acima da cabeça 138-141, 146-147, 147f
    arremessos de peito 139-140, 148-149, 148f
    arremessos rotacionais 139-146, 142f-146f, 149
    usos e dicas 28, 28f, 138-141, 139-140t, 173
treinamento com trenó 69-71
treinamento complexo (combinado), 208
treinamento da região inferior do corpo. *Ver também* quadris; treinamento pliométrico; montagem de programa
    abordagem articulação por articulação para treinamento 50, 50t, 51, 51f
    progressões de dominância do joelho 99-106, 99f, 101f-105f
    progressões de dominância do quadril 107-110, 108f-110f, 112-113, 113f
treinamento de agilidade
    aquecimento ativo lateral 57, 71-74, 71f-74f
    critérios para agilidade 74-75
    elaboração do treinamento de movimento lateral 227t-234t
    foco de mudança de direção 74, 78, 219-224
    manobras na escada de agilidade 31, 31f, 71, 76-82, 76f-82f

treinamento de estabilidade. *Ver também* treinamento de agilidade; treinamento do *core*; treinamento pliométrico; propriocepção
    equilíbrio 108-109, 108f
    função e abordagem de treinamento 3, 5-6, 28, 50-52, 50t
    treinamento de estabilidade em base monopodal 3, 106-109, 108f, 164, 164f
treinamento de força. *Ver* treinamento do *core*; treinamento da região inferior do corpo; montagem de programa
treinamento de força excêntrica. *Ver* treinamento de agilidade; levantamento olímpico; treinamento pliométrico
treinamento de potência. *Ver* treinamento com *medicine ball*; levantamento olímpico; treinamento pliométrico
treinamento de tendão 179-182, 180*f*-182*f*. *Ver também* treinamento pliométrico
treinamento de velocidade
    aquecimento ativo linear 57-66, 59f-66f
    condicionamento para desenvolvimento de velocidade 10-14, 220-223
    desenvolvendo a velocidade linear 1, 66-71, 68f
    velocidade dos pés 31, 31f, 75
treinamento do *core*. *Ver também* montagem de programa
    Ab Dolly e *ab wheel* 123-124, 123f, 124f
    anatomia e função do core 115-118, 117f, 118f, 121, 125, 127
    aquecimento ativo 61-62, 61f, 74, 74f
    elevações de quadril 112-114, 113f, 114f, 133-134, 133f, 134f
    levantar e sentar 136-139, 136-139f
    progressões antiextensão 119, 121-124, 121f-124f
    progressões antirrotação 119, 125-126, 125f, 126f
    progressões de *chop* e *lift* 128-132, 128f-132f
    progressões de flexão antilaterais 119, 127-128
    progressões em posição de quatro apoios 135-137, 135f-137f
    respiração 119-120
    treinamento com *medicine ball* 138-149, 139-140t, 142f-148f
treinamento em suspensão 32, 163
treinamento geral dos esportes 1-8
treinamento lateral
    amostra de programa de condicionamento 227t-234t
    aquecimento ativo 57, 71-74, 71f-74f, 105, 105f
    exercícios de força 55, 55*f*, 71, 71*f*, 105, 105*f*
    exercícios de potência 182, 182f, 184, 184f, 185, 185f, 186, 186f, 186f, 187
    treinamento na prancha de deslizamento 30-31, 30-31f, 221-222
treinamento na prancha de deslizamento 30-31, 30-31*f*, 104-105, 104*f*, 112, 114, 124, 124*f*, 221-222
treinamento para a região superior do corpo. *Ver também* treinamento com *medicine ball*; levantamento olímpico
    abordagem articulação por articulação para treinamento 50, 50t, 51-52
    atletas mais pesados 18, 166
    avaliações de força 15-18, 17f, 18f
    equilíbrio entre empurrar e puxar 151-154, 152-154t
    exercícios de pressão
        linha de base e progressão 165-167, 165t, 166f-167f
        pressão acima da cabeça 168-169, 168f, 169f
    exercícios de puxada
        progressões de remada 161-165, 161f-165f

        puxada vertical 155-160, 155f, 156t, 157f, 158f, 160f
    pliométricos 139-141, 148-149, 148f
    série funcional para exercícios 32-33, 33f
    trabalho de mobilidade e de estabilidade 52-53, 53f, 56-57, 57f
treinamento para velocidade 11
treinamento pliométrico. *Ver também* treinamento com *medicine ball*; levantamento olímpico
    adicionando um impulso de fase 3 179, 186
    desenvolvimento de velocidade e de agilidade 67, 69, 74
    diretrizes e terminologia 174-179, 190
    equipamento 174, 174f, 179, 183
    movimentos balísticos, controlados e contínuos de fase 4 187-188, 187f, 188f
    prevenção de lesão no LCA 177-178, 181, 188-189
    saltos, pulos e impulsos de fase 1 com aterrissagem estável 179-182, 180*f*-182*f*
    saltos, pulos e impulsos de fase 2 sobre um obstáculo 179, 183-185, 183*f*-185*f*
treinamento unilateral
    análise racional e benefícios 3, 85-87, 98-99, 111
    core 146, 146f
    estabilidade 106-107
    progressões de dominância do joelho para força 99-106, 99*f*, 101*f*-105*f*
    progressões de dominância do quadril para força 107-111, 108*f*-110*f*
tri-séries 206
TRX fitas 32, 98, 159, 163, 163*f*
Tsatsouline, Pavel 87-88, 107

U

uma repetição máxima 152-154, 152-154t

V

Valslides 31, 124, 124*f*. *Ver também* treinamento na prancha de deslizamento
velocidade do pé 31, 31*f*, 75. *Ver também* treinamento de agilidade; treinamento de velocidade
velocidade linear
    amostra de programa de condicionamento 227t-235t
    desenvolvendo com segurança 66-71, 68f, 221-223
velocistas. *Ver também* treinamento de velocidade
    identificação e melhora das qualidades principais 11
    influências do atletismo sobre o treinamento de velocidade 57, 58, 66, 71, 179
Vermeil, Al 183
Verstegen, Mark 6, 57, 58, 129, 139-140, 164-165, 165*f*
Vertec 20
Visnick, Al 120
Voss, D.E. 128

W

Waters, Valerie 31
Weyland, Peter 69
Wooden, John 58
Woods, Ickey 76, 76*f*